远程医学研究丛书

"互联网+"时代的远程医疗服务运营关键问题研究

翟运开 赵 杰 蔡雁岭 著

科学出版社

北 京

内 容 简 介

本书全面介绍了"互联网+"时代下远程医疗服务管理的关键问题，系统剖析了远程医疗服务的技术基础和管理基础，进而探讨了远程医疗服务的需求分析和价值分析，深入研究了远程医疗服务推动分级诊疗和医疗控费的机制，提出了远程医疗服务的流程及其持续运营的商业模式和支撑体系，为远程医疗的发展提供了理论基础和实践经验。

本书将为我国远程医疗的科研工作奠定理论基础，为我国远程医疗发展规划制定者及项目实施者提供参考借鉴，对医院、高校、企业等相关机构的相关人员深入理解远程医疗内涵、规范建设远程医疗系统、科学运营远程医疗服务体系具有重要的启迪作用，可供医院信息化工作者、医院管理人员、卫生行政工作人员、社区健康管理服务人员阅读。

图书在版编目 (CIP) 数据

"互联网+"时代的远程医疗服务运营关键问题研究 / 翟运开，赵杰，蔡雁岭著 . —北京：科学出版社，2015.12
（远程医学研究丛书）
ISBN 978-7-03-046687-7

Ⅰ.互… Ⅱ.①翟… ②赵… ③蔡… Ⅲ.远程医学 - 医疗卫生服务 - 运营 - 研究 Ⅳ.R197.1

中国版本图书馆 CIP 数据核字 (2015) 第 304288 号

责任编辑：杨小玲 杨卫华 / 责任校对：李 影
责任印制：肖 兴 / 封面设计：陈 敬

科学出版社 出版
北京东黄城根北街 16 号
邮政编码：100717
http://www.sciencep.com

中国科学院印刷厂 印刷
科学出版社发行 各地新华书店经销

*

2016 年 1 月第 一 版 开本：720×1000 1/16
2017 年 1 月第二次印刷 印张：21 1/4
字数：395 000
定价：**108.00** 元
（如有印装质量问题，我社负责调换）

丛书序一

生逢其时的《远程医学研究丛书》

世界银行在 1993 年《世界发展报告》中明确指出：人民健康水平越高的国家，经济增长越快，良好的医疗服务能够通过改善国民的健康状况提高个人劳动生产率，从而促进整个国家的经济发展。探索适合中国国情的医疗服务模式一直以来都是我国医疗卫生事业改革与发展的工作重点之一。目前，我国医疗服务能力虽然取得了长足发展，医疗服务体系不断完善，但与人民群众不断增长的医疗健康需求相比，还有很大的差距。特别是我国医疗资源总体不足、分布不均衡，优质医疗资源主要集中在东部发达地区和大城市，中西部及农村医疗资源缺乏。同时，还存在优质医疗服务可及性差、卫生服务效率不高、医疗服务质量亟待提高等问题。

2009 年，《中共中央国务院关于深化医药卫生体制改革的意见》明确提出"积极发展面向农村及边远地区的远程医疗"。2012 年，国务院印发的《卫生事业发展"十二五"规划》提出，目前我国"卫生事业发展中不平衡、不协调、不可持续的问题依然存在"，作为医疗卫生信息化建设重点工程，要"建设三级医院与县级医院远程医疗系统"，"发展面向农村及边远地区的远程诊疗系统，提高基层尤其是边远地区的医疗卫生服务水平和公平性"。2015 年，《国务院办公厅关于城市公立医院综合改革试点的指导意见》提出"加快推进医疗卫生信息化建设，加强区域医疗卫生信息平台建设，推进医疗信息系统建设与应用，发展远程医疗"。

远程医疗在调整医疗资源分布失衡、加快基层医疗卫生服务体系建设、提高基层医疗卫生服务质量和水平、推进城乡医疗卫生服务均等化方面发挥着越来越重要的作用。医疗卫生信息化建设，特别是积极发展远程医疗，已成为我国深化医改、推进卫生计生事业发展的重要任务。

20 世纪 80 年代至今，我国远程医疗已历经 30 多年的探索和发展历程，取得了宝贵的经验和成效。现代远程医疗依托现代信息基础设施，以云计算、大数据、物联网和移动互联网等现代信息技术为支撑，构建了网络化信息集成平台；联通电子病历、电子健康档案和音视频等医疗健康信息，实现了跨区域、跨医疗机构的一点对多点、多点对多点的医疗诊治、专业交流、医疗咨询等医疗活动。

目前，我国正在推进"互联网＋"行动计划，而"互联网＋医疗健康"是其中最具发展潜力的领域之一。互联网时代，特别是移动互联网时代，远程医疗在服务的内容、领域、形式、方法、手段、质量、效率和可及性等方面都已得到提升、创新和发展。然而，远程医疗还需在相关技术研发、平台建设、标准研制等方面做进一步研究，在信息共享、隐私保护、医疗安全、责任认定、费用支付等方面制定法规、提供保障。

河南省远程医学中心是我国第一批成立的远程医疗专业服务机构，致力于平台化远程医疗服务系统的建设、科技平台建设、先进装备和技术的转化应用、远程医学技术开发和研究、人才培养等工作，在远程医疗应用系统平台研发、专利和软件著作权申请、国家和省部级重大科技项目申报、学术论文和著作发表、国家远程医疗信息标准制定等方面取得了明显的成效，发挥着示范作用。其理论研究、探索实践和经验总结可为我国远程医疗进一步深入发展提供借鉴和参考。

该套远程医疗丛书涵盖了远程医疗基本理论、系统建设原理、应用系统开发、数据交互与平台技术、运营模式、管理机制等方面的内容，是河南省远程医学中心科技团队在引进、消化、吸收多年经验的基础上的探索、实践、总结、创新和升华，体现了当前国内外远程医疗研究和发展的新成果。

我国远程医疗尚处于发展阶段，还需要从理论、技术、管理、应用等方面深入探索和实践。相信《远程医学研究丛书》将为我国远程医疗的理论研究、技术开发、服务模式、运营管理和深入发展提供理论基础和实践指导；为医院、高校、企业等相关机构学者专家和专业技术人员提供理论研究和应用案例；为远程医疗健康持续发展发挥重要的指导作用。

国家卫生计生委统计信息中心主任

2015 年 11 月

丛书序二

远程医疗，充满希望的发展之路

在医疗卫生事业发展及医疗服务体系建设中，要想最大限度地提高医疗卫生服务可及性，提高医疗卫生投入效率，最关键的措施之一就是要首先健全初级医疗卫生服务体系，在此基础上再尽可能发展中高级医疗服务体系。经过长期发展，我国已经建立由医院、公共卫生机构、基层医疗卫生机构等组成的覆盖城乡的医疗卫生服务体系，但是医疗卫生资源总量不足、质量不高、结构与布局不合理、系统碎片化、公立医院规模过大等问题依然突出。如何在人口老龄化、慢性疾病增加、医疗成本不断攀升的背景下，满足人民群众日益增加的医疗保健需求，解决"看病难、看病贵"的问题，是目前我国医疗卫生事业发展不得不面对的问题。

医疗信息化作为一种可提高医疗卫生区域化、全球化和网络化的新型思维方式，在大幅提高医疗卫生服务效率的同时，为顺利解决医疗卫生服务存在的问题带来了新的希望。远程医疗作为医疗信息化建设的重要组成部分，集远程通信技术、信息技术和医疗保健技术等高科技技术精华于一身，使病人必须亲自去医院看病的单一传统医疗服务模式逐渐被改变，病人足不出户就能享受到高水平的医疗服务，基层医务人员身不离岗就能获得持续的医学教育。远程医疗服务可突破地域、时间的限制，实现医疗资源共享，将城市优质医疗资源和先进医疗技术向基层医疗机构延伸，给偏远地区的医生提供诊断与医疗指导，帮助偏远地区的医生得出正确的诊断，减少了疑难、危重患者不必要的检查及治疗，免除了患者的往返奔波，并为患者及时准确地抢救与治疗赢得了时间，也使得乡镇、农村、边远贫困地区的医务人员能经济、高效地通过技术平台共享优势地区的医学教育资源、专家资源、技术设备资源和医药科技成果资源。

可以说远程医疗是目前实现优质资源辐射和带动基层医疗发展的最有效和最可能实现的手段和工具，是实现分级诊疗的重要途径，是达到公益性医疗体制改革的"快车道"。发展远程医疗是以科技促发展、惠民生的有效措施，是化解我国医疗资源分布不均衡的有效战略途径。

2014年8月，《国家卫生计生委关于推进医疗机构远程医疗服务的意见》要求地方各级卫生计生行政部门要将发展远程医疗服务作为优化医疗资源配置、实现优质医疗资源下沉、建立分级诊疗制度和解决群众看病就医问题的重要手段积极推进。鼓励各地探索建立基于区域人口健康信息平台的远程医疗服务平台。并提出要明确服务内容，确保远程医疗服务质量安全，完善服务流程，保障远程医疗服务优质高效，加强监督管理，保证医患双方合法权益等意见。

2015年2月1日，中共中央、国务院正式发布2015年中央"一号文件"，即《关于加大改革创新力度加快农业现代化建设的若干意见》，该文件明确提出"积极发展惠及农村的远程会诊系统，推进各级定点医疗机构与省内新型农村合作医疗信息系统的互联互通"，这是近年来中央一号文件针对农村医疗卫生体系的新提法，将通过大医院与基层医疗机构互联互通、远程会诊、资源共享的形式，缓解基层医疗机构医生资源不足、诊疗水平低、病人信任度低的状况，有利于基层医疗卫生机构留住病人、扩大农村医疗市场，从而在某种程度上缓解大医院看病难、挂号难的压力，有利于优化医疗资源配置。

当前，政策利好、技术成熟、市场需求空间大，为我国远程医疗的发展带来了机遇。虽然我国远程医疗发展时间较短，但是目前我国的远程医疗发展迅速，作为远程医疗核心支撑技术的计算机技术、通讯技术、数字化医疗设备技术、医院信息化管理技术都已达到或接近国际先进水平，也积累了多种远程医疗模式的发展经验和教训。总体来看，目前我国远程医疗产业链已初具规模，软件开发、硬件研发制造、电信运营、系统集成、运营服务等环节比较完善，今后远程医疗将迎来一个快速发展的时期，远程医疗也将成为21世纪最有前景的产业之一。

远程医疗在飞速发展的同时，我们也应看到其在发展中遇到的各种制约因素。目前国内关于远程医疗的研究多属于支撑技术和理念的范畴，尚缺乏系统理论体系，国内也缺乏相应的标准，使得远程医疗系统的建设呈现出条块化、孤岛化等特征，影响了远程医疗在更大范围应用，制约了远程医疗事业的深入健康发展。针对这一现实，该丛书开展了远程医疗系统构建的成套技术体系和其发展运营模式的研究，研究人员总结相关重大科技项目研究成果，并进行了深入思考，为建设具有中国特色的远程医疗服务系统进行了有益探索。

作为远程医学研究丛书的总负责人，赵杰教授是我国远程医疗领域的领军人物之一，开创了我国远程医疗应用的新进展，牵头建立了我国第一个远程医疗领域的学术技术组织——中国卫生信息学会远程医疗信息化专业委员会，领导设立了河南省远程医学中心并建成了我国规模最大、设施最先进、运营机制最健全的远程医疗服务系统，覆盖河南省的 132 家县级医疗机构和山西、四川等省区的部分地市（且在快速发展中），该远程医疗服务系统为基层提供远程会诊、远程手术指导、直播演示和视频教学、预约挂号和远程咨询、应急指挥与救治、远程教育培训、远程电子图书资源共享等服务，惠及省内外一亿多人。河南省的远程医疗工作也得到了国家卫计委和河南省政府的逐步关注，并将远程医疗科技惠民工程列入 2014 年河南省十大民生工程，同时被列为国家信息惠民工程卫生计生领域的两大支柱，被列入 2015 中央一号文件、2015 国务院政府工作报告和 2015 河南省人民政府工作报告，哈密地区中心医院远程医疗平台建设被列为全国卫生援疆示范工程，河南省远程医学中心成为远程医疗示范点，年接待国内外考察 320 余批次，参观人数 3000 余人次，社会影响越来越大，对于远程医疗整个行业发展贡献巨大。

纵观该套丛书，我欣喜地看到，赵杰教授及其团队把他们在科研项目研究中取得的第一手经验和体会加以提炼，结合在河南省远程医学中心地实践经验，进行深入的学术研究，形成了这套系统研究远程医疗系统建设、运营、实践的系列著作，把丰硕的学术成果奉献在读者面前，为广大医疗信息化和远程医疗科研工作者提供了远程医疗先进理念和前沿技术，对形成我国远程医学理论体系和推进我国卫生事业的发展意义重大。

在远程医疗实施的过程中，可以发现，技术手段在远程医疗中固然非常重要，没有现代化的信息传输和通讯技术，远程医疗绝不会实现。但只有技术是远远不够的，远程医疗的核心本质是医疗，它是一种新型的医疗服务和业务模式。只有将技术与医疗业务、流程、管理和运营相结合，建立远程医疗服务、管理和运营的模式和流程，才能发挥远程医疗应有的作用，更好地为基层患者和医生提供有益的帮助。因此，探索远程医疗服务模式是远程医疗领域发展的必然趋势。该丛书系统地介绍了基于私有云平台的远程医疗系统构建技术原理，并深入分析了平台化技术的远程医疗业务应用系统的设计与实现，且对远程医疗业务流程和管理运营问题进行了非常有价值的探索研究。该丛书内容丰富、理念超前，具有很高的学术价值。

远程医疗的未来发展，最终落脚点是人才。发达国家为推进远程医疗事业的研究和发展，纷纷创办了远程医疗专业的学术组织，如美国远程医疗学会（American Telemedicine Association，ATA）、瑞士国际远程医疗和电子保健协会（ISfTeH）等；国内诸如中国卫生信息学会远程医疗信息化专业委员会等。这些学术组织不仅为国内外远程医疗科研工作者提供了学术交流的平台，而且通过促进联网和合作，促进研究、创新和教育，协助国家制定远程医疗标准规范，对于远程医疗的发展起到了极大的推动作用。此外，将来还应在高校开设远程医疗相关专业，培养远程医疗学科交叉技术人才，为远程医疗的发展提供源源不断的人才储备。

未来远程医疗的发展路阻且长，前景与挑战共存。相关各方必须认识到远程医疗在推进医疗信息化、保障人民生命健康、促进我国养老产业发展中的重大作用，应在"政府引导，市场推动，企业主体，联盟推广，行业突破，区域展开"的方针指引下，加大政府的引导、整合和投入，形成政府、电信运营商、软件商、医疗机构共同承建，以地市、省级为中心的远程会诊综合服务大平台，迅速地推进整个远程医疗发展进程，为人民生命健康保驾护航，为国家卫生事业的发展再建新功！

中国工程院院士

2015 年 12 月

丛书前言

近年来，在国家发改委、科技部、国家卫计委等相关部门的大力推动下，远程医疗作为我国医疗信息化工程和医疗卫生信息惠民工程的重要内容，被提升到解决我国医疗卫生现存问题、推动分级诊疗、优化医疗资源配置的战略层面，在全社会的认可度不断提升，各层面的支持政策不断出台，支撑远程医疗活动的各类关键技术不断突破并与医疗服务相融合，远程医疗发展迎来了真正的春天，各地远程医疗系统建设快速推进，特别是国务院"互联网+"行动计划的出台。远程医疗作为在线医疗卫生新模式和智慧健康养老产业发展的基础，发展前景尤为广阔。

但是，由于远程医疗在我国的发展历程较短，远程医疗与我国特色医疗体系的融合尚有待加强，一些核心技术仍广泛存在需要突破、运营模式模糊等问题，我国远程医疗系统建设存在兼容性弱、互通性差、标准化滞后、持续运行难、信息安全保障不足等问题，在建设中也存在基于软视频的远程会诊、基于视讯会议系统的远程会诊等发展模式，区域之间的远程医疗系统对接困难，远程医疗系统有可能成为我国医疗信息化的又一根烟囱。

在科技部、国家卫计委、国家发改委和河南省人民政府等部门的大力支持下，依托郑州大学第一附属医院而设立的河南省远程医学中心，在远程医疗领域进行了长期的探索，在加强服务网络覆盖的基础上，不断加强远程医疗学术研究，通过科技平台建设凝聚国内外优秀人才和企业，大力推动政产学研用的协同创新，坚持走平台化的发展道路，建成了基于私有云技术的河南省远程医疗服务平台，实现了以院间数据交互为主、视讯系统为辅的远程医疗服务模式。2014年5月，中国卫生信息学会远程医疗信息化专业委员会依托河南省远程医学中心成立。在河南省远程医学中心近20年的发展过程中，沉淀了诸多经验教训，对国内外的同行具有一定的借鉴意义。

为了总结经验教训、探讨远程医疗发展的关键问题，我们组织编写了本套开放性《远程医学研究丛书》。本丛书涵盖了远程医疗基本理论、平台建设、应用子系统开发、运营模式、管理机制等相关领域，且随着远程医疗技术和应用的深入发展，将不断更新和扩充丛书内容，力争将最新的远程医疗研究成果呈现给读者。

本丛书由国家科技惠民计划专项（2013GS410101）、河南省重大科技专项（121100111100）、河南省高校科技创新团队支持计划（15IRTSTHN023）、河南省高校科技创新人才支持计划（15HASTIT010）和河南省科技创新杰出青年支持计划（144100510017）资助出版，对此深表感谢。

由于远程医疗领域尚存在诸多有待深入研究的问题，本丛书难免存在一定的偏颇，对于丛书内容的不足甚至谬误之处，还请各位读者不吝指正，以便帮助我们更好地进一步深入研究，并将研究成果呈现给广大读者，共同推动我国远程医疗事业的发展。

2015 年 10 月

前　　言

近年来，随着我国远程医疗技术的不断成熟和创新，我国远程医疗事业不断发展。特别是在国家推动"互联网＋"行动计划的背景下，远程医疗迎来了新的发展契机。远程医疗作为化解当前我国医疗卫生资源分布不均的有效战略途径及"互联网＋医疗健康服务"的基础，得到了国家卫计委、国家发改委、科技部等部门的高度重视和大力推动。《国家卫生计生委关于推进医疗机构远程医疗服务的意见》要求"将发展远程医疗服务作为优化医疗资源配置、实现优质医疗资源下沉、建立分级诊疗制度和解决群众看病就医问题的重要手段积极予以推进"。但是，远程医疗的实际发展过程中困难重重，远程医疗相关法律伦理建设、运行管理体系建设、服务价格机制、运行模式、流程管理，以及在促进分级诊疗和医疗控费中的作用机制等相关运营关键问题尚待进一步明确。

为了厘清远程医疗服务运营关键问题的相关概念范畴、分析远程医疗服务运营的现状和存在的问题、探讨远程医疗服务模式，以便更好地开展远程医疗服务，为我国的医疗卫生事业贡献力量，河南省远程医学中心组织专家，结合河南省远程医疗发展现状，对远程医疗服务运营关键问题进行了深入剖析，编写了专著《"互联网＋"时代的远程医疗服务运营关键问题研究》。本书较为全面地研究了"互联网＋"时代的远程医疗服务运营关键问题，有望为我国远程医疗发展规划制定者及项目实施者提供参考。

本书共12章。其中第1章概述了远程医疗的重要意义、研究现状及发展趋势等相关内容；第2章介绍了远程医疗服务的技术基础；第3章从管理科学的角度介绍了远程医疗服务运行管理基础；第4章从患者、医务人员、医院管理者三个不同角度，对远程医疗服务需求进行了剖析；第5章基于成本效益理论，对远程医疗的技术、经济及社会价值进行了分析；第6章介绍了远程医疗服助推分级诊疗的基本框架及其具体实施路径；第7章阐述了远程医疗促进医疗控费的机制，在此基础上构建了远程医疗促进医疗控费的实施路径；第8～9章对远程医疗服务的流程进行了分析，探讨了远程医疗服务持续运营的商业模式；第10章分析了远程医疗服务稳定性和动态性机制及远程医疗服务的价值网络与利益链条，建立基于博弈论的远程医疗合作稳定性模型和基于共生理论的远程医疗利益主体共生模式；第 11 章提出了远程医疗服务持续运行的支撑体系框架，分析了远程医疗服务面临的法律伦理与政策障碍、产业协同体系、运行管理体系及定价机制等；第 12 章为研究的总结与展望。

在本书即将付梓之际，首先要感谢国家卫计委、科技部、国家发改委及河南省各厅局等政府部门的领导对本研究的支持，他们相继来到河南省远程医学中心进行现场指导，为本研究的开展指明了宏观方向。感谢郑州大学第一附属医院院长阚全程、书记张水军等领导在研究协调、部署等重大问题上原则性把握与方向性指导，并为此研究付出了大量的心血；孙东旭、李陈晨、何贤英、王琳琳、任晓阳等同志也参与了本书的撰写，感谢他们的艰辛付出；感谢领域内的其他专家教授为本研究提出宝贵建议；感谢河南省各远程医学合作医院的支持。在大家通力合作之下，研究项目进展顺利，研究成果丰硕喜人，也皆已付诸实施，能够更加有效地保障人民群众的生命安全。

远程医疗涉及医学、管理学、计算机科学与技术等多个学科，尚很多内容有待拓展和深入。由于水平有限加之时间紧张，难免存在不妥或错误之处，恳请业界同仁与广大读者批评指正！

2015 年 11 月

目　　录

第1章
研究问题的提出

健康是人类追求的永恒主题，也是社会全面发展的基础。相应地，医疗卫生行业是提高国民素质、改善人民生活质量的行业，其发展状况是一个国家可持续发展的重要支撑力量。国务院在颁布的中国医疗改革长期计划中明确将医疗卫生领域作为我国现代服务业的重点突破领域之一。发展现代医疗卫生行业在促进经济社会发展、增强区域综合服务、优化投资环境、提高人民生活质量等方面均具有重要意义。当前，深入推进医药卫生体制改革、加快建设现代医疗卫生体系已经成为我国卫生行业的紧迫需求。其中，医疗信息化作为我国新医改的重要内容，发挥着愈发重要的作用。作为医疗信息化的顶层工作，远程医疗是科学技术与医疗服务相结合的领域，对于优化医疗资源配置、提高医疗服务质量和效率具有重要价值。近年来，远程医疗逐步上升到医疗信息化的战略高度，得到国家卫计委等部门的推动。特别是在"互联网＋"时代，随着我国老龄化程度的加深、慢性病患者的增多和人民群众医疗健康需求的进一步释放，医疗服务市场进一步加大，对远程医疗的需求将会越来越大。发展远程医疗是适应我国发展现状及顺应医疗行业与科技融合发展的必然要求。

1.1 研究背景

1.1.1 我国医疗资源配置不合理，"看病难、看病贵"问题突出

新中国成立以来特别是改革开放以来，我国医疗卫生事业取得了显著成就。覆盖城乡的医药卫生服务体系基本形成，疾病防治能力不断增强，医疗保障覆盖人口逐步扩大，卫生科技水平迅速提高，人民群众健康水平明显改善，居民主要健康指标处于发展中国家前列。同时也应该看到，当前我国医疗卫生事业发展水平与人民群众健康需求及经济社会协调发展要求不适应的矛盾还比较突出。中国

社会科学院发布的《2007 年中国社会形势分析与预测》指出，"看病难、看病贵"首次居社会问题首位。原卫生部部长高强指出，"看病难、看病贵"问题日益突出，首要原因是医疗资源结构性失衡，医疗资源过分集中在大城市、大医院。表 1-1 通过不同地区的医技人员数量这个重要指标反映了医疗卫生资源分布的不均衡性。

表 1-1   2009～2012 年城市、农村卫生技术人员统计

	2009 年	2010 年	2011 年	2012 年
卫生技术人员	5 535 124	5 876 158	6 202 858	6 675 549
城市	3 805 559	2 954 913	3 131 412	3 393 293
农村	1 729 565	2 911 245	3 061 446	3 275 256
执业助理医师	2 329 206	2 413 259	2 466 094	2 616 064
城市	557 452	1 152 103	1 190 607	1 268 350
农村	771 754	1 261 156	1 275 487	1 347 714
其中执业医师	1 905 436	1 972 840	2 020 154	2 138 836
城市	1 350 711	1 061 587	1 100 950	1 174 998
农村	554 725	911 253	919 204	963 838
注册护士	1 854 818	2 048 071	2 244 020	2 496 599
城市	1 401 682	1 200 343	1 304 202	1 449 513
农村	453 136	847 728	939 818	1 047 086
每千人口卫生技术人员	4.15	4.37	4.58	4.94
城市	6.03	7.62	7.90	8.55
农村	2.46	3.04	3.19	3.41
每千人口执业助理医师	1.75	1.79	1.82	1.94
城市	2.47	2.97	3.00	3.19
农村	1.10	1.32	1.33	1.40
其中每千人口执业医师	1.43	1.47	1.49	1.58
城市	2.14	2.74	2.78	2.96
农村	0.79	0.95	0.96	1.00
每千人口注册护士	1.39	1.52	1.66	1.85
城市	2.22	3.09	3.29	3.65
农村	0.65	0.89	0.98	1.09

数据来源：《2013 年中国卫生统计年鉴》。

我国城乡和区域医疗卫生事业发展不平衡、医疗卫生资源配置不合理现象突出，医疗卫生资源，尤其是优质医疗卫生资源过多地集中在大城市和大型医疗机

构。北京大学刘国恩的研究表明，目前我国 80% 的医疗资源都集中在城市，其中又有 80% 集中在大医院。以 2013 年数据为例，城市每千人口卫生技术人员、执业助理医师和注册护士分别是农村的 2.5、2.3、3.3 倍，城市每千人口医疗卫生机构床位数是农村的 2.2 倍，城市人均卫生费用是农村的 2.8 倍。很多贫困、偏远地区的医疗资源严重短缺，缺少具有良好业务能力的医生和有质量保证的医药用品，恶性循环的结果是这些老少边穷地区医疗条件越来越落后，病人难以获得及时、有效的医疗服务。而另外一些医疗资源相对过剩的地区，特别是大城市，大量医疗资源闲置，得不到有效利用，造成大量的资源浪费，很大程度上阻碍了医疗卫生事业的发展，造成了我国医疗卫生资源在大城市相对过剩而在基层绝对不足的矛盾。

由于基层医疗资源不足、医疗机构服务能力和服务质量不高，基层患者在当地难以有效就诊，只能长途跋涉到外地大型医院就诊。一方面增加了患者的经济负担；另一方面进一步加剧了医疗卫生资源利用的低效性。基层医疗卫生资源利用率低，大医院负担加重，过多资源被用于常见病诊治方面，难以发挥优质资源优势解决疑难重症，由此导致"看病难、看病贵"问题突出。而缓解和克服"看病难、看病贵"是人民群众最关心、最希望解决的现实问题之一。

因此，寻求能化解医疗卫生资源分布不均衡的科学技术手段和实施模式，破解当前制约我国医疗卫生事业发展的难题一直以来都受到广泛重视。

1.1.2 远程医疗是破解当前我国医疗卫生领域突出问题的有效举措

医疗信息化作为一种可提高卫生服务本土化、区域化、全球化和网络化的新思维方式，为医疗卫生服务行业存在的问题的顺利解决带来了希望。近年来，医疗卫生信息化领域对云计算的应用探索与研究逐渐深入，通过云计算提供的软硬件资源及各类服务可以使不同地点之间的协同医疗更加容易、快捷、易于维护。远程医疗业务将充分利用云计算的各种优势，如海量数据处理分析等，将各地的医疗资源充分挖掘，并对全部的远程会诊请求统一管理，以更加合理地利用医疗资源。除此之外，云计算强大的处理能力结合高速网络还可以为远程手术、远程教育等提供技术支撑。

以无线网技术、物联网技术及云计算等外围技术为支撑的远程医学，作为医院信息化建设的重要组成部分，在我国医疗资源分布严重不均的现实国情下，对于解决我国医疗卫生行业目前存在的多种问题具有现实意义。小医院可以通过远程医疗来提高诊疗能力；大医院可通过远程医疗来更好地发挥医院和专家服务于广大患者的水平；医疗卫生的主管部门则希望通过医院信息化建设，用远程医的手段来改变诊断能力分布不均的现状。

　　远程医疗这种先进、成熟的集成化技术在医疗领域的应用，使病人必须亲自去医院看病的单一传统模式逐渐被改变，足不出户就能享受高水平服务成为可能。通过远程医疗信息系统服务，可突破地域、时间的限制，实现医疗资源共享，将城市优质医疗资源和先进医疗技术向基层医疗机构延伸，给边远地区医生提供诊断与治疗指导，帮助其得出正确的诊断，减少疑难、危重患者不必要的检查及治疗，免除患者的往返奔波，并为及时、准确地抢救与治疗患者赢得时间。也使乡镇、农村、边远贫困地区更多的人能经济、高效地通过技术平台共享优势地区的医学教育资源、专家资源、技术设备资源和医药科技成果资源，提高人民群众应用优质资源的可能性。因此，远程医疗系统的构建与集成应用是以科技促发展、惠民生的有效措施，是化解我国医疗资源分布不均衡的有效战略途径。

1.1.3　国家对远程医疗战略价值的重视愈发凸显

　　远程医疗作为科学技术与医疗服务相结合的领域，适应了我国的基本国情和医疗卫生事业发展的条件，一直备受国家各部门的高度重视，特别是近年来，远程医疗逐步上升到医疗信息化的战略高度，得到国家发改委、国家卫计委、科技部等部门的推动。

　　对近年来国家相关部门颁布制定的远程医疗相关政策文件梳理如下：

　　2009年，《中共中央国务院关于深化医药卫生体制改革的意见》明确提出"积极发展面向农村及边远地区的远程医疗"。2012年，国务院印发的《卫生事业发展"十二五"规划》将远程医疗系统作为医药卫生信息化建设重点工程，要求"发展面向农村及边远地区的远程诊疗系统，提高基层尤其是边远地区的医疗卫生服务水平和公平性"。同年，国务院印发的《"十二五"国家战略性新兴产业发展规划》提出要建设"信息惠民工程"，并将远程医疗纳入到"信息惠民工程"的重要建设内容。2013年，《国务院关于促进健康服务业发展的若干意见》进一步提出，"以面向基层、偏远和欠发达地区的远程影像诊断、远程会诊、远程监护指导、远程手术指导、远程教育等为主要内容，发展远程医疗"。2013年，国家卫计委和国家中医药管理局联合印发《关于加快推进人口健康信息化建设的指导意见》，明确提出"加强医疗服务应用信息系统建设，推进中西医电子病历应用和远程医疗"的主要任务，并进一步明确了信息惠民工程的实施，建设国家远程医疗服务监管系统和省级远程医疗服务信息系统，并实现远程医疗系统之间的互联互通；整合远程医疗服务资源，提供远程会诊、远程影像诊断、远程心电诊断、远程病理诊断、远程监护、远程教育等远程医学服务。

　　2014年1月，国家发改委、国家卫计委等十二部委联合发布《关于加快实施信息惠民工程有关工作的通知》，提出"以医疗服务信息标准化、检查检验结果全国互认为基础，推广远程医疗，建立和完善重大公共卫生、传染病等健康信息监测预警体系，促进优质资源共享和卫生服务普惠，逐步实现全国范围跨机构、跨区域、跨卫生业务的健康信息、就诊信息共享和一卡通用"。

2014 年 3 月，《国家发改委、国家卫计委关于组织开展省院合作远程医疗政策试点工作的通知》提出"试点工作将重点针对远程医疗的操作规范、责任认定、激励机制、收费、医疗费用报销等方面，研究制定远程医疗发展的相关政策、机制、法规和标准，探索市场化的远程医疗服务模式和运营机制，并验证完善各类政策，为在全国推广应用远程医疗提供实践基础和经验借鉴"。次年 1 月，国家发改委、国家卫计委发布《关于同意在宁夏、云南等 5 省区开展远程医疗政策试点工作的通知》，同意宁夏回族自治区、贵州省、西藏自治区与解放军总医院，内蒙古自治区与北京协和医院，云南省与中日友好医院合作开展远程医疗政策试点工作，并明确了试点工作实施要点。

2014 年 6 月，国家发改委、民政部、国家卫计委等发布《关于组织开展面向养老机构的远程医疗政策试点工作的通知》，提出"试点工作将重点在远程医疗的操作规范、责任认定、激励机制、收费标准和医疗费用报销等方面，研究制定适用于面向养老机构远程医疗服务的相关政策、机制、法规和标准，探索市场化的服务模式和运营机制，在局部地区构建有利于面向养老机构开展远程医疗应用的整体环境，验证完善各类政策，建立面向养老机构远程医疗发展的长效机制，提高养老机构健康管理服务水平，探索养老机构与医疗机构的合作机制，推动医养融合发展"。要求北京市、湖北省、云南省民政和卫生计生部门组织北京市第一社会福利院、大兴区新秋老年公寓与首都医科大学宣武医院，湖北省武汉市江汉区社会福利院、东湖高新区佛祖岭福利院与湖北省武汉市第十一医院，云南省昆明市社会福利院与云南省红十字会医院合作开展政策试点工作。

2014 年 11 月，《国家卫计委关于推进医疗机构远程医疗服务的意见》（以下简称《意见》）要求"各单位要高度重视远程医疗服务工作，将发展远程医疗服务作为优化医疗资源配置、实现优质医疗资源下沉、建立分级诊疗制度和解决群众看病就医问题的重要手段积极予以推进"。《意见》从加强统筹协调，积极推动远程医疗服务发展；明确服务内容，确保远程医疗服务质量安全；完善服务流程，保障远程医疗服务优质高效；加强监督管理，保证医患双方合法权益四方面，为远程医疗系统的发展指明了方向。

2015 年 3 月，国务院印发《全国医疗卫生服务体系规划纲要（2015—2020 年）》，要求"积极推动移动互联网、远程医疗服务等发展"，"以形成分级诊疗秩序为目标，积极探索科学有效的医联体和远程医疗等多种方式"，"充分利用信息化手段，促进优质医疗资源纵向流动，建立医院与基层医疗卫生机构之间共享诊疗信息、开展远程医疗服务和教学培训的信息渠道"。同月,《国务院关于进一步加强乡村医生队伍建设的实施意见》要求"建立以农村居民健康档案和基本诊疗为核心的信息系统并延伸至村卫生室,支持远程培训、远程医疗等"。

2015 年 5 月,《国务院办公厅关于城市公立医院综合改革试点的指导意见》指出"加强远程医疗系统建设,强化远程会诊、教育等服务功能,促进优质医疗资源共享",并要求"2015 年底前 60% 的基层医疗卫生机构与上级医院建立远程医疗信息系统"。同月,《国务院办公厅关于全面推开县级公立医院综合改革的实施意见》中指出要"积极推动远程医疗系统建设,提高优质医疗资源可及性"。

2015 年 7 月,《国务院关于积极推进"互联网＋"行动的指导意见》提出要"推广在线医疗卫生新模式","引导医疗机构面向中小城市和农村地区开展基层检查、上级诊断等远程医疗服务"。

2015 年 9 月,国务院办公厅印发《关于推进分级诊疗制度建设的指导意见》,明确提出"提升远程医疗服务能力,利用信息化手段促进医疗资源纵向流动,提高优质医疗资源可及性和医疗服务整体效率,鼓励二、三级医院向基层医疗卫生机构提供远程会诊、远程病理诊断、远程影像诊断、远程心电图诊断、远程培训等服务,鼓励有条件的地方探索'基层检查、上级诊断'的有效模式"。同月,国务院发布《促进大数据发展行动纲要》,提出要构建医疗健康大数据服务体系,探索远程医疗服务,优化形成规范、共享、互信的诊疗流程。

同时,国家相关部门研究制定了远程医疗相关标准、指南,对进一步规范和指导我国远程医疗体系建设,推动远程医疗系统建设的快速发展具有重要意义。2014 年 12 月,国家卫计委制定并发布了《远程医疗信息系统建设技术指南》,明确了我国远程医疗信息系统建设的要求,强调了远程医疗系统的数据共享、信息交互、信息安全等问题,为我国互联互通的远程医疗系统建设奠定了基础。

经过多年发展和技术储备,远程医疗的发展已经进入技术集成和运营模式探索阶段。找到适合我国实际情况的、能确保互联互通、能为医疗协同提供基础的远程医疗系统搭建技术,形成远程医疗服务的可持续发展模式,是落实国家有关远程医疗政策的重要环节,开展此类研究既迎合发展需要,也是解决发展过程中所遇到的难题的要求。

1.1.4 远程医疗服务运营关键问题的剖析是远程医疗服务良好开展的保障

远程医疗服务的开展涉及若干运营关键问题,如远程医疗服务在促进分级诊疗和医疗控费中的作用机制,远程医疗服务的运行管理、流程管理、商业模式、稳定性和动态性机制及支撑体系等。全面认识并深入研究上述远程医疗服务管理关键问题是远程医疗服务良好开展的基础。远程医疗服务管理关键问题的剖析水平和落实力度，决定了远程医疗服务的规模、质量和水平。因此，对远程医疗服务管理关键问题的探讨受到国家卫计委等部门的高度重视和业界学者的高度关注。

2010 年，国家卫生部开始推进国家远程医疗建设项目，先后发布《卫生部办公厅关于印发 2010 年远程会诊系统建设项目管理方案的通知》、《卫生部办公厅关于印发 2010 年远程会诊系统建设项目技术方案的通知》、《卫生部医管司关于实施 2011 年远程会诊系统建设项目的通知》和《卫生部办公厅关于加快实施 2010 年县医院能力建设和远程会诊系统建设项目的通知》等多个重要文件以推进远程医疗工作。2012 年，国家中医药管理局以全民健康保障信息化工程立项申报为基础，开展中医远程医疗需求分析和调查研究等工作。2015 年，国务院办公厅印发《关于推进分级诊疗制度建设的指导意见》，"鼓励二、三级医院向基层医疗卫生机构提供远程会诊、远程病理诊断、远程影像诊断、远程心电图诊断、远程培训等服务"，肯定了远程医疗服务在促进分级诊疗中的作用。青岛市等地区结合当地情况将部分远程医疗服务项目纳入当地医保范畴。

开展远程医疗服务运营关键问题研究是远程医疗服务高效有序开展的重要保障，是适应我国医疗卫生事业发展现状和需求的重要战略举措，受到国家各主管部门的广泛重视，正呈现出探索发展的勃勃生机。在此背景下，开展远程医疗服务运营关键问题研究具有非常高的理论和应用价值。

1.2 研究意义

远程医疗集远程通信技术、信息技术和医疗保健技术等高科技技术精华于一身，形成了医疗、教育、科研、信息一体化的网络体系，实现了远程音视频的传输和临床信息采集、存储、查询、比较、显示及共享。目前，远程医疗具有通过公众通讯网提供服务、提供客户端和到桌面的服务，以及全面发展成熟的项目使之不断商业化等发展趋势，使人们使用远程医疗服务系统的入口变得容易、维护变得简单，大大提高了医疗服务效率。我国的远程医疗实践起步相对较晚，只有十多年的发展历程，大部分远程医疗系统仍处于初期的探索阶段，尚未形成有效的发展路径，但整体上呈现出蓬勃发展势头。

远程医疗是化解当前我国医疗资源分布不均衡的有效战略途径。目前，我国大城市拥有较好的医疗卫生资源和较高的医疗服务水平，而广大的边远地区、山区、农村、落后地区却存在突出的医疗卫生资源短缺现象，人民群众的医疗需求一直未得到有效满足，这就造成了我国医疗卫生资源在大城市相对过剩而在县乡绝对不足的矛盾，形成了严重的基层群众"看病难、看病贵"问题。远程医疗服务的开展使病人必须亲自去医院看病的单一传统模式逐渐被改变，医疗资源分布不均衡问题得以改善，真正使乡镇、农村、边远、贫困山区及更多的人能经济、高效地共享医学教育资源、专家资源、技术设备资源和医药科技成果资源，提高了人民群众对优质医疗资源的可得性。

1.2.1 远程医疗是缓解"看病难、看病贵"的重要途径

就我国医疗卫生事业的整体发展状况而言，随着人民群众生活水平的不断提高，对医疗卫生服务的要求也越来越高。而经验丰富、技术水平高的医学专家是有限的，并且大多集中在大城市、大型医院，不可能经常离开工作岗位到各地就诊以满足县、农村人民对医疗服务的更高要求，这就形成了基层农村群众日益提高的医疗服务需求与较低的医疗服务水平之间的矛盾。远程医疗服务的开展满足了异地、边远地区的广大病人的医疗服务需求，解决了疑难、危重病患者，尤其是急诊危重患者到外地看病难的矛盾，对于提高基层群众的医疗服务水平具有重要的现实意义。

就河南省医疗卫生事业的发展状况而言，近年来，河南省医疗卫生服务条件明显改善，城市社区卫生事业迅速发展，人民群众健康水平大大提高。但河南省卫生资源总量不足、结构不合理、整体利用效率亟待提升，卫生事业发展滞后与人民群众日益增长的医疗卫生保健需求之间的矛盾依然存在；"看病难、看病贵"问题突出；农村之间、区域之间、单位之间发展不平衡。特别是农村医疗卫生条件差，不能满足农村群众的基本医疗需求：一是卫生资源总量不足。河南省每千人口医院和卫生院床位数、执业助理医师数、注册护士数分别落后于全国平均水平的3.56张、1.79人、1.52人。二是卫生资源配置不合理。卫生资源尤其是优质卫生资源集中现象严重，基层卫生资源匮乏；城市与农村之间、偏远落后地区和相对发达地区之间医疗发展水平悬殊，优质医疗资源80%以上集中在大城市，特别是省会郑州市，地县、偏远地区和农村医疗资源相对不足，群众看病难问题突出。

河南省是我国典型的人口大省，户籍人口已突破1亿，居全国第一位，常住人口9400万，居全国第三位，农业人口的比例仍然占60%左右，比全国平均水平高出约10个百分点。人口状况和经济发展水平决定了河南省医疗卫生事业的发展面临着严峻挑战，必须探索高效、低成本的医疗服务模式。

短期内提高河南省医疗卫生服务能力面临重重困难，医疗服务供给与人民群众的医疗需求之间存在巨大的缺口。推进医疗卫生信息化建设是解决当前河南省医疗卫生事业发展矛盾的有效战略举措，而远程医疗服务系统建设是医疗卫生信息化建设的顶层工作。在河南省开展远程医疗技术的集成应用和示范、构建远程医疗服务系统是满足人民群众医疗卫生需要、提高健康水平、缓解医疗卫生事业发展中的突出矛盾的必要措施，特别是对解决落后地区、农村医疗卫生服务不足的问题意义重大，对于从整体上缓解"看病难、看病贵"问题具有重要的现实意义，

是实现将现代信息技术、医疗技术等集成应用到普通民众的重要举措，可使民众享受到科学技术进步所带来的效益、分享到科技进步的实惠。

1.2.2 远程医疗有助于提高基层医疗卫生人员医疗技术水平

基层医疗卫生人员和医疗机构技术水平较低是造成群众看病难的原因之一。近年来，基层医疗机构虽然在快速发展，但是基层医疗技术人员的技能水平与大城市医疗技术人才的技能水平之间的差距并没有缩小，反而呈现出日渐拉大的局面，严重影响着医疗卫生事业的整体发展。

医疗机构人员学历构成反映了医疗人员和医疗机构的技术水平。中国卫生和计划生育统计年鉴数据显示，与全国所有医院平均水平相比，社区卫生服务中心和乡镇卫生人员的学历构成中，本科及以上的高学历占比较少，中专及以下的低学历占比较大（表 1-2）。具体以河南省为例，据调查，河南省不同级别医疗机构人员学历构成悬殊，其中高学历人员构成比例由省级到乡村逐级递减，中专及无学历人员构成比例随医疗机构级别的降低逐级升高（表 1-3）。省级医疗机构拥有本科以上人员比例最高，为 38.39%，村卫生室最低，仅为 0.11%；省级医疗机构拥有中专及无学历人员构成比最低，仅为 30.15%，村卫生室最高，为 96.17%，这严重影响了基层医疗服务能力的提升。

表 1-2   2013 年不同级别医疗卫生机构人员学历构成（%）

医疗机构级别	研究生	大学本科	大专	中专	高中及以下
所有医院	6.0	29.8	38.6	24.0	1.7
社区卫生服务中心	0.9	22.4	41.6	31.1	4.1
乡镇	0.1	7.4	38.1	48.7	5.7
村卫生室	0.0	0.3	6.5	51.1	0.0

数据来源：《2014 中国卫生和计划生育统计年鉴》。

表 1-3   河南省不同级别医疗卫生机构人员学历构成（%）

医疗机构级别	硕士以上	本科	大专	中专	无学历
省属	8.43	29.96	31.46	19.11	11.04
市属	1.16	26.80	36.80	21.84	13.40
县属	0.11	9.67	36.41	35.56	18.25
乡镇	0.00	1.42	19.58	58.78	20.24
村卫生室	0.00	0.11	3.72	24.69	71.48

建设面向群众需求的远程医疗服务系统对于开展远程医疗教育、进行远程手术直播培训、推动农村基层医疗机构技术培训等具有重要的作用，其改变了传统的医护人员继续教育方式，使得医护人员不用离开工作岗位就能接受到基于临床案例的高质量的培训，使潜移默化的自主学习成为现实，从根本上提高了基层医护人员获得优质继续教育的机会，这不仅是提高在职医护人员素质和技术水平的有效途径之一，也是建立终身教育体制的重要途径，是当前提高基层医疗机构和人员技术水平的有效途径。远程医疗技术的广泛应用可使群众、医生、各级医院、医疗卫生事业的发展受益。

1.2.3 远程医疗能有效提高医疗卫生服务效率

面向基层群众需求的远程医疗服务系统可使参加会诊的专家与异地医师就异地病人的医学图像和各种检查资料做出初步诊断，并进行交互式讨论，其目的是给异地医生提供诊断与医疗指导，帮助异地医生得出正确的诊断。对于我国医疗卫生事业而言，这种基于云技术的现代远程医疗模式实现了大中小型医疗机构之间的医疗资源共享共用，提高了闲置资源的利用率；对于患者而言，减少了疑难、危重患者的不必要的检查及治疗，免除了患者的往返奔波，并为及时准确地抢救与治疗患者赢得了时间，特别是对于那些身处边远地区及农村的患者而言，远程医疗服务系统的运行将使他们的病患得到及时、低价的治疗；同时，对于高水平医疗卫生人员而言，也使少数高水平医学专家的技术更多地为社会服务，充分利用了卫生资源，又为患者节省了费用开支。

1.2.4 远程医疗的开展能提高公共卫生事件应急处理效率

远程医疗服务系统对突发公共卫生事件、特殊环境下的伤员救治工作可提供有效地支持。在突发公共卫生事件中，可以通过网络发布紧急公告，传递政府主要指示和精神，了解突发公共卫生事件的发展情况，向公共卫生事件突发地医院提供医疗救助和技术支持，凸显"快捷、便利、节省、高效"的作用。借助于远程医疗服务系统在突发公共卫生事件环境中建立起的应急机动网络医疗服务平台完全可以做到不受地面通信条件的影响，与后方医疗机构及卫生管理部门迅速建立联系，将事件发生地区以外的各类医疗卫生资源集中到事发现场，对提高事发地的疾病预防、治疗和应急救治水平，控制传染病源和切断传播途径，以及加强医务人员的安全防护，最大限度地挽救人民群众、医护人员的生命具有积极意义。

1.2.5　远程医疗能有效改善农村各项民生事业

医疗是我国民生热点领域，医疗资源分布不均衡及由此导致的健康不公平等医疗行业的不公平问题制约着我国民生的改善。远程医疗通过优化医疗资源配置、实现优质医疗资源下沉等多种举措，能够有效改善基层医疗资源，提高基层医疗服务水平和质量，实现基层居民病有所医，最终改善基层健康，改善基层民生事业。同时，基层各项民生事业的改善，如基层信息化建设、县级医院能力建设、社区卫生服务机构能力建设等的完善反过来又为远程医疗的进一步发展增添了新的动力。

以河南省为例，远程医疗服务系统建设对加快建设国家农村信息化示范省试点工作、完善和补充县级医疗机构的服务能力、夯实县级医院倍增计划和全省医疗信息化工程、加强新型农村社区医疗卫生机构建设等方面产生了极大，这些相关民生事业的改善也为远程医疗服务系统的建设奠定了坚实的基础，同时也对其提出了更高的要求。

一是 2012 年启动的河南省国家农村信息化示范省建设工程对开展远程医疗提出了新要求。2013 年国务院一号文件写入了加快建设国家农村信息化示范省试点工作，河南省是五个试点省份之一，全面开展优势产业信息化精准技术和重点示范区信息化服务关键技术研究，构建农村信息化重大系统集成和服务平台，其中开展远程医疗是农村信息化工程的重要内容，是与农村居民生活密切相关的重要领域。

二是县级医院能力建设现状为远程医疗服务系统建设奠定了基础。《国务院办公厅关于印发 2011 年公立医院改革试点工作安排的通知》中提到的"优先建设发展县级医院，使常见病、多发病、危急重症和部分疑难复杂疾病的诊治能够在县域内基本解决；深化城市三级医院对口支援县级医院工作；加强县级医院骨干人才培养；逐步推进县级医院综合改革"。经过多年建设投入，河南省县级医院取得了长足发展，但医疗能力仍不能满足人民群众日益增长的医疗卫生需要，远程医疗服务系统建设对完善和补充县级医疗机构的服务能力产生了极大助益。

三是持续实施的县级医院倍增计划和全省医疗信息化工程为远程医疗服务系统建设提供了发展契机。加强县级医院建设是河南省医疗卫生事业发展壮大的核心举措之一。目前，河南省先后落实县级医院项目 130 个，总投资 80 亿元，已开工建设 116 个，投入使用 25 个，项目全部建成后，将实现床位倍增，进而带动县级医院服务能力倍增，真正使县医院成为县域医疗中心，这将大大提升县级医院的基础设施建设水平，使县级医院的远程医疗能力建设得到完善；同时，为了构建信息化高速公路，河南省先后投入 1 亿多元建设省市数据中心，投入 2 亿多元为每个村卫生室配备电脑，安排了 1000 万元完成全省 48 064 个村卫生室医生的信息化培训，实现从省到村的网络直通车。目前，河南省在卫生信息专网、省市平台建设、新农合监管系统、视频会议系统、应急决策指挥、儿童规划免疫系统等方面走在全国的前列。这些基础设施的完善为河南省实现远程医疗服务系统的建设奠定了坚实基础。

四是河南省新型农村社区医疗卫生机构建设的指导意见的出台为远程医疗服务系统建设增添了新的动力。根据 2012 年 5 月初省卫生厅发布的指导意见，河南省每个新型农村社区都将建一所标准化的卫生服务中心，在建设标准上，服务于人口 10 000 人左右的社区，卫生服务中心的建筑面积不低于 500 平方米；服务于人口 5000 人左右的社区，建筑面积不低于 300 平方米；服务于人口 3000 人左右的社区，建筑面积不低于 200 平方米。中心至少设 5 张观察床，可根据医疗机构的功能定位，设置 10 张左右以护理康复为主要功能的康复病床；配备心电图机、血糖仪、可调式输液椅、供氧设备、电冰箱、电脑及打印机等设施，这将为远程医疗服务系统建设提供难得的契机。

1.2.6 远程医疗服务运营关键问题的研究有助于远程医疗服务的良好开展

随着医改的推进，我国远程医疗对于提高基层医疗服务能力的作用毋庸置疑，根据卫生部年初对于县级医院建设工作的安排，2011 年，卫生部门将完成边远地区 500 所县级医院与城市三级医院的远程会诊系统建设，实现远程会诊、远程诊断、远程检查、远程教育和信息共享。以县级医院为龙头加强县乡村区域的医疗服务网络建设和协同，促进纵向管理创新和机制创新，使县级医院向基层医疗卫生机构辐射，提高县级医疗服务体系的整体效率。

远程医疗服务运营关键问题的剖析水平和落实力度决定了远程医疗服务的规模、质量和水平。远程医疗服务运营关键问题的研究有助于远程医疗服务的良好开展。2015 年，国务院办公厅印发《关于推进分级诊疗制度建设的指导意见》，肯定了远程医疗服务在促进分级诊疗中的作用。进一步深入研究探讨远程医疗服务在促进分级诊疗中的作用机制，结合远程医疗服务实际开展情况制定相关政策和工作方案，有助于更好地发挥作用、促进分级诊疗。医疗服务项目是否能够纳入医疗保险报销范围，对其普及和可持续发展意义重大。目前，青岛市等地区结合当地情况已经将部分远程医疗服务项目纳入当地医保统筹，但是很多地区尚未做到远程医疗服务项目与医保的接轨。同时，还存在远程医疗服务价格缺乏统一标准、利益分配和激励机制尚未形成等问题。北京大学第三医院副院长金昌晓表示："远程会诊虽然能够做起来，但这是国家扶持的项目，运行机制、运行模式和使用效率都还需要再探讨。"研究远程医疗在促进医疗控费中的作用机制，探讨远程医疗服务价格标准、与医保对接、相关利益分配和激励机制问题，有助于更好地促进远程医疗服务高效、有序地开展。远程医疗服务流程与医疗服务工作的质量和效率有着直接的关系，对远程医疗服务流程管理进行研究，有助于提升远程医疗服务的质量和效率。此外，对远程医疗发展的法律伦理问题、商业运行模式、价值分析等进行研究，有助于更好地厘清远程医疗服务管理关键问题，进而更好地指导服务开展，保障服务的效率和质量。开展远程医疗服务运营关键问题研究是适应我国医疗卫生事业发展现状和需求的重要战略举措，具有非常高的理论和应用价值。

1.3　远程医疗系统的研究现状

1.3.1　远程医疗的发展研究

（1）国外远程医疗的发展研究

第一代远程医疗

在早期的远程医疗活动中，美国国家航空航天局（National Aeronautics and Space Administration，NASA）充当了重要角色。20 世纪 60 年代初，人类开始进行太空飞行。为调查失重状态下宇航员的健康及生理状况，NASA 提供了大量的技术及资金，在亚利桑那州建立了远程医疗试验台，为太空中的宇航员及亚利桑那州 Papago 印第安人居住区提供远程医疗服务。他们使用的通信手段是卫星和微波技术，传递包括心电图和 X 线片在内的医学信息。1964 年，美国国家精神卫生研究所提供 48 万美元，支持 Nebraska 心理研究所与 112 英里外一家州立精神病医院之间通过双向闭路微波电视进行远程心理咨询。1967 年，麻省总医院与波士顿 Logan 国际机场医学中心通过双向视听系统为机场的工作人员及乘客提供医疗服务。美国阿拉斯加州是美国偏远地区，地广人稀，许多地区没有医生，为提高州内医疗服务水平，1972 ～ 1975 年该州利用空中 AST-1 卫星，使州内其他地区通过卫星地面接收装置，直接获得州立医院的医疗服务。参与这项工作的斯坦福大学通讯研究所的专家认为，卫星系统可为处于任何地域的人群提供有效的医疗服务。其他早期的远程医疗活动还有 1974 年 NASA 与休斯顿 SCI 系统的远程医疗会诊试验。此后，美国不断有人利用通信和电子技术进行医学活动，并出现了"Telemedicine"一词，现在国内专家统一将其译为"远程医疗或远程医学"。

20 世纪 60 年代初到 80 年代中期的远程医疗活动被美国人视为第一代远程医疗。这一阶段的远程医疗发展较缓慢。从客观上分析，当时的信息技术还不够发达，信息高速公路正处于新生阶段，信息传送量极为有限，远程医疗受到通信条件的制约。

第二代远程医疗

自 20 世纪 80 年代后期，随着现代通信技术水平的不断提高，一大批有价值的项目相继启动，代表了第二代远程医疗，其声势和影响远远超过了第一代技术。从 Medline 中所收录的文献数量看，1988 ～ 1997 年 10 年间，远程医疗方面的文献数量呈几何级数增长。在远程医疗系统的实施过程中，美国和西欧国家发展速度最快，联系方式多是通过卫星和综合业务数据网（Integrated Services Digital Network，ISDN），在远程咨询、远程会诊、医学图像的远距离传输、远程会议和军事医学方面取得了较大进展。

1988 年美国提出远程医疗系统应作为一个开放的分布式系统，广义上讲，远程医疗是利用现代信息技术，特别是双向视听通信技术、计算机及遥感技术，向远方病人传送医学服务或医生之间的信息交流。美国学者对远程医疗系统的概念做了如下定义：远程医疗系统是指一个整体，通过通信和计算机技术给特定人群提供医疗服务，这一系统包括远程诊断、信息服务、远程教育等多种功能，它是以计算机和网络通信为基础，针对医学资料的多媒体技术，进行远距离视频、音频信息传输、存储、查询及显示。乔治亚州教育医学系统是目前世界上规模最大、覆盖面最广的远程教育和医学网络，可进行有线、无线和卫星通信活动，远程医疗网是其中的一部分。乔治亚州医学院远程医疗中心于 1991 年成立，到 1995 年该州远程医疗系统建立了 2 个三级医学中心、9 个综合性二级医学中心和 41 个远端站点；州内的乡村医院、诊所可与大的医学中心相联系，使病人不必远离家乡，只要通过双向交互式声像通道就可接受专门治疗。

美国的远程医疗虽然起步早，但其司法制度曾一度阻碍了远程医疗的全面开展，因为美国要求行医需取得所在州的行医执照，跨州行医涉及法律问题，所谓远程仅限于某一州内。德克萨斯州的跨州行医就曾引起广泛争论。现在相关法规政策已有所改善。

远程医疗在美国军队中有着较早、较广泛的应用。1991 年，美军在海湾战争中成功运用了远程医疗技术。1992 年，美军医科大学召开了第七届军事医学大会，会议深入讨论了现代军事医学所面临的问题，特别讨论了远程医疗在现代军事医学中的作用。1993 年 3 月，在索马里维和行动中美军对全球远程医疗活动进行了尝试，初步确定了前线部队远程医疗系统的基本组成，即包括空中卫星、一台高分辨力数字相机、一台便携电脑及附加软件、可移动的全球卫星接收装置。整个维和行动中，美军共向后方传送了 74 份病历、248 份医学图像，其中多数资料具有诊断意义，减少了不必要的伤员后送，提高了卫勤保障能力。美军还在波黑等军事行动中成功实施了远程医疗，多所美军医院参与了远程医疗活动，如华特里德陆军医学中心从 1993 年 2 月到 1996 年 2 月 3 年间共进行了 240

例海外远程会诊，范围包括索马里、克罗地亚、波黑、德国、海地、科特迪瓦、埃及、巴拿马、科威特、意大利、肯尼亚、维京群岛。为实现建设信息化军队的目标，1994 年，美国国防部建立了远程医疗试验台（United States department of defense telemedicine test bed），启动了多种远程医疗项目，其目标是实现数字化技术在医学中的应用，将远程医疗纳入军队医学服务系统（military health service system，MHSS），并成立了医学管理技术办公室负责具体实施。

美国是世界上远程医疗网络最为发达的国家之一，在几乎所有远程医疗方向上都进行了探索和尝试。2004 年，布什总统提出了美国医疗 IT 建设的十年规划。2013 年奥巴马的医改方案进一步刺激了远程医疗服务事业的发展。美国大力发展远程医疗的目的主要是改善医疗质量和降低医疗费用。

随着通讯技术、编码技术和信息压缩等技术的发展，数据、图片、语音和视频等多媒体信息的传输得以实现且传输性能不断提高，为远程医疗的发展提供了重要的技术支撑。除美国外，远程医疗在欧洲、加拿大、日本等国家和地区也得到了良好的发展。2006 ～ 2011 年，英国投资了 1.7 亿多英镑的资金进行远程医疗保健的研究。欧洲各国远程医疗发展状况比较集中地代表了当今世界发达国家开展远程医疗活动的水平。德国、英国、意大利、法国、西班牙、挪威等国在远程医疗、远程医学教育、远程医学研究、公共卫生、医疗保健管理等方面已经取得了重要进展，并在大学、医院建立了一些应用和实验性的网络，为远程医疗在欧洲的普及奠定了基础。据不完全统计，欧洲已有超过 50 个国家建立了远程医疗系统，拓展到的应用领域涵盖了几乎所有的临床学科。阿尔及利亚、印度、尼泊尔、俄罗斯、乌干达等国家都致力于研究移动电话远程医疗、远程医疗基础结构、远程医疗速度等问题，美国、德国、日本、意大利、阿曼、泰国、菲律宾、俄罗斯等国家针对本国情况制定了相应的远程医疗的研究方向和目标。其中，加拿大是最早利用远程医疗技术发展卫生事业的国家之一，政府已经建立了 34 个不同的远程医疗网络，未来几年，加拿大远程医疗将重点发展乡村和边远地区，增强远程医疗保健网络的建设和开展家庭远程监护的应用。在日本的 Soya 地区，社区卫生服务中心的精神科病床非常少，但从医院转过来的精神病患者却很多，他们就使用了远程医疗这一新模式，解决了该社区病床少、服务不及时的特点，收到了很好的效果。远程病理诊断系统已经应用于临床科室中的快速诊断，但由于远程诊断终端设备没有统一的标准，导致不同类型的终端间不能交流，从而限制了诊断的进一步发挥。2000 年医学信息系统研发中心（Medical Information System Development Center，MEDIS-DC）和几家公司合作实现了基于 SICCP 协议的不同终端之间的交流。后来又用于远程会诊中，充分发挥了远程病理诊断系统的功能，解决了地区医师分配不均的特点。

（2）我国远程医疗的发展研究

我国从 20 世纪 80 年代开始探索远程医疗。广州远洋航运公司自 1986 年对远洋货轮船员急症患者进行了电报跨海会诊，被认为是我国最早的远程医疗活动。伴随着计算机及通信技术的发展，我国现代意义的远程医疗活动开始于 20 世纪 80 年代末。1988 年解放军总医院通过卫星与德国某医院进行了神经外科远程病例讨论。1994 年上海医科大学华山医院与上海交通大学用电话线进行了远程会诊演示。1995 年上海启动了上海教育科研网、上海医大远程会诊项目，并成立了远程医疗会诊研究室。项目中的远程会诊系统在网络上运行，具有高逼真度的交互动态图像。1995 年 3 月，山东姑娘杨晓霞因手臂不明原因腐烂赴北京求医，会诊医生通过 Internet 向国际求助，很快 200 余条答复信息从世界各地传到北京，最终杨晓霞被确诊为"混合性感染引起的坏死性筋膜炎"，有效地缩短了病程。同年 4 月 10 日，一封紧急求助的电子邮件通过 Internet 从北京大学发往全球，希望挽救一位患有非常严重且又病因不明疾病的年轻女大学生的生命，邮件发出十天内，收到来自世界各地的邮件近 1000 封，相当多的意见认为是重金属中毒，最终被临床检验证实为铊中毒。这两例远程会诊，在国内引起巨大反响，使更多的中国人从此认识了 Internet 和远程医疗。1996 年 10 月上海华山医院开通了卫星远程会诊。1997 年 11 月上海医科大学儿童医院利用 ISDN 与香港大学玛丽医院进行了疑难病的讨论。

1997 年 7 月，中国金卫医疗网络即卫生部卫生卫星专网正式开通，全国网络管理中心在北京成立并投入运营。经过验收合格并投入正式运营的单位包括中国医学科学院北京协和医院、中国医学科学院阜外心血管病医院、中国医学科学院肿瘤医院、北京医科大学第一医院、北京医科大学第三医院、北京同仁医院、上海医科大学中山医院、上海医科大学华山医院、上海医科大学肿瘤医院、上海医科大学妇产医院、上海医科大学眼耳鼻喉科医院、上海医科大学儿科医院、上海市第一人民医院、广州医学院附属第一医院、哈尔滨医科大学附属第一医院、福建省立医院、海南省人民医院、江西省人民医院、河北省人民医院、大连市中心医院、贵阳市第三人民医院、山东省荣成市医院、山西省介休铁路医院等全国二十多个省市的二十多家医院。中国金卫医疗网络开通以来，为各地疑难急重症患者进行了远程、异地、实时、动态的电视直播会诊，成功地进行了大型国际会议全程转播，组织了国内外专题讲座、学术交流和手术观摩，极大地促进了我国远程医疗事业的发展，标志着我国医疗卫生信息化事业跨入了世界先进水平。

根据国家卫生信息化的总体规划，中国人民解放军总后勤部卫生部提出了军队卫生系统信息化建设"三大工程"，并分别被列为国家"金卫工程"军字 1、2、3 号工程，其中军字 2 号工程即建设全军医药卫生信息网络和远程医疗会诊系统。

"三大工程"目前已取得阶段性成果，有力推动了军队卫生工作的现代化进程。1995 年底，北京 306 医院（原北京国防科工委第 514 医院）利用卫星系统与美国开通的跨越太平洋的脊柱外科进行了远程病例讨论。1996 年 5 月，解放军总医院通过电子邮件与济南军区 150 医院进行了远程医疗会诊，并于 1997 年 8 月正式成立了"远程医学中心"，开展以电子邮件、可视电话、ISDN 为主要技术手段的各种形式的远程医疗活动。1996 年 8 月，南京军区总医院成立了远程医学会诊中心，经过一年多的努力，现已建成"1 个中心、4 个工作站、30 多个会诊终端站"，该中心于 1996 年 8 月至 1997 年第一季度，为老红军和边远地区的军人及地方病人远程会诊 90 多人次。空军总医院也利用可视电话系统开展了远程病理会诊服务。

与国外远程医疗研究相比，20 世纪我国远程医疗研究范围较小，研究人员屈指可数，研究面也较狭窄，距发达国家水平还有很大差距，在技术、政策、法规、实际应用方面还需不断完善。

进入 21 世纪后，随着经济科技的大力发展，我国远程医疗建设应用快速发展。2010 年和 2011 年，国家规划和组织实施了两期区域性远程医疗试点项目建设，范围覆盖了 12 家部属（管）综合医院、22 个中西部省（区、市）和新疆建设兵团的 500 个县级综合医院和 62 个省级三甲综合医院，并依托省级大型医院建立了远程医学中心。2012 年底，卫生部远程医疗管理信息系统试运行，实现了 800 多家医院远程医疗的动态监管。北京协和医院、中日友好医院等 11 所医院的高端远程医疗系统已正式投入使用，云南、甘肃、新疆已完成了 2010 和 2011 年度基层远程会诊系统的项目任务，河南、重庆、湖北等 9 省（区、市）完成了 2010 年度基层远程会诊系统的项目任务，取得良好的社会效益。2014 年起，国家规划并组织开展了省院合作远程医疗政策试点工作，安排部署宁夏回族自治区、贵州省、西藏自治区与解放军总医院，内蒙古自治区与北京协和医院，云南省与中日友好医院合作开展远程医疗政策试点工作，将重点针对远程医疗的操作规范、责任认定、激励机制、收费、医疗费用报销等方面，研究制定远程医疗发展的相关政策、机制、法规和标准，探索市场化的远程医疗服务模式和运营机制，并验证完善各类政策，为在全国推广应用远程医疗提供实践基础和经验借鉴。

在国家相关政策引导和实际业务需求推动下，我国东部省市也开始积极建设远程医疗信息系统，并紧密结合对口支援中西部欠发达省份工作。随着远程医疗系统相继投入使用，医疗资源分布不均所带来的问题得到了一定程度的缓解。同时，部分技术厂商与医疗机构合作，利用移动通信和物联网技术，逐步发展家居式和可穿戴式疾病与健康监测产品，探索远程医疗各类新型应用模式。远程医疗展现出更加广阔的应用前景。

我国幅员广阔，医疗水平的区域性差别显著，特别是广大农村和边远地区医疗资源严重短缺。远程医疗以其独特的优势，对于优化医疗资源配置、提高医疗服务质量和效率具有重要价值，在我国显示出极大的发展必要和发展潜力。尽管我国的远程医疗已取得了初步的成果，但应看到我国的远程医疗起步较晚，距离发达国家的水平还有很大差距，在技术、政策、法规、实际应用方面还需不断完善，在提高国民对远程医疗的认识方面也有待努力。美国未来学家阿尔文·托夫功多年以前曾经预言"未来医疗活动中，医生将面对计算机，根据屏幕显示的从远方传来的病人的各种信息对病人进行诊断和治疗"，这种局面已经到来，预计全球远程医疗将在今后不久取得更大进展。

1.3.2 远程医疗的应用研究

（1）远程医疗在国外的应用研究

近些年，欧美各国纷纷投入巨额资金进行远程医疗的实施和远程医疗信息技术的研究开发。目前拓宽的远程应用领域有心脏科、牙科、皮肤科、救护、病理、精神病、放射、手术、监护、超声等诊断系统。从应用角度形成了远程医学教育（telemedicine education）、远程放射学（teleradiology）、远程皮肤病学（teledermatology）、远程病理学（telepathology）、远程心脏病学（telecardiology）、远程肿瘤学（teleoncology）、远程口腔学（teledentistry）、远程眼科学（teleophthalmology）、远程家庭健康护理（telehome health care）、远程急救学（emergency telemedicine）、远程手术（telesurgery）和远程精神病学（telepsychiatry）等学科。远程医疗研究正在成为全球研究的热点。

截至2003年，美国的远程网络站点总数就已达到1246个以上，其中主要的应用项目有蒙大拿州虚拟医学中心、加利福尼亚州乡村医疗保健网络、美国乡村远程诊疗国家实验室等。依据2000年的统计数字，欧洲已有50多个国家建立了远程诊疗系统，已经实施的有法国的流行病统计网、葡萄牙采用个人电脑开发的医院间脑电图传输系统、西班牙的远程血压监测系统和危急报警系统等、英国的布法罗大学还成立了远程诊疗系专门从事这方面研究。其他国家目前也在争相投入人力、物力开发远程诊疗系统，例如，澳大利亚因其地广人稀而积极发展远程诊疗；加拿大每年举办一次远程诊疗的学术年会，并在新斯科舍省、阿尔伯特省、安大略省、魁北克省建有具有代表性的远程诊疗网络；俄罗斯与美国联手建立了为支持发展中国家医疗保健的、借助卫星的远程诊疗计划；以色列推出一系列远程心脏监测产品。同时，日本、韩国、墨西哥、肯尼亚、纳米比亚也先后开展了远程诊疗的研究与应用，其中日本日常侧重于家庭健康检测管理和远程手术等方面。

另外，国外移动互联网医疗应用开展较为活跃，有许多应用已经逐渐普及。2009 年，美国研究人员曾建立了一个远程中风（telestroke）治疗与护理指导系统，通过远程医疗手段给那些急性脑卒中的患者提供及时治疗。该系统的主要作用为在急症神经疾病发生时，通过便携式移动通信设备和对应支持系统，实时为临床诊断提供高质量的临床信息和影像资料，从而达到辅助远程诊断治疗的效果。美国心脏协会建议那些在最初 24 小时内无法为患者提供及时治疗的医院都应用这一系统，后来在日本也建立了类似的系统。

法国研究人员 Eric Page、Serge Cazeau 等将低功耗嵌入式传感器用于移动医疗中，设计了一种新型可移植系统，通过双向传感起搏器对患者的重要生理指标变化进行实时监测，实现联系监护和异常情况报警。同时，对于系统采集的数据及病人生理状况等记录，该设备的存储时间可长达 3 个月，可满足整个医疗过程的需要。

医学影像的存储和传输系统（picture archiving and communication system，PACS）是应用数字成像技术、计算机技术和网络技术，集医学图像的获取、成像、存贮、传输和管理于一体的综合性系统。PACS 的出现极大地帮助了医院简化和加速医学影像的显示、归档和共享使用。PACS 通常与放射科信息系统（radiology information system，RIS）、医院信息管理系统（hospital information system，HIS）共同存在。PACS 与 RIS、HIS 的融合程度已经成为衡量其功能强大与否的重要标志。随着信息领域新技术的发展，特别是压缩编码技术的发展、新的分布式系统架构的出现、计算机网络技术的进步及远程无线手持终端的应用，PACS 将向着更加高效、稳定、灵活易用的综合性、高智能化的方向发展。

1）远程皮肤病学的应用研究：远程放射学是远程医疗最早、最广泛的应用之一。边远地区的医院将电子计算机断层扫描（computed tomography，CT）图像、X 线片、磁共振图像传输到大城市的医院，在那里由相应的专家会诊。远程病理学则通过一个与远程通讯设备相连的受控显微镜，由在远处的病理学家做出快速准确的诊断，这一应用，不再需要将病理标本送往远处实验室。与放射线科类似，皮肤性病也非常适合于远程医疗的应用，因为皮肤性病的诊断主要依赖形态学，无论临床表现还是病理切片均可处理为图片或影像用于远程医疗。

远程皮肤医学趋向两种方式：远程动态影像或者静态图像转发。前者需要有影像处理设备连接于患者和远程的医生之间。这项技术作为一项皮肤医学的辅助内容正在被评估，然而该技术不论从设备成本还是运行费用上来说都是十分昂贵的。通过动态影像会诊通常比常规会诊的时间长。有些专家认为静态图像的储藏和转发可以成为动态影像的一个替代选择而取代会诊，专家们可以迅速查看到传送过来的静态图片。

国外皮肤科皮肤性病专业人士开展远程医疗已相当普遍，并对这种医疗模式的可信性进行了大量的统计分析。美国的 Lesher 利用乔治亚州的远程医疗网（georgia statewide telemedicine program）观察了两组医师对 60 例皮肤病患者的诊断情况，并进行了双盲对照试验，结果显示两组不但无明显的差异，而且诊断有惊人的一致性，如在患者终端有助理医师的存在会增加诊断的一致性。

德国应用推广了一个远程皮肤病学信息系统，用于皮肤病患者的远程治疗。患者通过智能手机上的应用程序向医疗保健机构传输皮肤图像数据和生物反馈信息，医生通过部署在台式机或平板电脑上的数据分析平台为患者提供诊断。

2）远程医疗在航空航天中的应用：为推动太空事业的发展，美国把远程医疗拓宽到外太空，特别研制出一种可对宇航员进行无创性检测的远程医疗系统，主要通过综合传感器随时存储、分析人体变化，为宇航员提供决策和指导，使宇航员的身体能得到很好地控制和调整。

3）远程手术的研究：遥控手术装置分别在手术医生和患者处配备的两个机械臂上安装有高敏感度电子手术刀，医生和患者之间用计算机网络进行联系，安装在患者处的机械臂上的手术刀可同手术医生的同步操作进行手术，该技术正在试验之中。

4）远程医疗在家庭保健中的应用：自 1982 年起到现在，由美国圣弗朗西斯科和华盛顿州维吉尼亚梅森医疗中心监护的病人已超过 11 000 人。当电池快用完时，起搏器将改变其正常的工作节律，这可从心电图中检测出来，装在电话上的仪器可把心电图传给中心，中心能够在非常远的地方检测出这些异常，并及时通知病人。

5）远程医疗在慢性病中的应用：慢性阻塞性肺疾病（chronic obstructive pulmonary disease，COPD）是一组以慢性不可逆或可逆性气道阻塞、呼气阻力增加、肺功能不全为共同特征的疾病总称。作为一种常见的老年慢性病，COPD 在冬季容易因病情恶化而增加住院治疗率。Francisco 等提出了用于 COPD 病人的慢性病管理模型（chronic disease management model，CDMM）。慢性病人管理中心（Chronic Patient Management Center，CPMC）和远程访问单元（Remote Access Unit，RAU）是构成 CDMM 的两个主要元素。CPMC 提供病人管理的所有服务，包含模块有呼叫中心、病人医疗记录接口、远程访问支持及健康教育素材等。RAU 包括病人单元和移动式家庭访问单元。COPD 病人的慢性病管理平台在西班牙巴塞罗那医院和比利时鲁纹医院进行了评估和临床试验。通过小规模试点，系统元素初始评估结果在技术质量、可用性和接受度方面获得不错的评价。

（2）远程医疗在国内的应用研究

相较于国外，我国目前也已建立了相对完备的远程医疗综合服务体系，包括远程会诊、远程教育、远程咨询、远程手术转播、远程双向转诊等，但由于远程医疗在我国发展的时间较短，在法律法规、运营模式、医疗责任认定、收费方式、标准等问题上还存在许多亟待解决的问题，因此，众多远程医疗领域的专家学者根据实践经验从不同的角度对远程医疗进行研究，经过科学分析和探讨，总结远程医疗发展过程中的经验，并做出有益的探讨和尝试，为我国远程医疗事业的发展奠定了理论基础。

陈妍妍等在研究中指出，县级医院作为农村三级医疗卫生服务网络的龙头，是连接城乡医疗服务体系的重要纽带。如何有效推进县域医疗卫生服务体系综合改革，是切实缓解农村居民"看病难、看病贵"问题的关键环节，也是统筹城乡卫生发展的重大举措。接着从远程医疗有利于降低县级医院转诊率，有利于分级医疗的实现，有利于加强县级医院专科建设，有利于促进县级医院人力资源素质的提高，有利于提升县级医院应急反应能力等几个方面论述了远程医疗对县域医疗服务体系的提升作用。同时也指出目前我国远程医疗存在诸如信息碎片化、缺乏规范的收费标准、技术操作人员素质有待提高、法律法规不健全等诸多问题，并给出了相应的纾解建议。

黄应斌等指出，随着新医改的持续深入推进，远程医疗服务将在医疗、保健、咨询、教学、新技术交流、院际间合作、社区服务和优质医疗资源共享等方面发挥越来越重要的作用。长期以来，远程医疗所涉及的费用管理问题因种种原因未得到妥善解决，特别是远程会诊实时结算无法实现，导致医疗资源付出未能得到及时回报，如医生劳务费用和系统运行费用长期处于亏损状态，使远程医疗难以走向良性运行。在分析远程协同医疗结算服务需求的基础上，研究设定了远程协同医疗费用结算系统的设计目标，并设计了远程协同医疗费用结算系统的主要功能及流程，对其创新点和技术难点进行了分析，并指出了实践工作中存在的问题及未来工作需要突破的方向，即远程医疗服务项目、收费项目、结算与付费方向等方面的标准化。

殷一栋等通过对国内远程医疗的发展现状进行分析总结，得出目前实现远程医疗的两种方式：移动应用方式和终端虚拟化方式。根据自己医院的业务需求，采用终端虚拟化技术实现远程医疗，并阐述了项目实施后的评价。认为终端虚拟化技术在移动医疗领域的探索应用也将为今后区域卫生信息平台建设和医院与社区双向转诊、社区医生到居民家服务提供宝贵的实践经验，为通过技术手段全面提升医疗服务水平开辟新的通道。

李勇等在《新疆地区远程医疗会诊发展动态分析》一文中指出，采用环比增长率和平均发展速度相结合的方法对新疆地区远程医疗会诊发展动态进行分析，以期更加清晰地反映新疆地区远程医疗会诊发展动态及变化趋势，更好地预测新疆地区远程医疗会诊未来需求量。通过分析，新疆地区的远程医疗会诊量呈逐年上升趋势，绝对增长量每年 2000 人次以上，发展速度不平衡，每年的环比增长率在 13.9%～59.9% 浮动，预计到 2018 年远程会诊量可达 58 211 例；全疆各地区会诊量呈逐年上升趋势，但会诊量增量变化不一，发展速度差异明显，距离乌鲁木齐越远的地区对现代信息远程技术的需求越大，远程医疗会诊量也越大；远程会诊学科需求量也有明显差异，与新疆地区疾病谱呈正相关，与新疆地区常见病、多发病中疑难危重病种的分布也呈现显著的相关性。通过以上分析，研究指出，新疆地区各级医院对远程医疗的需求日益增加，远程医疗的发展只有走向常态化、规范化和有序化内涵建设之路，才能将远程医疗成果广泛转化并应用于临床实践，真正体现远程医疗价值和效益。

张帧等在《基于即时通信工具的远程医疗系统架构》中指出，引入即时通信工具、跨越医院间的系统架构差异、结合远程医疗多媒体模块、整合专线网和宽带网，实现医院间远程医疗业务随时随地交互，建立了互通互联、随时随地获取信息、常态化运营的全开放远程医疗系统，同时探索常态化、市场化的远程医疗服务模式，推广远程医疗应用、提高远程医疗资源利用率。最后指出全开放远程医疗系统将对传统的医疗业务产生重大影响，并产生巨大的经济、社会和管理效益。

牛瑛等根据在中山市人民医院的实践经验，通过建立云计算虚拟应用服务平台，结合通信运营商 3G 或 4G 网络实现远程移动医疗（办公）工作站，在移动终端上调用各种应用系统，在院内或院外都可以对医疗文书（含医学影像）进行查询和编辑，方便了医护人员和管理人员实时处理事务，让"无处不网络"变成了"无处不应用"，实现了网络可达、应用可达，使移动医疗建设成本更经济，维护成本更低，应用范围更广、更灵活。

郭美娜、刘林森在研究中指出，随着互联网的日益普及，尤其是高速宽带通信的应用和 4G 移动时代的来临，远程医疗在近几年得到了长足的发展。3G、4G 通信的远程医疗结合移动通信和无线互联网技术能够实现无线远程医疗、远程监护和远程医疗教学等。它融合了移动通信和多媒体网络技术，可以提供足够带宽以保证大容量多媒体数据的安全传输；随着远程家庭监护的推广，患者可以随时随地得到医护人员的帮助和救护，特别是在战场上和灾害、事故突发地更加发挥了其独特优势，为远程医疗的应用提供了强有力的技术支持。

滕晓菲等在研究中指出，影响远程医疗发展的另一关键因素为用户终端设备目前没有得到相应的发展，这在很大程度上限制了远程医疗的应用领域，使得远程医疗难以在社区和家庭中普及。穿戴式医疗仪器与无线通讯技术及网络技术的结合，更使移动医疗成为可能。穿戴式医疗仪器具有生理信号检测和处理、信号特征提取和数据传输等基本功能模块，可以实现对人体的无创检测、诊断和治疗。它一般具有可移动操作、使用简便、支持长时间连续工作、智能显示诊断结果、异常生理状况报警和无线数据传输等特点，所涉及的主要研究方向包括传感器涉及、生物适应性研究、多传感器数据融合、区域传感网络开发、系统优化、电池寿命延长、实时无线传输，以及系统安全与可靠性提高等。

杨琳在研究中指出，随着我国人口结构的不断老龄化，疾病的预防和控制也逐步转变到以慢病预防为主的医学模式，要求新一代数字健康工程技术向家庭、个人和基层社区参与的方向发展，建立以全程健康管理为目标的医疗健康服务平台日益受到关注。物联网和云计算在近年的快速发展和成熟为推进医疗服务的深度和广度提供了解决方案。医疗物联网通过泛在感知设备的互联互通，支持医疗健康信息自动化采集、智能化传输、全局化决策分析和全流程辅助，从而提高医疗服务能力与效率、改善医疗服务质量与模式、实现面向全程健康管理的智慧医疗。目前，我国医疗物联网系统正在快速发展，利用物联网具有的全面感知、可靠传递、智能处理等优势，建设远程口腔医疗系统，提升我国口腔疾病整体的诊疗水平；并通过健康的检测、辨识与调控，推动口腔医疗模式从以疾病诊疗为主向以预防与保健为主转变，创建新型的健康服务管理模式。

李虹彦等探讨了远程医疗在老年保健中的作用。日益增长的老年人口给医疗卫生系统及健康照顾人员带来了巨大压力。近几年，远程医疗已得到全球卫生行业的广泛重视及应用，并逐渐成为政府、医院管理者、医学专家和老年患者及其家属普遍接受的新型医疗服务模式。在老年保健领域，远程医疗主要应用于长期护理机构及老年人家庭，包括远程诊断与治疗、远程监护、远程咨询与教育、远程家庭健康与社会支持等方面。远程医疗服务有助于减少老年慢性病死亡和伤残率，提高老年人独立生活能力，缓解医疗卫生资源压力并降低社会和个人的医疗保健成本。但是在目前远程医疗法律法规不健全的情况下，发展远程医疗在老人保健方面的应用的同时，医务人员应避免发生医疗事故并注意保护老年人的隐私。

国内的移动互联网医疗应用总体尚处于起步阶段，但发展速度非常迅猛，应用涉及的范围非常广泛，包括医疗咨询、诊疗知识宝典、预约挂号、健康自测、药物和疾病手册、急救助手、手机药店、慢病管理等。

1.3.3 远程医疗的未来研究趋势

远程医疗在国外已有四十多年的发展历史，当前国外远程医疗的明显特征包括通过公众通讯网提供服务、提供客户端到桌面的服务，并全面发展成为成熟的商业化项目，这使得服务的入口变得更容易、维护变得更简单、动机变得更单纯。尤其是 21 世纪以来，移动通信、物联网、云计算等新技术推动了第三代远程医疗发展。2010 年以来，血压、血糖、心电远程动态监测等众多的智能健康医疗产品逐渐面世，穿戴式健康监测设备的发展使远程医疗逐步走出医院大门，呈现出走进社区、走向家庭、更多的面向个人，提供定向、个性化服务的发展特点。

　　随着医疗信息技术的长足发展，医院的信息化建设也随之飞速发展，医院部署有 HIS、PACS、LIS、RIS 等信息系统，这些系统的主要任务是把日常产生的各种医学检验数据和影像图像以数字化的方式海量保存起来。这些大幅医学图像传输对网络带宽要求非常高，即使采用 3G 模式传输，在静止的状态其最高的传输速率也小于 2Mbps，会造成图像、声音以不连续、非同步、不清晰的方式传递，从而影响诊断和治疗方案的确定，影响远程会诊的质量。随着 4G 时代的到来，上述问题可以得到解决。

　　史长生指出，随着 4G 的逐渐普及，基于移动技术与远程医疗的远程移动医疗才有机会真正结合。在得到新的移动技术支持之前，远程医疗其实更多的是在医疗服务机构之间进行，并且需要借助一些家庭或个人很少会使用的设备，这不仅阻碍了远程医疗的发展，也无法达到远程医疗普惠的目的。在 3G 时代，远程医疗面临数据传输的困境。由于家庭使用的医疗检测仪器功能比较单一、录入电脑也比较麻烦，病人很难将自身监控的健康数据方便有效地传输到相关的医生手中，这导致病人更愿意选择实地去看病，而不是通过远程问诊的方式来进行常规的随访和简单的咨询。而有了 4G 移动终端以后，病人只要使用相关的移动终端设备或者将非移动终端设备与应用程序（application，APP）相连，自身的健康数据将不间断地传输给第三方或者医生，从而方便医生调阅数据并做出准确的判断。

　　基于 4G 通信的远程医疗结合了高速移动通信和多种模式无线通信技术，能够实现无线远程医疗、远程监护、远程医疗教学等。它不仅融合了移动通信和多媒体网络技术，可提供足够的带宽以保证大容量多媒体数据的安全高速传输，还有助于医疗资源的高度共享。随着远程家庭监护的推广，患者可以随时随地得到医护人员的帮助和救护，特别是在灾害、事故和战场救援中能够发挥独特的优势。

　　移动医疗（mobile health，mHealth）作为一种新兴的医疗方式，纳入了移动计算、医学传感器和通信技术。mHealth 系统最终目标是建立个人化的医疗系统。移动医疗系统中可用性、微型化、数据率及无线通信网络的不断发展，将加速 mHealth 系统服务的配置，从而给现有的医疗服务和医疗路径带来显著影响。例如，智能传感器和药物运送仪器的开发（有些是被植入体内的）可在完全移动方式下实现与个人服务器的通信。通过使用无线个人局域网（wireless personal area network，WPAN）、无线局域网（wireless local area network，WLAN）及无线广域网（wide area network，WAN），个人服务器可实现对远程医疗服务器的全球互联。这一领域代表对上一代远程医疗系统的扩展，其主要驱动力是智能手机及便携式计算设备市场的发展。

　　4G 时代的来临将推动远程医疗向更高层次发展，特别是随着 4G 网络普及率的不断提高和 4G 手机用户数量的快速增长，面向家庭和个人的远程医疗健康监护系统已成为远程医疗领域的热点，而移动健康医疗也将成为远程医疗发展的趋势之一。糖尿病病人自我保健，尤其是血糖自我检测对糖尿病的治疗极为重要。基于 4G 通信网络的血糖检测系统，可作为糖尿病病人初级保健助手，对病人的症状、血糖、饮食和药物进行监控。

传统医学监测仅用于获取数据，并未对数据进行有效地存储及分析。近年来，医学监护仪朝着更大的病人移动性和生理传感器的独立性方向发展，能给病人提供实时的可行性反馈。无线移动网络技术为新一代无线医学监测系统打下了基础，给现有的电子医疗（eHealth）及远程医疗系统服务带来了很大影响，能在出现医学紧急事件时警告使用者或与专业医疗响应机构取得联系，从而减少住院治疗时间。近期，许多机构都在致力于研发针对病人生理参数精确监测的应用及原型系统。下面介绍几种较为常见的应用：

MobiHealth 是由欧洲委员会出资 500 万欧元支持的项目。MobiHealth 联盟联合了来自 5 个欧洲国家的 14 个合作伙伴以代表所有相关部门及学科，如医院及医疗服务提供方、大学、移动网络运营商、移动应用服务提供商、移动架构及硬件供应商。MobiHealth 旨在健康领域引入新的基于 2.5G/3G 技术的增值服务，从而提高病人的生活质量，同时在疾病预防、疾病诊断、临床研究、远程援助，甚至是在突发紧急事件、运动中的物理状态监测方面引入相应服务。由于可减少慢性病人 30% 的治疗费用，在不降低质量的前提下，这些服务有助于为医疗保健部门节约成本。

中国科学院计算技术研究所提出了一种基于无线传感器网络技术的远程医疗监护系统，它是一种新的可扩展的多层次网络体系结构及实现方法，即由监护基站设备和无线专用传感器节点构成一个微型监护网络。传感器节点上的中央控制器对所需监测的生命指标传感器进行控制来采集数据，通过无线通信方式将数据发送至监护基站设备，并由该基站装置将数据传输至所连接的个人电脑（personal computer，PC）或者其他网络设备上，通过互联网可以将数据传输至远程医疗监护中心，由专业医疗人员对数据进行统计观察，提供必要的咨询服务，实现远程医疗。

此外还有许多其他大学及科研机构进行了相关研究。例如，清华大学研发了基于掌上电脑的便携式心电血压监护仪；西班牙 Juan C. 等开发了基于蓝牙技术的便携式心电监测仪和针对阿尔兹海默老年病人的自治智能代理监测系统；比利时 Sao Paulo 医科大学研发了与电子病历无线连接的血糖持续监测系统；哈佛大学的 Code Blue 将小型电池供电的"智能微尘"网络应用于生命参数的自动实时采集，并与病人医疗记录集成起来；英特尔的主动健康（proactive health）正在探索普适计算环境下家庭和日常生活中的健康监测方法；伦敦帝国学院的 UbiMon 提出将可穿戴和可植入的医学传感器用于分布式移动监测；美国的阿拉巴马大学开发了用于健康监测的可穿戴式无线人体区域（wearable wireless body area network，WWBAN）传感器网络原型系统，通过两个正交双轴加速仪和一个心电图放大器实现对运动和心脏的监测。

近年来，可穿戴技术和远程医疗逐渐成为科研人员研究的热点。可穿戴远程医疗能够为病人提供低负荷、非接触、长期连续的生理监测，在新一代医疗监护模式下被认为是最有效和最实际可行的监护手段。

物联网技术是通过各种类型传感器或其他感知器件采集底层数据，然后通过无线或有线通信方式把数据传送给处理器处理并在个人电脑平台上实现可视化的智能控制目的。感知层主要是负责采集数据，如射频识别技术（radio frequency identification，RFID）、一维码或二维码形式的电子标签、传感器等。数据传输层即网络层主要负责数据的流通，如 ZigBee 网络、蓝牙等。应用层的作用是根据底层采集的数据做出智能判断或结论分析，实现智能感知、智能控制、智能决策的目的。

随着物联网技术的不断深入应用，为设计新的医疗服务系统提供了理论及实践支持。目前国内外都在积极研发远程医疗系统，以便更好地服务于人类，转变为以人为中心的远程医疗体系，使人们不用去医院就可以进行体检。

韩嘉等在研究中提出，基于物联网技术构建具有智能采集、智能远程监控和智能远程医护等特征的智能远程医疗系统，从而实现远程医疗的信息化、个性化和智能化。以面向服务的体系结构（service oriented architecture，SOA）和物联网三层架构为技术基础，构建以面向政府、医疗机构、家庭、银行等服务对象的智能远程医疗系统，系统架构主要包括医疗资源层、数据采集层、网络通信层、数据层、应用层和用户层。

伴随着 4G 技术的广泛应用、智能终端的普及和网民使用习惯的改变，移动互联网行业正迎来一个全新时代。世界各国针对移动用户的医疗健康服务业也在不断扩展，一些应用正从初期的摸索尝试阶段发展为成熟的业务模式。移动互联网正在改变着人们的生活，并给医疗健康信息化服务带来了新的变革。虽然政策法规、资源整合、商业模式等问题的妥善解决还需时日，但有理由相信，移动互联网在医疗中的应用一定会迅猛发展，移动医疗必将成为人们未来生活中不可或缺的重要组成部分。

1.3.4 存在的问题

虽然国内远程医疗近年来得到了长足的发展，但在现实应用中尚存在大量技术、管理、法律及社会等各方面的关键问题，需要远程医疗系统相关利益方（包括大中小医院、各级卫生管理部门、软硬件企业、科研院所等）在协同合作的环境下进行解决。例如，远程医疗网络信息技术安全问题。目前一些数字化城市建设项目已经为远程医疗服务提供了必要的物质基础，但是由于医疗数据的特殊性，如果不能解决数据安全加密和认证的问题，势必造成医疗数据的失密、被盗、被删除或被改写等严重后果，从而在医学资源共享、电子付费等方面限制远程医疗的推广、普及及更深层次的应用。另外，大幅医学图像传输困难。网络带宽是信息传输的最大瓶颈，使远程医疗数据传输受到影响，医学图像在患者信息、远程会诊中占有重要比重，但如果信息量大，以现有的通信技术在远程采集和传输时就会碰到难点。

在远程医疗法律法规方面，目前仅有国家卫生部在 1999 年制定的《关于加强远程医疗会诊的通知》，但这对解释远程医疗实施过程中出现的法律纠纷还远远不够。在现阶段，远程医疗双方进行信息传输和网络运营商之间还没有任何法律手段制约，由于网络的不确定性带来的远程医疗事故将比传统的医疗纠纷更复杂，不同地区可能会有不同的医疗实施规范和收费标准，这些都需要相应的法律法规来规范。同时，远程医疗收费方式也与传统方法有所不同，目前国家对远程医疗项目还没有统一的收费标准和劳务补偿规定，因而存在医疗实施不规范和收费不合理等问题。

目前，健康监测技术虽然已经取得不少研究成果，但仍存在局限性，如在病人移动性、持续监测与及时发现异常状况等方面的限制；大部分解决方案还未完全利用移动计算平台实施数据传输之前的数据分析与处理；远程病人监测服务的可靠性与有效性还需要进一步提高等。

由于医学领域数据的敏感性，安全性成为慢性病关怀体系中非常重要的方面。安全隐患主要存在于传输和存储两方面。首先，由于普适环境下的慢性病关怀体系可能涉及多种无线网络、移动网络、互联网，因此容易受到多方攻击；其次，关怀体系提供以人的需求为中心的服务，这决定了其包含个人隐私和保密性很强的一些信息。

影响我国远程医疗系统建设与应用的主要问题除政策法规、业务管理等方面外，还存在一些技术建设方面的问题，由于政府部门对远程医疗尚未建立一个比较完善的标准化体系，各家医院远程医疗系统通信制式不兼容，导致不同的会诊中心不能互相通讯，会诊软硬件性能低，不能进行多点服务，达不到资源共享的目标，要实现全国远程医疗单位的开放性交互式联网比较困难。远程医疗系统的建设总体上表现为"指头硬、拳头软"，即孤立存在于地区内的远程医疗系统建设已经成形，而跨越各地区之间联合应用的系统尚未形成，远程医疗系统没有形成合力而难以发挥跨地域、大范围、广协同的整体效应，限制了远程医疗发挥更大的作用。具体表现为：①各地远程医疗信息系统缺乏统一规划和技术规范，各自独立建设，无法实现跨地域、跨系统互联互通和远程医疗业务协同；各远程医疗信息系统之间难以实现互联互通；②多数远程医疗系统实现的功能不全，国家和省级卫生行政管理部门业务监管手段欠缺，远程医疗服务仅提供了点对点初级业务功能，不能满足多点对多点深度应用需求；③各地的远程医疗系统数据交互标准不一，形成多个"信息孤岛"，优质医疗资源无法共享和发挥最大效用；远程医疗集成度、融合性较差，各系统软硬件若要达到高度融合需要进一步提高；④系统信息安全措施不全，患者个人隐私保密与医疗信息安全存在较大隐患；⑤缺乏统一的系统建设应用评价体系，各地远程医疗建设水平参差不齐；⑥缺乏技术自主创新激励机制，无法做到国产自主可控和可持续发展；⑦远程医疗信息系统与医院信息系统、其他临床信息系统以及相关医疗设备难以互联互通；⑧远程医疗信息系统与区域卫生信息平台难以实现信息互通；⑨中医远程医疗与西医远程医疗存在不同，中医远程医疗设备特色明显，但推广应用不足，不能实现多网融合，各系统关联度还需要进一步提高；⑩远程医疗没有实现一套有效的闭环流程，只有建立一套有效闭环流程才能使矛盾和问题得到及时解决，决策、控制、反馈、再决策、再控制、再反馈，从而在循环积累中不断提高，促进多种特色信息系统快速发展。

当前远程医疗的研究尚处于起步阶段。从国内外相关问题的研究来看，目前关于远程医疗的研究多属于支撑技术和理念的范畴，即研究实现远程医疗的相关技术如音视频技术、影像压缩技术等和支撑性技术如相关通讯技术等。同时，对于基于某种通讯技术的远程医疗系统和在某一个专科领域的小规模远程医疗系统（专科远程医疗服务）也有较多的研究，但这些研究整体上缺乏系统性，缺乏适应中国实际国情的远程医疗服务系统的规范化研究。另一方面，国内外研究也关注对远程医疗服务运营模式的研究，国外特别是发达国家由于医疗资源较为丰富，远程医疗多局限于专科领域和一定区域，投入规模小，由政府或私营机构实施运营，对效率和持续发展的关注不强。而国内远程医疗正逐步上升为化解我国"看病难、看病贵"问题和实现分级诊疗的重要途径，但由于我国通讯信息技术的限制，远程医疗的发展也就是近几年的事情，但尽管如此，我国远程医疗系统的建设已明显处于国际领先地位，建设的远程医疗系统基本由政府投入资金，建设系统覆盖地理范围较大，且多为综合性系统，但由于发展时间短，在运营模式、服务流程、稳定性和动态性机制以及促进分级诊疗和医疗控费等方面尚缺乏有效的研究成果。

针对以上问题，本书介绍了对开展远程医疗服务运营关键问题的研究，希望为开展具有中国特色的远程医疗服务进行探索。

1.4 研究内容与研究方法

1.4.1 研究内容

（1）远程医疗及其发展的研究

研究远程医疗产生的背景及其意义，考察并解析国内外远程医疗发展概况和研究现状，以及目前远程医疗发展过程中存在的问题。在研究的基础上，对远程医疗的概念和内涵进行界定，从医学信息学技术、音视频传输技术、物联网技术、云计算技术等方面分析远程医疗的主要支撑技术，并重点分析远程医疗系统构建所运用的平台化技术。

（2）远程医疗服务的运行管理基础研究，并在此基础上进行需求分析、价值分析

研究从管理的概念出发阐述远程医疗的管理体系及管理现状，进而提出基础病人价值的远程医疗战略。在此基础上，从业务角色、业务流程、功能需求、网络需求、信息需求、安全需求等几个维度对远程医疗系统在构建过程中的需求进行分析，为远程医疗系统的构建指明方向。从成本 - 效益理论、远程医疗系统中的角色分析、远程医疗在优化资源配置中的作用三个方面对远程医疗系统的技术效益、社会效益、经济效益进行分析和阐述，并且针对患者和基层医院，分别设计两份有关远程医疗需求与价值的调查问卷，并对问卷统计调查的结果进行分析。

（3）研究探讨远程医疗服务在促进分级诊疗和医疗控费中的作用机制

分别从我国分级诊疗的发展轨迹、我国医疗费用上涨迅速的现状出发，详细分析远程医疗服务在促进分级诊疗和医疗控费中的作用及具体的作用机制，进而提出各自具体的实施路径，为实践提供指导。

（4）从远程医疗服务本身出发，研究远程医疗服务流程、商业模式及稳定性和动态性机制

在分析远程医疗服务的框架及其特征的基础上，构建远程医疗服务的流程框架和服务传递模型，探讨基于价值链的远程医疗流程优化，并基于远程医疗的会诊、急救、监控、手术及其他应用等，对远程医疗服务的流程进行具体分析，阐述了远程医疗服务传递的关键影响因素，针对特定影响因素提出建议和意见。界定了远程医疗系统的持续运行模式的概念，并分析了我国远程医疗系统持续运行模式发展的需求，提出远程医疗服务持续运行模式创新的基本框架与实施路径。结合目前河南省远程医学中心实践，进行理论创新，分析了二阶段服务模式。只有实现了远程医疗系统运行的多方共赢，化解远程医疗系统投入渠道有限和商业模式欠缺的障碍，远程医疗服务才能够进入健康有序的发展模式。同时还进行了基于博弈理论的远程医疗网络稳定性分析和远程医疗网络的动态更新机制分析。

（5）系统阐述远程医疗服务的支撑体系

包括远程医疗系统运行制度建设、法律伦理建设、产业协同体系建设、运行管理体系建设及服务价格机制建设等。研究制定有关远程会诊各方权利义务分担、医疗责任认定、患者隐私保护、长效运行机制建立等方面的制度规范，从法律、伦理、政策环境等方面研究目前远程医疗系统发展存在的障碍，并给出相应的纾解建议。

1.4.2 研究方法

本研究从系统的角度对远程医疗服务管理关键问题进行了深入的研究，主要用到以下几种研究方法。

（1）文献评述法

通过对相关研究者的理论、思想进行综合考察，发现当前研究热点、广度、范围与不足，寻找研究机会。本研究内容的选择、研究框架的拟定、研究内容的细化等无不是在相关文献研究基础上进行的，文献评述法在本研究中得到了充分应用。

（2）归纳分析与比较分析法

由于研究远程医疗系统构建和运营的文献较少且不成体系，本研究充分运用归纳分析法和比较分析法，收集和查阅了大量的国内外相关文献和情报资料，进行整理、归纳、比较，参照国内外对国家层面、城市层面远程医疗系统构建的经验，为本研究提供了借鉴。在相关文献研究基础上，本研究将总结归纳相关理论，提出研究假设，建立研究的分析框架和理论模型。

（3）定性与定量研究分析法

在进行理论归纳的定性分析基础上，本研究借鉴相关信息科学理论、软件工程理论、管理学理论等，将定量研究与定性研究相结合，对远程医疗服务需求开展统计分析。

（4）规范研究与实证研究法

在广泛运用规范研究基础上，实证研究法是本研究所运用的另一重要方法。本研究将开展针对医疗机构、医务人员及患者的相关调查，凝练远程医疗系统构建的需求和运营管理的方向，在研究过程中，访谈、问卷调查、实地考察等实证研究方法将得到应用。

本章小结

　　远程医疗是解决我国当前医疗卫生领域突出问题的重要途径之一，本章阐述了开展远程医疗服务管理关键问题研究的背景、研究意义，对国内外相关文献进行了综述，梳理了远程医疗服务管理关键问题的研究现状，拟定了研究框架，为后续章节奠定了基础。

参考文献

艾育华，方少元，孙季丰 . 2000. 远程医疗浅析 [J]. 北京生物医学工程，19（4）：249-252.

陈妍妍，张晓祥，邹晓旭，等 . 2014. 远程医疗对提升县域医疗服务能力的作用研究 [J]. 中华医院管理杂志，30（6）：408-410.

高蕾娜 . 2009. 老年慢性病无线监控远程关怀系统关键技术研究 [D]，武汉：华中科技大学 .

郭美娜 . 2009. 3G 时代的远程医疗 [J]. 医疗卫生装备，30（8）：29-31.

国家卫生和计划生育委员会 . 2014. 2014 中国卫生和计划生育统计年鉴 [M]. 北京：中国协和医科大学出版社 .

韩嘉，叶青，王倩 . 2014. 基于物联网技术的智能远程医疗系统构建 [J]. 中国医疗设备，29（6）：68-70，152.

黄应斌，徐红霞，王涤非，等 . 2014. 远程协同医疗服务费用结算方式研究 [J]. 中国医院，18（12）：8-10.

李虹彦，聂文博，殷欣，等 . 2014. 远程医疗在老年保健中的应用 [J]. 中国老年学杂志，（13）：3802-3804.

李勇，修燕，温浩 . 2014. 新疆地区远程医疗会诊发展动态分析 [J]. 中国卫生信息管理杂志，11（4）：345-351.

刘林森 . 2010. 信息化时代的远程医疗 [J]. 上海信息化，（1）：84-87.

牟岚，金新政 . 2012. 远程医疗发展现状综述 [J]. 卫生软科学，26（6）：506-509.

牛瑛，廖远桥，黄颖 . 2014. 云计算虚拟应用服务平台支持下的远程移动医疗工作站 [J]. 中国数字医学，9（11）：77-79.

汝信，陆学艺，李培林 . 2006. 2007 年中国社会形势分析与预测 [R]. 北京：中国社会科学院 .

史长生，支朝朋，杜洪良 . 2014. 4G 通信技术在远程医疗中的应用 [J]. 中国医疗设备，29（7）：77-78.

滕晓菲，张元亭 . 2006. 移动医疗：穿戴式医疗仪器的发展趋势 [J]. 中国医疗器械杂志，30（5）：330-340.

汪鹏，吴昊 . 2014. 国内外移动互联网医疗应用现状及未来发展趋势探讨 [J]. 中国数字医学，9（1）：8-10.

王慧慧，魏万宏，张传排，等 . 2011. 河南省农村医疗卫生资源现状研究 [J]. 中国卫生事业管理，（1）：40-42.

王黎，段会川，司青燕 . 2007. 普适计算环境中基于信任的安全模型的研究 [J]. 网络安全技术与应用，（3）：62-64.

杨琳 . 2014. 基于物联网的口腔远程医疗与健康管理系统 [J]. 医学信息，27（1）：1-2.

殷一栋，刘昱，陆松筠，等 . 2014. 终端虚拟化实现远程医疗的研究与应用 [J]. 中国医院，18（11）：60-62.

张晓燕，王中政 . 2011. 论新医疗改革背景下医生生产力的发展 [J]. 中国医院管理，（5）：3-5.

张帧，商建国，李汉民 . 2014. 基于即时通信工具的远程医疗系统架构 [J]. 中国数字医学，9（11）：74-76.

张志彬 . 2008. 远程医疗的应用及发展现状研究 [J]. 医疗装备，21（12）：4-6.

赵泽，崔莉 . 2006. 一种基于无线传感器网络的远程医疗监护系统 [J]. 信息与控制，35（2）：265-269.

中华人民共和国国家统计局 . 2014. 2014 中国统计年鉴 [M]. 北京：中国统计出版社 .

朱士俊 . 2006. 我国远程医疗发展现状、难点和对策分析 [J]. 中国信息界，（4）：60-63.

Bonato P. 2003. Wearable sensors/systems and their impact on biomedical engineering.[J]. IEEE Eng Med Biol Mag，22（3）：18-20.

Cater J P，Huffman S D. 1995. Use of the Remote Access Virtual Environment Network（RAVEN）for coordinated VA-

EVA astronaut training and evaluation.[J]. Presence（Camb），4（2）：103-109.

Dimitxi Konstantas，Rainer Herzog. 2003. Continuous monitoring of vital constants for mobile users：the MobiHealth approach[C]. Cancun，Mexico.

Elsner CH，kottkamp H，Hindricks G. 2000. Introducing new telemedical services into clinical environments-a step-by-step approach at the Heart Center Leipzig，Germany[C].

Francisco del Pozo，Paula de Toledo，Silvia Jiménez，et al. 2006. Chronic patient's management：the COPD example[M] New York：Springer Springervs，575-585.

Jung JY，Lee JW. 2007. ZigBee device design and implementation for context-Aware U-healthcare System[C].

Lesher JL Jr，Davis LS，Gourdin FW，et al. 1998. Telemedicine evaluation of cutaneous diseases：a blinded comparative study[J]. J Am Acad Dermatol，38（1）：27-31.

Obrenovic Z,Starcevic D,Jovanov E. 2000. An implementation of real-time monitoring and analysis in tele-medicine [C].

Paavilainen P，Korhonen I，Lotjonen J，et al. 2005. Circadian activity rhythm in demented and non-demented nursing-home residents measured by telemetric actigraphy.[J]. J Sleep Res，14（1）：61-68.

Robert. Istepanian，Swamy Laxminarayan，Constantinos S. 2006. M-Health：Emerging Mobile Health Systems[M]. New York：Springer.

Rosser J，Herman B，Ehrenwerth C. 2001. An overview of videostreaming on the Internet and its application to surgical education.[J]. Surg Endosc，15（6）：624-629.

Stein J. 2003. Wearable sensor technology for functional assessment after stroke.[J]. IEEE Eng Med Biol Mag，22（3）：26-27.

第2章
远程医疗服务的技术基础

2.1 远程医疗与远程医疗系统的概念和内涵

2.1.1 远程医疗的概念

远程医疗作为一门新兴的学科，其概念也随着其发展产生了一系列的改变。国外学者根据不同时期的远程医疗状况分别对其概念进行了界定。1992年，勃兰斯敦首先对远程医疗做出描述："远程医疗是利用远程通讯技术，以双向传送数据、语音、图像的方式开展的医学活动"。1995年，格雷格斯比认为"远程医疗是利用远程通讯技术和信息技术向一定距离以外的病人提供的医学服务"。20世纪90年代中期，美国远程医疗协会（American Telemedicine Association，ATA）和美国国防部卫生事业处（United States Department of Defense Office of Health Services）对远程医疗做出明确定义：远程医疗是以计算机技术，卫星通讯技术，遥感、遥测和遥控技术，全息摄影技术，电子技术等高新技术为依托，充分发挥大医院或专科医疗中心的医疗技术和设备优势，对医疗条件较差的边远地区、海岛或舰船上的伤病员进行远距离诊断、治疗或提供医疗咨询。

国内不同时期的学者根据我国远程医疗发展的实际状况，也从不同的角度对远程医疗进行了描述。王湘川将远程医疗定义为使用远程通信技术和计算机多媒体技术提供医学信息服务。此概念涵盖了远程诊断、远程会诊、远程护理、远程教育、远程医疗信息服务等所有医学活动。张畔枫、夏志远、刘松君、徐协群等认为远程医疗是一门发展迅速的跨多学科的交叉学科，将远程通讯技术、计算机多媒体技术和医学相结合提供远距离的医疗服务和医学教育及保健服务。陈运奇等则认为远程医疗是以网络通信技术和高科技数字化医疗保健设备构建的新型医疗保健手段和医疗保健模式，能够跨越时间和空间的限制，实现远距离双向视频会诊、医患互动。曹艳林等指出远程医疗是指通过计算机通信技术与医疗技术相结合，旨在提高诊断与医疗水平、降低医疗开支、满足广大人民群众保健需求的一项全新的医疗服务。

国内一些学者如张克菊、赵军平、罗俊卿、李芳芳等根据远程医疗所涵盖范围不同，将远程医疗从广义和狭义两个角度进行了定义。他们认为，远程医疗一般是指采用现代通信技术、电子技术和多媒体计算机技术，实现医学信息的远程采集、传输、处理、存储和查询，从而完成对异地病人的检测、监护、诊断、教育、信息传递和管理等。广义上的远程医疗指采用信息技术和远程通讯技术提供远距离医学服务活动，包括有远程诊断等远程医疗活动和远程医疗教育、远程学术交流、远程信息共享等医学信息服务；狭义上的远程医疗是指远程医疗，包括远程诊断、远程护理、远程外科、远程放射、远程病理等与医疗相关的活动。

综合国内外学者的研究，远程医疗是采用现代通信技术、现代电子技术和计算机技术手段，实现各种医学信息的远程采集、传输、处理、存储和查询，从而实现对远地对象的检测、监护、诊断、教育、信息传递和管理等。狭义上的远程医疗是专业医疗人员与患者的互动，广义上的远程医疗则涵盖了所有与医学服务相关的活动。

2.1.2 远程医疗的内涵和外延

（1）远程医疗的内涵

远程医疗是远程通讯技术、信息学技术和医学科学的有机结合，不仅包含医学科学的内涵，还更多地融入了信息工程技术的内容。远程医疗带动了现代医疗保健技术向更广更深的领域发展，打破了传统医疗在时间、地点、环境、资源等方面的限制，开拓了医疗服务的新模式和新境界。概括地讲，远程医疗涵盖三方面的医学活动内容。

1）远程医疗服务：远程会诊、远程手术、远程护理、远程检测等。

2）远程教育：远程医疗教学、远程学术交流、远程技能培训等。

3）信息服务：远程医疗文献查询、远程医疗数据共享、远程卫生信息交流等。

（2）远程医疗的外延

近年来，随着全球远程医疗的蓬勃发展，一些新兴的名词逐渐出现在远程医疗领域，如远程健康（telehealth）和电子健康（eHealth），经常与远程医疗（telemedicine）同时出现。美国远程医疗学会的官方网站对"telehealth"做出说明，指出"telehealth"是"telemedicine"的概念拓展，"telemedicine"更侧重于临床医学实践，而"telehealth"是指与健康有关的、涵盖范围更加广泛的卫生保健范畴，包括临床实践和日常保健的广阔领域。"telehealth"强调大量的技术解决方案，如医生使用电子邮件与病人沟通等。

随着网络科技的发展，一个代表更广泛领域的词汇"eHealth"出现了。美国的 eHealth 研究中心网站给出如下定义：eHealth 是利用最新的信息和通信技术，尤其是因特网来改善或确保卫生服务，它可以提高卫生体系的效率来减少卫生支出；通过提供更好的信息做出健康方案和进行自我护理；通过促进卫生专业实践和交流加强临床护理和卫生服务；通过应用新措施改善服务不到位人群的卫生质量，减少卫生服务的不均衡分配。

"telemedicine"是面向医疗资源相对匮乏的边远地区和基层所提供的医疗服务，而"eHealth"则是面向普通大众，不论是城市还是农村，医疗中心还是乡村诊所，今后都将融入这种医疗电子化的大趋势。"eHealth"将在 21 世纪中叶成为医疗保健的主流方式，代表医疗保健发展的未来。

远程医疗的外延拓展到远程健康和电子健康，从一个侧面说明了科技进步对医疗卫生领域的巨大影响，通过科学技术手段革新传统医疗服务，提高医疗卫生服务的效率和质量。

2.1.3 远程医疗系统的概念和内涵

系统是由相互作用、相互依赖的若干部分结合而成的，具有特定功能的有机整体，并且这个有机整体又是它从属的更大系统的组成部分。如果说远程医疗是一种现象，那么远程医疗系统就是一种具体的远程医疗实施的功能架构，利用远程医疗系统可以有效地对远地对象进行监测、监护、诊断等。

1988 年，美国提出远程医疗系统应作为一个开放的分布式系统的概念，即从广义上讲，远程医疗应包括现代信息技术，特别是双向视听通信技术、计算机及遥感技术，向远方病人传送医学服务或医生之间的信息交流。同时，美国学者还对远程医疗系统的概念做了如下定义：远程医疗系统是指一个整体，它通过通信和计算机技术给特定人群提供医疗服务。这一系统包括远程诊断、信息服务、远程教育等多种功能，它是以计算机和网络通信为基础，针对医学资料的多媒体技术进行远距离视频、音频信息传输、存储、查询及显示。乔治亚州教育医学系统（CSAMS）是目前世界上规模最大、覆盖面最广的远程教育和远程医疗网络，可进行有线、无线和卫星通信活动，远程医疗网是其中的一部分。

在我国，原卫生部将远程医疗系统的远程医疗服务归类为远程会诊子系统、远程预约子系统、双向转诊子系统、远程影像诊断子系统、远程心电诊断子系统、远程教育子系统、高端远程医疗服务子系统、远程手术示教系统、远程病理诊断子系统 9 大高端远程会诊服务子系统。

一般而言，远程医疗系统是在统一的数据中心基础上构建的面向各类主体的应用服务系统，其应用服务功能包括远程会诊、远程影像诊断、远程心电诊断、远程医疗教育、远程预约、远程双向转诊等基础业务功能，远程重症监护、远程病理诊断、远程手术示教、远程急救等高端业务功能。同时系统可以通过接口与临床信息系统（CIS）、医院信息系统（HIS）、医院检验系统（LIS）、放射信息系统（RIS/PACS）和基层卫生服务系统（PHSS）等进行信息共享。

远程医疗系统的发展正朝着信息互联互通和共享的方向前进，传统在一定区域、一定专科实施的小型的远程医疗系统正在逐步发展成为开放的、多功能的、综合集成的、与各医疗机构信息系统无缝对接的大型系统。大型系统的形成是对远程医疗的应用范围更进一步扩充，但其技术复杂度、管理复杂度、主体间的协同难度等都大大增加，必须建立基于平台化思路的远程医疗服务平台，将高层级医疗机构和专家、低层级医疗机构及申请医生、患者个人等各个主体的业务活动全部纳入平台体系，实现便捷、低成本、广覆盖的服务架构。

2.1.4　远程医疗的未来发展趋势

（1）下一代的集成远程医疗系统

欧洲远程健康信息协会（European Health Telematic Association，EHTEL）在欧盟未来远程医疗体系的规划报告中将其远程医疗的发展明确分成了三个主要阶段，分别为到 2000 年完成的初始探索阶段、到 2010 年完成的逐步接受阶段，以及预计到 2020 年完成的全面展开阶段。作为欧盟远程医疗长期发展的战略目标，明确提出了"European 2020"的集成远程医疗系统的概念，并将其定为欧盟下一代的远程医疗系统的发展方向。美国也在其与远程医疗的相关政府报告和科研报告中明确提出了集成医疗体系的概念。

集成远程医疗系统包括两个层面的集成。一是各种信息系统、网络技术和医疗影像设备的集成，即实现各种医疗信息化系统（比如医院信息系统 HIS、放射信息系统 RIS、实验室信息系统 LIS、电子病历系统 EMR 等）、各种网络系统（包括 ISDN、CATV、ATM、DDN 等网络通信系统），以及各种医疗影像设备（包括 CR、DR、CT、MRI、DSA 等）之间的数据集成。而更高层面，也是更重要的集成概念，则是远程医疗系统和传统医疗体系的集成。在现有的远程医疗体系设计中，基本上都是将远程医疗系统作为传统医疗体系的一种附加，将远程医疗这种新兴的技术应用体系去点对点附和性地改善现有医疗体系的无效和不足，从而提高各种宝贵医疗资源的使用效率，扩展优质医疗资源的可获范围。但这远远无法本质性地为医疗体系提升资源使用效率和弥补医疗资源短缺。因此，在新一代集成远程医疗系统中，远程医疗系统不再是传统医疗体系中独立存在的附加增值元素，而是将远程医疗系统设计为数字医疗环境下、依靠需求拉动（demand-pull）的可持续性发展的 eHealth 医疗体系。从本质上讲，这代表了一种在网络信息环境下全新的医疗体系模式，是对现有医疗体系的一种结构性改革，是为了大幅提高医疗系统效率及资源利用率的业务流程再造（business process reengineering）。而 BPR 在除了医疗卫生以外的大部分行业中（尤其是在制造业、商业服务业中等）都已经产生了巨大的作用，相关行业的业务效率在 ICT 的应用和科学的管理体系下，得到了极大的提升。所以通过对医疗卫生行业的 BPR 改造，我们相信这种新型的集成远程医疗体系能够更好地改善传统医疗体系，从而为人类的身心健康提供更大的效益。

（2）以病人健康为中心、提供多样化的远程医疗服务

按照医疗服务直接接受方的不同，现有的远程医疗服务模式可以分为两大类：D2P 的医生－病人模式（doctor-to-patient）和 D2D 的医生－医生模式（doc-tor-to-doctor）。D2P 的医生－病人模式是直接对病人提供的远程医疗服务，包括远程监护、紧急救护、网上咨询、特殊场合的远程医疗（如航班、灾难、航空等环境下）。D2D 的医生－医生模式提供远程医疗服务方专业医疗人员之间的交互，包括远程咨询、远程会诊、远程放射分析、远程病理分析，以及远程培训学习。不同规模、不同级别的医院或其他医疗服务提供方根据各自的特定组织模式或竞争优势来决定提供何种远程医疗服务。

同时，通信和网络技术的高级化和智能化发展也逐步会衍生出新型、智能化的远程医疗服务。例如，结合移动通讯网络技术水平的进一步升级，同时包括智能手机、智能平板电脑等各种智能设备的普及和功能扩充，而应运发展出的 mHealth 无线移动医疗服务、虚拟医疗中心等，为进一步发展更有效的以病人健康为中心的多样化远程医疗服务提供了良好的启示。无线移动远程医疗已经成为远程医疗体系中非常具有发展前景的主要方向之一。

（3）基于病人价值的新型医疗体系

全球的医疗体系均存在严重程度不同的医院管理和医疗流程中的无效率，其中最核心的原因在于现有医疗体系对价值判断的误导。现有医疗体系的运营和评价都是以医生的成果为中心，但是作为服务于社会和公民的机构，对医疗体系的评判更应该基于服务接受者即病人从中获得的价值，而且这种价值方向的改革实际上更是一种双赢的结果。因此，从医疗诊断模式、病人价值目标、收费方式、整合医疗体系、医院服务范围及 IT 技术平台六个方面，基于远程医疗体系建立基于病人价值的医疗体系（value-based health care），是解决现有医疗体系本质性问题的一种很有希望的战略性方法。在这种基于远程医疗的新型医疗体系内，

为制定政策和战略，需要严格的评估评价体系，将其确定为任何远程医疗项目规划的必要组件，并且这些评价指标需要对所有的远程医疗利益相关者都有意义，尤其是对远程医疗体系中的主要服务对象——病人的价值。可以非常乐观地预期这种新型的医疗体系能够极大地消除现有医疗管理体系和医疗流程的无效率，改善医院管理的模式，提高医疗服务的质量和医疗资源的使用效率。而远程医疗是基于病人价值的医疗体系最重要的基本要素，同时也是对现有医疗流程面向大幅提高医疗系统效率及资源利用率而进行改造的原动力。

（4）世界卫生组织提供针对远程医疗发展的建议

从管理的角度，2005年5月第五十八届世界卫生大会采用了为世卫组织建立电子卫生保健战略的决议WHA58.28。同时，敦促成员国考虑发展和实施电子卫生保健服务的长期战略规划，包括远程医疗。WHO呼吁各国政府组建国家电子卫生保健机构，以提供政策和战略、数据安全、法律和伦理问题、互操作性、文化和语言问题、基础设施、资金支持及监测和评估方面的指导。WHO建议成员国建立有卫生部支持的国家级电子卫生保健机构，作为实现世界卫生大会电子卫生保健决议的工具。该机构应包括一个负责管理远程医疗和倡导地方层面服务的分部，以解决紧迫的健康问题。

从政策和战略的角度，WHO将开发一套工具和有关全面电子卫生保健政策的指南，其中包括远程医疗，供成员国适应并采用，同时建议成员国适应包含远程医疗使用的当地环境电子卫生保健政策，鼓励成员国让各级利益相关者社区、卫生专业人员、学术机构、健康管理员和决策者参与，为政策制定提供信息。

从科学发展和评估的角度，WHO计划开发包括合适指标的评估体系，并建立远程医疗选择的研究成果的注册信息表，从而激励科学社团为远程医疗知识和证据基础做出贡献。同时，建议成员国支持和鼓励包含知识转化的方法论和战略的远程医疗研究和评估计划。得到资助的项目应该包括一个对所有的远程医疗利益相关者有意义的评估框架。

对于远程医疗体系发展的成本和基础架构，WHO将收集和传播经济上可行的远程医疗解决方案的例子，特别是针对低收入环境的例子，以促进采用适当的远程医疗解决方案。同时，建议成员国投资于具有成本效益、多用途的远程医疗解决方案。为保持解决方案可行，应调整远程医疗应用使其适应当地的ICT和基础设施；应将其作为集成的卫生服务提供战略的组成部分，为这些应用提供资金。为使基础设施发展的负担能力和可持续性最大化，世界卫生组织建议成员国促进全球、国家和地区合作和伙伴关系，这可能包括私人和非政府部门的伙伴关系，并受具有法律约束力的协议保护。

针对远程医疗发展的信息需求，WHO和合作伙伴将通过支持远程医疗论坛来促进信息的流动，为决策者和远程医疗计划的用户提供信息，传播有关远程医疗应用、最佳实践和评估的战略信息，并建议成员国召开有卫生部、ICT 行业、教育和其他利益相关者参与的论坛，讨论远程医疗如何改善对医疗保健服务的提供，鼓励成员国将卫生保健专业人员 ICT 培训融入课程中，使其熟悉远程医疗解决方案。

2.2 远程医疗的主要支撑技术

2.2.1 远程通信技术

远程通信技术在最近十年中得到了长足发展，为远程医疗应用提供了强有力的技术支持。远程医疗传输的医学信息主要有数据、文本、视频、音频和图像等的形成。在远程医疗中，医生的诊断质量来源于传输的医学信息质量，因此医学信息的传输一定要保证其不失真、稳定和安全。远程医疗系统通过广域网（WAN）实现远距离的图像、视频等数据传输。目前运营的 WAN 主要交换方式有 PSTN（public switched telephone network）通信、ISDN（integrated services digital network）通信、HFC（hybrid fiber coaxial）通信、卫星通信、XDSL 通信、移动通信等。

（1）PSTN 通信

PSTN，全称公共交换电话网络，是一种常用的旧式电话系统，即我们日常生活中常用的电话网。PSTN 通信是最早的远程医疗通信方式，从电话收集和分析获得的信息来确定问题的紧急程度和需要医疗干预的程度。电话治疗类选择通常由医疗工作者与患者通过电话进行交流，通过一系列的分析法分析病人主诉情况，由此评估当前伤病的严重程度。

PSTN 通信虽然方便了患者的诊断与救治，但作为简单的通信工具，在远程医疗方面，仍有不足之处：①在会诊过程中，缺乏影像等图像数据；②患者无法实时查体；③大量的医疗数据只能通过口头描述。

（2）ISDN 通信

ISDN，全称综合业务数字网，是一个数字电话网络国际标准，是一种典型的电路交换网络系统，兴盛于 20 世纪 80 到 90 年代。由电话综合数字网 IDN 演变而来，向用户提供端到端的数字连接，并且支持一切包括语音、数字、图像、图形、传真等在内的广泛业务，且通过一组有限的、标准的多用途用户网络接口获得相应的业务。

ISDN 采用全数字通信技术，具有快速数字信号传递功能，为用户提供多种通信业务，其中会议电视是最重要的交互型通信业务，它所提供的清晰图像和高保真声音可用于在全球范围内进行广泛的信息交流。微电子技术和计算机多媒体技术的发展，提供了许多现代化的医疗和教学设备，用这些设备与 ISDN 有机结合，实现了远程医疗会诊、远程医疗教育、远程健康护理、远程学术交流等远程医疗活动。

ISDN 虽然有不少优点，但也有不足之处：①相对于 ADSL 和 LAN 等接入方式来说，速度不够快，上网速率仅为 128kbps；②长时间在线费用会很高；③设备费用并不便宜。

（3）HFC 通信

HFC 即混合光纤同轴电缆网。是一种经济实用的综合数字服务宽带网接入技术。HFC 通常由光纤干线、同轴电缆支线和用户配线网络三部分组成，从有线电视台出来的节目信号先变成光信号在干线上传输；到用户区域后把光信号转换成电信号，经分配器分配后通过同轴电缆传送到用户。它与早期 CATV 同轴电缆网络的不同之处主要在于：①在干线上用光纤传输光信号；②在前端需完成电—光转换；③进入用户区后要完成光—电转换。

HFC 通信系统是介于全光纤网络和早期 CATV 同轴电缆网络之间的一个系统，它具有频带宽、用户多、传输速率高、灵活性和扩展性强及经济实用的特点，为实现宽带综合信息双向传输提供了可能。

HFC 是一种发展前景广阔的通信技术，可以采用 HFC 技术向居民住宅提供融合了数据和视频的远程医疗服务。HFC 支持现有的、新兴的全部传输技术，其中包括 ATM、帧中继（frame relay）、SONET 和 SMDS 等。但是，这一技术还存在一些设计缺陷，网络的建设和部署成本也比较昂贵，并且存在因网络结构使每个光节点的用户数不宜太多的不足。总之，要大范围普及这种系统还要做大量工作。

（4）卫星通信

卫星通信系统实际上也是一种微波通信，它以卫星作为中继站转发微波信号，在多个地面站之间通信，卫星通信的主要目的是实现对地面的"无缝隙"覆盖，由于卫星工作在几百、几千，甚至上万公里的轨道上，因此覆盖范围远大于一般的移动通信系统。但卫星通信要求地面设备具有较大的发射功率，因此不易普及。

卫星通信系统由于具有三维无缝覆盖能力、独特灵活的普遍服务能力、覆盖区域的可移动性、广域复杂网络构成能力、广域 Internet 交互连接能力，以及特有的广域广播与多播能力、对应急救灾的快速灵活与安全可靠的支持能力等特点，已经成为实现全球通信不可或缺的通信手段之一。

卫星通信系统由卫星端、地面端、用户端三部分组成。卫星端在空中起中继站的作用，即把地面站发上来的电磁波放大后再返送回另一地面站。卫星星体又包括两大子系统：星载设备和卫星母体。地面站则是卫星系统与地面公众网的接口，地面用户也可以通过地面站出入卫星系统形成链路，地面站还包括地面卫星控制中心，以及跟踪、遥测和指令站。用户端即各种用户终端。

在微波频带整个通信卫星的工作频带约有 500MHz，为了便于放大和发射及减少变调干扰，一般在星上设置若干个转发器。每个转发器被分配一定的工作频带。目前的卫星通信多采用频分多址技术，不同的地球站占用不同的频率，即采用不同的载波，比较适用于点对点大容量的通信。近年来，时分多址技术也在卫星通信中得到了较多的应用，即多个地球站占用同一频带，但占用不同的时隙。与频分多址方式相比，时分多址技术不会产生互调干扰、不需用上下变频把各地球站信号分开、适合数字通信、可根据业务量的变化按需分配传输带宽，使实际容量大幅度增加。另一种多址技术是码分多址（CDMA），即不同的地球站占用同一频率和同一时间，但利用不同的随机码对信息进行编码来区分不同的地址。CDMA 采用了扩展频谱通信技术，具有抗干扰能力强、保密通信能力较好、可灵活调度传输资源等优点，比较适合于容量小、分布广、有一定保密要求的系统使用。

按照工作轨道区分，卫星通信系统一般分为低轨道卫星通信系统（LEO）、中轨道卫星通信系统（MEO）、高轨道卫星通信系统（GEO）即同步轨道卫星通信系统。目前，同步轨道卫星通信系统主要用于 VSAT 系统、电视信号转发等，较少用于个人通信。由于卫星通信在远程医疗上成本过高，主要用于航海航天、战场救护、地震援救、极地探险等特殊条件下。

（5）Internet 通信

随着互联网的飞速发展，带宽不再是制约数据传输的瓶颈。Internet 在成本和技术要求上比较低、通信速率比较高，并且资源共享能力强，而数字化技术的应用，特别是 DICOM 标准在医疗设备中的广泛应用，使得 Internet 通信在远程医疗系统中的应用得到了空前的提高。基于 Internet 的通信方式主要有以下几种：X.25 网、帧中继网、DDN 专线、xDSL 调制解调器等。

X.25 网络是第一个面向连接的网络，也是第一个公共数据网络。其数据分组包含 3 字节头部和 128 字节数据部分。其运行 10 年后，于 20 世纪 80 年代被无错误控制、无流控制、面向连接的新的被称为帧中继的网络所取代。

帧中继（frame relay）是基于分级交换的原理发展起来的，只包括开放系统互联 OSI 参考模型的物理层和链路层两部分，它是根据 ITU-TQ.992 建议的核心层组织的，智能终端设备将数据发送到链路层，封闭在链路层 LAPD 帧结构中，实现以帧为单位的信息传送的处理。帧中继只进行差错检查，不进行分组的重发处理，并且分组层的流量控制等规则都留给双方的智能终端去处理，这样大大地简化了处理过程，并使用光纤作为传输介质，因此误码充极低，能实现近似无差错传输，减少进行差错校验的开销，提高网络的吞吐量。帧中继是一种宽带分组交换，使用复用技术时，其传输速率可高达 44.6Mbps。但不适于传输如语音、电视等实时信息，仅限于传输数据。

帧中继是一种用于连接计算机系统的、面向分组的通信方法。主要用于公共或专用网上的局域网互联及广域网连接。大多数公共电信局都提供帧中继服务，并把它作为建立高性能的、虚拟广域连接的一种途径。帧中继是进入带宽范围从 56kbps 到 1.544Mbps 的广域分组交换网的用户接口。

数字数据网（DDN）是为用户提供专用的中高速数字数据传信道，以便用户用它来组织自己的计算机通信网。当然也可以用它来传输压缩的数字话音或传真信号。数字数据电路包括用户线路在内，主要是由数字传输方式进行的，它有别于模拟线路，也就是频分制（FDM）方式的多路载波电话电路。传统的模拟话路一般只能提供 2400 ～ 96bps 的速率，最高能达 14.4 ～ 28.8kbps。而数字数据电路一个话路可为 64kbps，如果将多个话路集合在一起可达 n×64kbps，因此数字数据网就是为用户提供点对点、点对多点的中高速电路。

DSL（digital subscriber line）即所谓的数字用户环路。DSL 技术是基于普通电话线的宽带接入技术，在同一铜线上分别传送数据和语音信号。目前存在 HDSL、SDSL（sinsle line DSL）、VDSL（very hish bit rate DSL）、ADSL（asymmetric DSL）与 RADSL（rate adaptive ADSL）等多种不同类型的 DSL 接入技术。为了方便起见，人们常常把这些 DSL 技术统称为"xDSL"技术。这些 DSL 接入技术的基础系统架构与原理基本上是相似的，按这些技术在信号传输速率与距离、具体实现方式及上下行速率的对称性等方面是否相同可分为速率对称型和速率非对称型两种。速率对称型的 xDSL 有 HDSL、SDSL 等多种形式。非对称型的 xDSL 有 ADSL 和 VDSL 等数种，因其下行速率很高，适用于下行数据量很大的 Internet 业务。最近又出现了速率自适应的 RADSL，它克服了 ADSL 在强噪声条件下中断通信的缺点，能自适应地降低速率、保持通信连接。

（6）移动通信

基于移动通信的远程医疗结合了高速移动通信和多种模式无线通信技术，能够实现无线远程医疗、远程监护、远程医疗教学等。它不仅融合了移动通信和多媒体网络技术、可提供足够的带宽以保证大容量多媒体数据的安全高速传输外，还有助于医疗资源的高度共享。随着远程家庭监护的推广，患者可以随时随地得到医护人员的帮助和救护,特别是在灾害、事故和战场救援中能够发挥独特的优势。

目前移动通信已经发展到第四代移动通信,即 4G 移动通信。第四代移动通信标准比第三代标准具有更多的功能。第四代移动通信可以在不同的固定无线平台和跨越不同频带的网络中提供无线服务,可以在任何地方接入互联网(包括卫星通信和平流层通信),能够提供定位定时、数据采集、远程控制等综合功能。此外,第四代移动通信系统是集成多功能的移动通信系统。

4G 移动通信具有非对称的超过 2Mbps 的数据传输能力。4G 能够快速传输数据,高质量音频、视频和图像等;能够以 100Mbps 以上的速度下载,比目前的一般宽带 ADSL(4Mbps)快 25 倍。此外,4G 可以在 DSL 和有线电视调制解调器没有覆盖的地方部署,然后再扩展到整个地区。

远程医疗利用移动通信,实现了病人生命数据实时收集、远程会诊救治、车辆及医疗人员智能调度等功能。通过远程医疗与移动通信的结合,在患者送往医院救治途中,可通过救护车上的系统设备提前将患者的心电、血压、血氧、呼吸等参数上传至医院计算机系统,急救医生远程获取病人实时生命体征数据,提前准备急救方案,确保患者得到及时救治。同时,针对紧急情况,随车医护人员还可以借助移动通信设备与急救中心专家实时交流、共同会诊病情,并在专家指导下对患者进行及时救治,提高急救成功率。此外,通过将急救车辆、随车人员、拟送医院等信息纳入数据库,实现对派出车辆的实时定位、路线指引等智能调度管理,提升急救中心和医院的信息化管理水平。

2.2.2 医学信息学技术

信息学技术作为远程医疗研究和应用中另一个重要的支撑技术,包括各种医疗信息的检测、采集、存储、显示、处理、查询、管理技术及各种数据库技术。

远程医疗需要获取的信息主要有诊所或医院的实时监控数据、患者病历、医生诊断等资料,通过影像检查设备采集的影像信息,实时体格检查采集到的音频、视频信息。这些信息很多是直接由医疗检测设备而来,如患者的体温、血压、X线片、CT 图像、B 超图像等。因此,如何对医学信息进行预处理,以及如何使用现有的医疗设备与通信手段方便、快捷、安全地接口都成了至关重要的问题。对非实时的医学信息可以采用包括滤波、压缩、编码打包、精确扫描等手段来处理。对需要实时采集及传输的医疗影像等数据,可以从医疗设备直接获取。

国外医学信息学的研究始于 20 世纪 50 年代,主要是应用计算机存储和检索病历、临床数据、医药信息及有关文献等。20 世纪 70 年代,研究人员开发了不同类型的临床决策支持系统。20 世纪 80 年代后,其研究领域逐步涉及医院信息系统,如医院管理信息系统,以电子病历为核心的临床信息系统和以知识为中心的医学文献服务信息系统。20世纪90年代以来，随着以计算机技术为代表的信息技术在医疗工作包括数据通讯，医疗质量评估，辅助决策过程、管理、规划和科学研究中的广泛应用，医学信息学的研究和教学受到世界各国的普遍重视。由于信息技术的迅速发展，使得医学信息学研究获得了良好的技术基础，医院信息系统和医学检索与服务系统研究取得了丰硕成果。

医学信息学以信息技术在医学中的应用为主要内容，归纳起来有以下几方面。

（1）电子病历

电子病历是医学信息学的一个重要研究方向，其实现是最为困难、最富于挑战性的一项工作，也是医学及医院信息化最迫切需要解决的热点问题。电子病历的作用在于完整地记录临床的各种信息，并实现基本的临床决策支持系统以减少医疗错误。

其优点为：完整的电子病历存储系统支持多个用户同时查看，保证个人医疗信息的共享与交流。通过网络医师可以在家中或世界任何一个角落随时获得患者的电子病历。此外，电子病历不再是一个被动的医疗记录，其通过与图像信息的整合，可提供实时医疗监控、药物剂量查询等多种功能。由此可见，电子病历已成为新兴信息技术和信息工具的基础。

（2）医院信息系统

医院信息系统是计算机技术、通信技术和管理科学在医院信息管理中的应用，是计算机技术对医院管理、临床医学、医院信息管理长期影响、渗透及相互结合的产物。其子系统包括医院管理、病案管理、医疗信息统计、临床信息管理、医学图像处理、医学信号处理、护理信息系统、专家辅助诊治系统、药品与医疗器械管理、医疗设备和辅助医疗设备管理、医学信息检索与管理、医学信息分析与利用、财务管理、文书档案管理等。

研究认为，信息技术对临床医学最大的影响是其改变着传统的临床医疗过程。这主要是因为连接医院内部各部门之间的院内信息系统和连接医院与院外网络的院外信息系统，使院内外的信息交流变得非常方便和快捷。医院信息系统使很多实验室检查和其他仪器检查的预约和结果回报变得十分方便迅速，也使多学科工作人员能够共享有关信息和实验结果，更加有利于医学合作。

由于医院内外网络系统的形成，由此产生了各种新的概念，如网络医院、网上咨询、网上预约、网上挂号、网上诊室、网络药店、远程医疗等。尤其是宽带网的建立，患者可通过视频宽带网在网上就医而不需要赶到遥远的医院就诊，医生可以通过患者家中的视频摄像机实时了解病人情况而不需要到遥远的家庭病床前查房。

（3）医学影像信息学

以往影像学研究侧重于影像，忽视了信息学，导致影像信息学科发展缓慢。近年来，界面友好的医学影像数据库与二维、三维结构及可视化的结合将医学影像信息学带入了一个崭新的时代。现代影像信息学研究的重点包括图像传递标准、传递规则、医学术语、信息压缩、图像数据库索引及图像病例传递安全等从"虚拟细胞"到"虚拟人"，当前影像信息学从分子水平、细胞水平、组织水平到个体水平都得到广泛的应用。而医学影像工程应用中的关键核心系统是医学图像归档与通信系统，它是现代医学影像信息学在临床各种应用中的关键使用工具和信息技术手段，其融合各种医学图像的获取、处理、归档、复制、分析、比较以及资源共享、远程传送、异地会诊于一体，成为一个现代医学影像诊断处理中心。

2.2.3　音视频传输技术

多媒体信息主要包括图像、声音和文本 3 大类，远程医疗过程中产生的图像、视频、音频等信号的信息量之大，是传统的面向文字的应用所不能想象的。因此必须采用合理的数据压缩算法，以实现在有限的带宽中及时准确地传输大量的数据。在远程医疗系统中，我们主要应用了 JPEG 压缩算法和 H.264 压缩算法。

H.264 是国际标准化组织（ISO）和国际电信联盟（ITU）共同提出的继 MPEG4 之后的新一代数字视频压缩格式。H.264 是 ITU-T 以 H.26x 系列为名称命名的视频编解码技术标准之一，是 ITU-T 的 VCEG（视频编码专家组）和 ISO/IEC 的 MPEG（活动图像编码专家组）的联合视频组（joint video team，JVT）开发的一个数字视频编码标准，AVC 是 ISO/IEC MPEG 一方的称呼。该标准最早来自于 ITU-T 的称之为 H.26L 的项目的开发。H.26L 这个名称虽然不太常见，但一直被使用着。H.264 是在 MPEG-4 技术的基础上建立起来的，其编解码流程主要包括 5 个部分：帧间和帧内预测（estimation）、变换（transform）和反变换、量化（quantization）和反量化、环路滤波（loop filter）、熵编码（entropy coding）。

H.264 标准的主要目标是与其他现有的视频编码标准相比，在相同的带宽下提供更加优秀的图像质量。通过该标准，在同等图像质量下的压缩效率比以前的标准（MPEG2）提高了两倍左右。

H.264 可以提供 11 个等级、7 个类别的子协议格式（算法），其中等级定义是对外部环境如带宽需求、内存需求、网络性能等进行限定。等级越高，带宽要求就越高，视频质量也越高。类别定义则是针对特定应用，定义编码器所使用的特性子集，并规范不同应用环境中的编码器复杂程度。

H.264 最大的优势是具有很高的数据压缩比率，在同等图像质量的条件下，H.264 的压缩比是 MPEG-2 的 2 倍以上，是 MPEG-4 的 1.5 ～ 2 倍。例如，原始文件的大小如果为 88GB，采用 MPEG-2 压缩标准压缩后变成 3.5GB，压缩比为 25 : 1，而采用 H.264 压缩标准压缩后变为 879MB，从 88GB 到 879MB，H.264 的压缩比达到惊人的 100 : 1。低码率（low bit rate）对 H.264 的高压缩比起到了重要的作用，与 MPEG-2 和 MPEG-4 ASP 等压缩技术相比，H.264 压缩技术将大大节省用户的下载时间和数据流量收费。值得一提的是，H.264 在具有高压缩比的同时还拥有高质量、流畅的图像，容错能力强，H.264 提供了解决在不稳定网络环境下容易发生丢包等错误的必要工具，同时，H.264 提供了网络抽象层（network abstraction layer），使得 H.264 的文件能容易地在不同网络上传输（如互联网、CDMA、GPRS、WCDMA、CDMA2000 等）。正因为如此，经过 H.264 压缩的视频数据在网络传输过程中所需要的带宽更少，也更加经济。

2.2.4　物联网技术

物联网是一个最近形成并得到迅速发展的技术。它是通过射频识别（radio frequency identification，RFID）、传感器、全球定位系统（GPS）、激光扫描仪、微机电系统（MEMS）等信息传感设备，利用无线通信把任意物品连接起来进行信息交换和通信，以实现智能化识别、定位、跟踪、监控和管理的一种网络。随着互联网技术中高速宽带通信的应用和 4G 时代的到来，基于现代网络的信息系统建设在我国医疗领域的应用也日益广泛。

无线射频识别是一种通信技术，可通过无线电讯号识别特定目标并读写相关数据，而无需识别系统与特定目标之间建立机械或光学接触。无线电的信号是通过调成无线电频率的电磁场，把数据从附着在物品上的标签上传送出去，以自动辨识与追踪该物品。某些标签在识别时从识别器发出的电磁场中就可以得到能量，并不需要电池；也有标签本身拥有电源，并可以主动发出无线电波（调成无线电频率的电磁场）。标签包含了电子存储的信息，数米之内都可以识别。与条形码不同的是，射频标签不需要处于识别器视线之内，也可以嵌入被追踪物体之内。

无线传感器网络由许多分布在空间中的网络节点组成，网络节点之间利用无线通信技术进行通信，建立网络拓扑结构。网络节点使用传感器监控不同位置的物理或环境状况。基于无线传感器网络的远程医疗监护系统是一种现代化远程医疗监护系统，它利用医疗传感器作为生理信息采集接口，利用无线通信技术把采集到的生理数据传送到网关，再传送到远程监控中心，在远程监护中心对生理数据进行分析诊断，从而实现远程监控和远程医疗。基于无线传感器网络的远程医疗监护系统使患者获得较大的活动自由，患者可以不受时间、地点的限制，随时随地得到医院监护中心的监护，在出现紧急情况时可以被及时发现并救治。无线传感器网络融合了传感器技术、无线通信技术和嵌入式技术。基于无线传感器网络的远程医疗监护系统是对传统的医疗监护系统的优化和改进，也是医疗领域的一个应用发展趋势。

物联网技术的发展促使医疗设备、材料和患者的数据采集更加方便、快捷和准确。基于物联网技术的智能远程监护系统能够实现对远程产生的所有影像、文字、图片等资料进行采集和保存，也能够采集医生在远程医疗过程中所采取的医疗行为。同时，能够将远程医疗前后患者身体所产生的生理反应等信息进行智能对比和分析，患者可以查看远程医疗的所有数据，实现远程医疗过程的可视化和智能化。

基于物联网技术的远程医疗可以实现对患者全方位、全天候的智能监控，对患者的生理数据进行实时采集，一旦有异常现象将立即发出报警。同时，这种智能监护不会严格限制患者的行动自由，患者可以在有效监测范围内随意活动，一旦离开监测范围则报警提醒，同时会将相关数据发送给医生、护士和监护人，从而在第一时间采取应急措施，避免出现意外。

物联网技术的出现将提高在协调作业过程中的信息化、自动化和智能化水平，从而实现最终的智能协同，降低出错率，使医院和医院之间、医院内部的协同作业能力得到提升，提升医院的响应速度和效率，对于挽救患者的生命具有重要意义。智能远程监护系统可以根据采集到的相关数据在系统数据库中进行智能匹配和选择相应的医疗解决办法，智能提示应该采取的医疗措施和注意事项。同时，在进行远程会诊时智能推荐医疗解决方案，以及对专家的解决方案进行记录并自动完善。

物联网技术应用于区域应急救援，可实现物资与人员的识别与实时定位、伤员生理信息采集与传输、基于移动手持设备的实时信息传输与交互及应急救援资源整合、信息集成与指挥决策，从而辅助救援行动、提高救援效率。物联网技术可应用于社区应急医学救援体系构建，平时利用健康小屋监测社区居民的生活环境、健康状况，建立健康档案，进行应急教育和宣传；发生突发事件时利用基于个体/家庭的紧急时间报警系统，以及社区的医疗服务人员实行紧急处置和就地救助，提高反应速度，争取救援时间。

远程医疗系统通过物联网技术可以对患者的各种生命体征信息进行远程实时监护，并通过定位识别技术获取资料，获取的资料将为急救过程院内专家指导、病情评估、救治方案制定和资源规划等各项救护工作提供依据，提高急救成功率。

远程医疗主要利用物联网技术实现对医疗行业的资源整合，优化社会医疗卫生资源配置，提供具有个性服务、全面感知、智能监控等特点的智能远程医疗服务。基于物联网技术的智能远程医疗系统在未来的应用范围非常广泛，例如，按照应用场景可以用于：①家庭保健康复；②医疗机构；③职业监控；④灾害救治。同时，按照应用人群可以适用于：①新生儿、孕妇和产妇；②心脏病、糖尿病和高血压等高危慢性病病人；③患有老年痴呆等导致意识不清晰的老年人；④运动员等有需要实时监控的特殊人群。

基于物联网的远程医疗具有以下特点：

1）实时性：用医疗传感器对病人的生理信号进行采集，采集后的生理信息立即被传送到系统的监控中心，使医生可以及时了解病人的生理状况。生理参数也得到实时地评估，得出判断结果，并将判断结果立即反馈，使病人实时了解自己的身体状况。

2）地域上的灵活性：利用移动通信技术，可以在一定的范围内布置监控节点，形成一个无线监控范围，病人穿戴上传感器后，可以在这个监控区域内较自由地活动而不影响监护。

3）易于检测性：病人可以方便地穿戴监测装置。对于以前难以检测的项目，可以方便地检测。一些微型化的传感器可以置入人体内，在监控期间不用取出。不用每次动手术，以减少对人体造成的伤害。

4）智能化：无线传感器医疗监护系统有自动检查机制和警告系统，系统会对病人的生理信息进行自动检查处理，通过自动检查可以知道当前病人的信息是否正常，如果不正常可以采取进一步的处理。

5）人性化：基于无线传感器网络的远程医疗监护系统可以进行远程监护、远程诊断，病人可以在家里休养、活动，同时也使医生不必时时监守。这一特点减轻了病人和医护人员的体力负担和精神压力。

基于物联网技术的智能远程医疗系统，将随时随地产生大量、多样、高速和有价值的数据，智能远程医疗的大数据时代随之到来。如何对海量的数据进行深入分析和数据挖掘，实现和提供随时随地地决策支持？云计算无疑成为重要选择，利用计算分布在大量的分布式计算机的特点，实现按需服务。因此，大数据和云计算的技术成熟度和应用程度将成为智能远程医疗的关键因素之一。

2.2.5　云计算技术

云计算（cloud computing）（图 2-1）是继 1980 年大型计算机到客户端 - 服务器的大转变之后的又一种巨变，是基于互联网的相关服务的增加、使用和交付模式，通常涉及通过互联网来提供动态易扩展且经常是虚拟化的资源。云计算是分布式计算（distributed computing）、并行计算（parallel computing）、效用计算（utility computing）、网络存储（network storage technologies）、虚拟化（virtualization）、负载均衡（load balance）、热备份冗余（high available）等传统计算机和网络技术发展融合的产物。

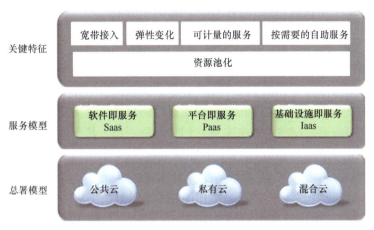

图 2-1　云计算

（1）云计算的界定

云是网络、互联网的一种比喻说法。过去在图中往往用云来表示电信网，后来也用以抽象表示互联网和底层基础设施。云计算甚至可以让人们体验每秒 10万亿次的运算能力，如此强大的计算能力使其可以模拟核爆炸、预测气候变化和市场发展趋势。用户可通过电脑、笔记本、手机等方式接入数据中心，按自己的需求进行运算。

对云计算的定义有多种说法。对于到底什么是云计算，至少可以找到 100 种解释。现阶段广为接受的是美国国家标准与技术研究院（NIST）的定义：云计算是一种按使用量付费的模式，这种模式提供可用的、便捷的、按需的网络访问，进入可配置的计算资源共享池（资源包括网络、服务器、存储、应用软件、服务），这些资源能够被快速提供，只需投入很少的管理工作或与服务供应商进行很少的交互。

云计算使计算分布在大量的分布式计算机上，而非本地计算机或远程服务器中，企业数据中心的运行将与互联网更相似。这使得企业能够将资源切换到需要的应用上，根据需求访问计算机和存储系统，好比是从古老的单台发电机模式转向电厂集中供电模式。这意味着计算能力也可以作为一种商品进行流通，就像煤气、水电一样，取用方便，费用低廉。云计算与煤气、水电等资源的最大不同在于，它是通过互联网进行传输的。

（2）云计算的特点

被普遍接受的云计算特点如下：

1）超大规模："云"具有相当的规模，Google云计算已经拥有100多万台服务器，Amazon、IBM、微软、Yahoo等的"云"均拥有几十万台服务器。企业私有云一般拥有数百上千台服务器。"云"能赋予用户前所未有的计算能力。

2）虚拟化：云计算支持用户在任意位置、使用各种终端获取应用服务。所请求的资源来自"云"，而不是固定的有形的实体。应用在"云"中某处运行，但实际上用户无需了解、也不用担心应用运行的具体位置。只需要一台笔记本或一部手机就可以通过网络服务来实现我们需要的一切，甚至包括超级计算这样的任务。

3）高可靠性："云"使用了数据多副本容错、计算节点同构可互换等措施来保障服务的高可靠性，使用云计算比使用本地计算机可靠。

4）通用性：云计算不针对特定的应用，在"云"的支持下可以构造出千变万化的应用，同一个"云"可以同时支撑不同的应用运行。

5）高可扩展性："云"的规模可以动态伸缩，满足应用和用户规模增长的需要。

6）按需服务："云"是一个庞大的资源池，可按需购买；可以像自来水、电、煤气那样计费。

7）极其廉价：由于"云"的特殊容错措施可以采用极其廉价的节点来构成"云"，"云"的自动化集中式管理使大量企业无需负担日益增长的数据中心管理成本，"云"的通用性使资源的利用率较传统系统大幅提升，因此用户可以充分享受"云"的低成本优势，通常只要花费几百美元、几天时间就能完成以前需要数万美元、数月时间才能完成的任务。

8）潜在的危险性：云计算服务除了提供计算服务外，还必然提供存储服务。但是云计算服务当前垄断在私人机构（企业）手中，而他们仅仅能够提供商业信用。政府机构、商业机构（特别是像银行这样持有敏感数据的商业机构）对于选择云计算服务应保持足够的警惕。一旦商业用户大规模使用私人机构提供的云计算服务，无论其技术优势有多强，都不可避免地让这些私人机构以"数据（信息）"的重要性挟制整个社会。对于信息社会而言，"信息"是至关重要的。另一方面，云计算中的数据对于数据所有者以外的其他用户云计算用户是保密的，但是对于提供云计算的商业机构而言确实毫无秘密可言。所有这些潜在的危险，是商业机构和政府机构选择云计算服务、特别是国外机构提供的云计算服务时，不得不考虑的一个重要的前提。

云计算可以彻底改变人们未来的生活，但同时也要重视环境问题，这样才能真正为人类进步做出贡献，而不是简单的技术提升。

（3）云计算的服务形式

云计算从服务模式上来讲主要包括基础设施即服务（infrastructure as a service，IaaS）、平台即服务（platform as a service，PaaS）、软件即服务（software as a service，SaaS）等。

1）基础设施即服务：云计算中心可使用 IaaS 的模式将其资源提供给客户，通过虚拟化技术，虚拟数据中心可以将相应的物理资源虚拟为多个虚拟的数据中心，从而在用户一端看到一个个独立的、完整的数据中心（虚拟的），这些虚拟数据中心可以由用户发起申请和维护，同时，这些虚拟数据中心还具有不同的资源占用级别，从而保证不同的用户具有不同的资源使用优先级。

2）平台即服务：PaaS 能给客户带来更灵活、更个性化的服务，这包括但不仅限于中间件作为服务、消息传递作为服务、集成作为服务、信息作为服务、连接性作为服务等。此处的服务主要是为了支持应用程序。这些应用程序可以运行在云中，并且可以运行在更加传统的企业数据中心。为了实现云内所需的可扩展性，此处提供的不同服务经常被虚拟化。PaaS 厂商也吸引软件开发商在 PaaS 平台上开发、运行并销售在线软件。

3）软件即服务：一种通过 Internet 提供软件的模式，厂商将应用软件统一部署在自己的服务器上，客户可以根据自己实际需求，通过互联网向厂商定购所需的应用软件服务，按定购的服务多少和时间长短向厂商支付费用，并通过互联网获得厂商提供的服务。在 SaaS 模式下，企业不必再像传统模式那样大量投资于硬件、软件、人员，而只需要支出一定的租赁服务费用，通过互联网便可以享受到相应的硬件、软件和维护服务，享有软件使用权并不断升级，这是网络应用最具效益的营运模式。同时，服务提供商通过大规模的客户收取一定服务费用，一方面达到软件的最大利用率，另一方面也降低了客户现场频繁的实施和维护费用，将更多的精力投入到技术及服务质量上，更好地通过有效的技术措施保证每家企业数据的安全性和保密性。

应用云计算技术建设远程医疗网络可以更加合理地配置医疗资源、减少硬件投资、突破时间和空间的限制。采用分布式存储的办法让原始的医疗影像和其他医疗信息仍然保存在各家医院自己的 PACS 系统或者一个区域性的远程医疗数据中心；采用先进的传输技术使远方的专家不仅能够从视频上为病人会诊病情，还能实时地研究病人的 CT、磁共振、电子病历等医学图像，从而为病人做出正确的诊断。

2.3 平台化技术

2.3.1 平台化

（1）引入平台化背景

面向对象设计思想和重构理论中强调在软件开发过程中，尽量不去修改已有代码，而是采用增量式开发方式，从而避免在对已有代码进行修改时引入新的Bug（软件错误）。成熟的软件在代码编写完成后需要对其进行系统的测试，通过测试发现和解决代码中存在的 Bug。当代码编写完成并通过系统测试后，我们就可以说这段代码是没有 Bug、稳定的。如果对这段已经稳定的代码进行了二次修改，那这种稳定状态就被打破，也就无法保证这段代码的正确性，从而必须要重新对新修改的代码进行系统、全面地测试，才可以重新说明这段代码是稳定的。然而，在实际的商用软件开发过程中，一系列外在因素会影响该过程，如软件进度紧张、人员离职等。在这种情况下，只有通过提高软件开发效率，不要引入未知的风险元素，即上述的增量式开发理论。通过增量式软件开发过程可以减少不必要的软件测试工作，也可以减少对已有代码引入新 Bug 的风险。这也是软件工程中所提倡的"高内聚、低耦合"核心思想。

（2）平台化概念

为什么要强调软件架构设计？ Martin Fowler 的《敏捷软件开发：原则、模式与实践》指出：平台应该是在一定的需求范围之内，封装了为实现这些需求而必须具备的一些基本功能和执行逻辑的软件框架。这个框架是和具体的业务无关的，仅仅定义了一些为实现这些业务而必须具备的接口。并通过这些接口搭建起来的一个完整的、可运行的软件框架。在这个平台上，可以根据不同的需求，对平台定义的接口进行实现，进而来实现具体的业务。

（3）平台化分类

从平台的发展历史来看，大致经历了从操作系统平台到数据库平台再到业务基础平台的发展过程。总体上，多样的平台分为两类：一类基于技术层次的基础架构平台，一类是基于业务模型的应用平台。其差异主要为：基础架构平台是传统中间件的延伸，它组建了一个可实现各种应用的统一技术支撑环境；基于业务模型的应用平台从应用需求出发，把工作流、内容管理等组合在一起，提供一个支持应用开发的平台。

有专家提出，基于业务模型的应用平台还有细分的必要，因为"基于业务"

的应用平台同样可以有两种实现方法，比如可以从具体业务出发，深入分析应用需求，提出业务模型，再建立技术实现的平台；还有一种做法是把应用的共同技术特征抽象出来，基于组件式的开发技术建立平台。例如，在管理软件平台中，第一种做法可以建立人员组织模型、流程管理模型等，这与 IT 技术无关，然后通过软件建模满足不同的个性化管理需求；而第二种做法是把 ERP、CRM、OA 等模块均需要的一些技术如工作流引擎放入平台中，通过底层调用简化开发。

不管是哪种平台，它们共同的好处有两个：一是把复杂的软件系统通过分层的办法，简化了应用系统的实现方法，同时照顾了用户的个性应用；二是充分实现了软件业界的合力，大家既分工，又可以共享成果。同样，发展平台产品的精要也在于两个方面：既要在满足个性化需求的前提下，尽可能简化开发，又要获得业界广泛的支持，甚至形成自我为中心的"产业链"。

平台产品除了为客户应用提供运行环境（核心）支撑之外，还需要业务框架、标准应用模块，同时还需要提供开发工具。为使应用系统快速适应业务变化和满足客户深层需求，由此带来的技术开发的复杂性是平台厂商首先要正视的问题。

作为平台型软件产品，必须具备非常灵活的产品架构，在保证主体框架不变的前提下，让用户可以方便地进行改动，并通过一系列的技术简化手段，使用户在二次开发或配置时，达到周期短、成本低的目的。平台还要求面向框架、业务对象重用、与技术无关、与数据无关等先进设计与开发技术。这些技术可大大降低客户实施的难度，为客户实施应用的成功打下基础。

综上所述，平台化就是要把软件开发人员从纷繁的开发工作中解放出来，让他们可以把主要精力都集中到相关业务功能的开发，从而提升开发效率，这也是平台化的目的。

2.3.2 平台构件设计技术

（1）音视频构件

通过音视频构件，可以实现对摄像机、麦克风的数据进行音视频采集和编码，可实现视频 MPEG1、MPEG2 等的编码，输出的格式由用户安装的 DirectShow 过滤器而定。

（2）节点管理构件

节点管理构件可以实现节点（分中心）的添加、删除、修改等操作，能够完成节点遍历、实现分布式节点部署和设置、完成节点任务调度。该构件在分布式系统中被广泛应用。

（3）HTML 编辑器构件

通过 HTML 编辑器构件可以实现文章、资料、新闻等信息的 HTML 编辑、存储和发布。有很多开源网页 HTML 编辑构件。

（4）分布式数据库访问构件

分布式数据库访问构件可实现对各节点的数据库进行查询和汇总操作。如通过输入关键字实现对患者信息的分布式查询和管理，并能实现患者信息转换成 XML，便于对信息的处理。

（5）本地数据库访问构件

本地数据库访问构件可实现对本地数据库的访问，即查询、修改、删除等数据库操作。

（6）数据采集构件

数据采集构件可获取医疗设备上患者的检测结果，通过医疗设备的计算机软件控制接口获取数据，并按照数据标准和分类调用本地数据库访问构件，将数据加入检测结果库。数据采集构件因设备不同而异。

（7）用户界面构件

通过界面构件实现 Web 页面各类元素的表现、实现用户 Web 界面的设计，由于 Web 元素的不同相应的用户界面构件也不同，有表现文字的、图像的、表格的、视频的等。通过用户界面构件，可实现各分中心页面的个性化构建、灵活地设置网站页面的版块。

2.3.3　平台中间件设计技术

（1）应用中间件

应用中间件也称作应用服务器中间件，其核心框架和服务提供了底层的配置、日志、管理等功能，是应用系统开发、运行、管理、监控的支撑核心。其应用符合国际 JEE5 规范，并可以通过"自动配置 Java EE 应用集群的装置和方法"技术来满足云计算弹性调度环境部署。在核心上，是遵循 Java EE 标准实现的各种服务。应用在这种微内核的设计模式，使上层标准的服务实现与底层的系统资源管理分离，保持了软件模块间松散耦合。应用中间件的功能结构如图 2-2 所示。

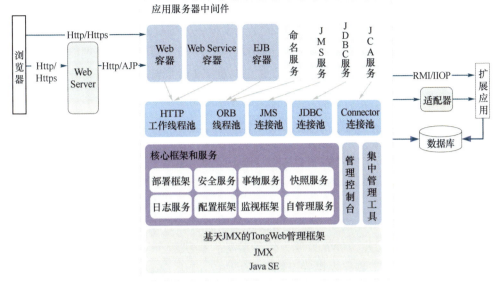

图 2-2　应用中间件结构

应用中间件的技术规格如下：

1）JavaEE 应用服务器提供各种中文编码容错：常见中文编码错误包括以下几个方面，页面开发的 Jsp 中默认不设置 pageEncoding 或 contentType 中的 charset，导致 Jsp 页面中文乱码的问题；重定向请求 URL 中包含中文字符导致重定向失败的问题；forward 和 include 请求 URL 中包含中文字符导致乱码的问题；Web 应用未设置请求参数解码的字符集，但请求参数中的名称和值包含中文字符导致乱码的问题；Include Html 页面中包含中文字符导致乱码的问题。Java EE 应用服务提供对以上中文编码错误的容错功能，提供对 Cookie 的中文字符支持。对于有下载文件功能的应用，免去对应答头中的中文文件名进行编码转换的实现过程。

2）开发框架兼容性：对于流行的开发框架提供功能支持，如 Struts2，Spring，Hibernate。对于使用大型框架（如 lifery）的应用，在应用服务器上运行的非常好，不需要修改任何应用的代码。默认使用 Sun 的 JSF 参考实现，如果想要使用其他 JSF 的实现，可以在应用的自定义部署描述文件中设置。为 Web 应用提供了可配置的类加载策略，当开源框架与应用服务器使用了同一个类的不同版本时，可以灵活地配置应用，使用所需要的类。

3）丰富的监视功能：应用服务器支持按照模块设置监视级别，不同的模块可以采用不同的监视级别，便于有针对性地查看监视信息。应用服务器提供的监视信息，既有 JVM 的监视信息，也有诸如 JDBC 连接池的服务级的监视信息，还有 Web/EJB 应用级的监视信息。应用服务器的管理控制台提供图形化的监视信息。另外，还提供了将监视信息保存到日志文件的功能，便于查看和分析。将日志级别设置到 FINE 时，日志可以记录这个模块内部处理流程的细节。

4）高可用性集群功能：随节点的增加，应用服务器集群的处理能力与服务器节点数量呈线性增长，任意一个节点的失效都不会影响整个集群。支持多点的统一配置，包括采用 Apache 方案的统一配置管理。

（2）企业服务总线

企业服务总线（enterprise service bus，ESB）基于工业标准（J2EE 规范、W3C 规范）为所有需要整合的应用系统提供了统一的集成规范（Http/Https，JMS，XML，SOAP，WSDL……），由总线负责协调各应用系统间的服务调用、数据转换、消息路由，避免了系统间接口调用关系的紧耦合。全面支持服务化技术，如支持 Web 服务、Java 服务、代理服务，提供服务发布、注册、调用、转换、编排、监控等工具，提供安全防护的措施，简化了服务的创建、封装、调用等繁琐的技术工作，并能够使用户灵活地编排服务，很好地监视、控制服务的运行状态和质量，以满足不断变化的业务需要和业务处理流程。企业服务总线 ESB 的功能结构如图 2-3 所示。

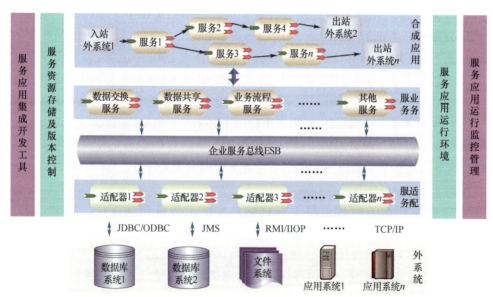

图 2-3　企业服务总线功能结构

1）标准规范支持：提供服务的定义、开发、注册、检索、寻址、认证、路由、安全、监控等功能，支持同步/异步、单向/双向等多种服务调用及通讯方式，支持 JMS、Http/Https 等标准通讯协议和消息格式，可与消息中间件无缝集成，能够实现分布式异构系统间的松耦合，可以灵活地应对不断增加的应用集成需求，已成为用户信赖的 SOA 基础设施。

2）Web 服务及服务库：提供 Java 服务、常用的 Web 服务等。能够将用户创建的 Java 服务、适配器服务等发布为 Web 服务，而且还提供访问外系统提供的 Web 服务的开发工具。提供服务的注册、发现功能，可以提供系统内置的服务注册库，也可以直接集成基于标准接口如 JAXR、UDDI 的服务注册库，进行服务的发布注册、复杂条件检索等，以便用户从服务注册库中检索合适的服务进行消费组装及注册管理，管理 Web 服务生命周期。

3）代理服务：为方便 Web 服务的集中统一管理和访问，以及丰富用户已有的 Web 服务功能如加强安全机制，ESB 提供了快速开发代理服务的工具和向导，能够将用户现有遗留应用系统或第三方提供的 Web 服务快速接入自身提供的服务总线，并由服务总线统一对外提供服务，并且对服务进行统一管理，如提供服务的定义、寻址、运行监控、负载能力统计等功能。

4）服务编排：ESB 提供了基于 Java 的编码调试开发环境，能够让用户根据具体业务，开发相应服务或进行服务的合成与编排。Java 服务对外可以封装提供业务服务，供其他服务或应用消费；能够消费其他服务，将不同的业务服务进行组装，形成力度更大的业务服务。通过集成开发工具，既能进行服务的封装与调用，还能根据业务需要，将多个不同服务、组件按照一定的顺序进行编排和组合，满足用户集成需要。

5）合成应用：将已经开发的业务服务和其所用到的服务建立连接关系，进行合成组装，构成一个能够打包和部署，完成某些业务功能的应用。合成应用是一个组件、服务的装配过程，其创建的成果是能够打包和部署的业务应用。通过合成应用，能够把 ESB 服务发布为 Web 服务。

6）内容路由组件与模板：基于内容的路由是 ESB 的一个核心功能，即能够根据应用系统提交的请求内容，分析出具体目标应用的访问地址，并将请求内容准确送达目的应用。可以支持根据接收到的数据内容 [也可称作数据对象（data object，DO）] 属性，通过 XML、UDDI 服务库、数据库等多种方式获取访问地址，支持 XPATH 表达式从输入 DO 中获取某个属性。

7）XSLT 转换服务组件：XSLT 服务是用来对数据进行转换的一种服务，通过 XSLT 服务，一种数据格式可以轻松地转换为另一种数据格式。XSLT 服务的配置通过图形可视化拖拽方式操作进行。用户可以通过简单地拖拽连线等方式，使用提供的丰富函数，完成数据类型转换、过滤、加工处理等，无需用户编码和了解 XSLT 及 Java 等具体技术。

8）跨平台运行：基于 Java 和标准的 J2EE 规范实现，保证了集成平台本身及创建的服务、组件和业务流程应用能够跨平台部署和运行，支持市场上常见的 Linux、Windows 及大多数 Unix 操作系统。

9）服务管理：服务管理是基于企业服务总线 ESB 实现远程医疗服务注册、申请、审核、管理监控。服务默认采用 Web Service 方式。

➢ 远程医疗服务注册：通过注册服务模块可以完成服务注册的工作，提供注册新服务、发布中服务、已发布服务等功能。注册新服务完成基本的服务信息，已完成注册的服务可以进行变更、撤销、启动、停止。

➢ 远程医疗注册服务申请：获取全国远程医疗信息服务列表，可对期望获取的服务进行管理流程申请调用。

➢ 远程医疗注册服务审核：为了提高服务的质量，通过国家、区域服务注册管理对各医疗机构注册的服务进行服务审核。支持单个和批量审核及退回。

➢ 远程医疗注册服务集成：提供 Web 方式的注册服务集成向导，并可以启动企业服务总线 ESB 的服务编排工具，可以将数据库数据或 Http 请求进行服务化。

➢ 远程医疗注册服务目录：提供查看所有服务的运行情况及服务历史版本情况，并可以对正在运行的服务进行停止、启动，调用示例包的下载、推荐等操作。通过历史服务目录可以查看被撤销服务的情况。

➢ 远程医疗注册服务监控：状态监控是对所有服务的状态按照组织机构的树状结构显示出来。当组织机构中有服务停止或异常时，以红色显示；当下级部门中有不正常的服务时，部门的状态也为不正常。调用监控监视最近的 5 次调用的情况，每隔 5s（可配置）进行一次刷新，单击调用图上的点时下面会显示具体的调用情况数据。

➢ 日志管理：通过日志管理可以查看系统的登录日志、操作日志、服务调用日志、审计日志等日志情况。

➢ 统计分析：以服务为核心，从组织机构或状态等维度对服务进行统计，以图表或列表的形式进行展现。查看服务的分布情况，可以以组织机构、分类等进行统计，还可以进行深入钻取；统计服务在线的情况、查看服务登记情况、服务的申请情况、服务的供需情况、服务的调度情况及服务停止、启动等操作的统计情况。

➢ 配置管理：通过配置管理可以管理服务分类信息及编辑服务所属分类信息，管理系统公告及附件信息。

➢ 授时管理：授时管理提供了对授时服务器的时间展示、已经开通授时协议的其他服务器时间，以及对外提供授时的 Web Service 服务。

（3）通用文件传输

通用文件传输（GTP）是面向国家、省、市医院的远程医疗分布式应用的文件传输服务，以成熟的消息队列技术为核心，从而保证了其核心系统稳定可靠、具有良好的可扩展性和相当好的处理性能，并且易于管理和维护。同时，提供大数据量传输所需要的各种管理、部署和安全功能，使其方便易用。无需任何编码，只需进行简单地配置就可以轻松实现远程医疗全国各节点间的文件可靠、安全、高效地传输。具有以下功能特点：

1）支持全国远程医疗的多重拓扑结构：可以构建多级的传输结构、多域网状结构，以适应拓扑内任意两点之间的文件传输要求，多节点之间能够快速方便地建立两两直接互传关系，而不是通过转发进行。

2）提供域管理机制：提供独立域管理和分域管理两种模式。独立域管理主要有多个域且各个域之间无联系，而分域管理主要是通过中转节点与各个域之间联系，通过分域管理解决了一个管理中心压力过大的问题。

3）提供多种可靠的文件传输功能：用户对各交换节点做少量简单配置，实现各种类型文件的传输，而对文件的大小不做任何限制。支持点对点方式和广播方式的文件传输；提供文件上传和文件下载服务；提供自动和手动传输模式，用户可以定义不同的自动传输任务，每个任务监控一个目录，当被监控的目录有新文件时，自动按照定义的规则、目标节点等信息，把文件传输到目的地。

4）实时网络监控及管理：提供实时监控网络状态的管理功能。通过监控画面，系统管理员可以及时地发现网络故障及系统运行的异常情况，并通过系统提供的相关工具进行处理。可以在运行过程中对节点的通讯状态进行控制，可以打开或关闭某些节点。

5）提供断点续传功能：当文件在传输过程中由于意外原因导致传输失败时，断点续传功能将负责从传输失败点继续发送该文件，而不是将整个文件重新发送。通过断点续传机制，既可以有效减少高故障率网络上的冗余通讯量，又可以避免极端情况下，如频率极高的网络抖动、文件传输的反复失败重传，保证了消息的完整性。

6）提供一次性任务和周期性任务：通用文件传输任务按执行方式分为一次性任务和周期性任务两种方式。周期性任务表示需要按一定的规则定期循环执行、一直持续，除非用户主动停止，否则周期性任务创建后可立即开始执行，也可由用户按自己的需要启动并执行，或者定时执行。而一次性任务则指将一批符合条件的文件发送完成就停止的任务。

7）提供多种文件过滤和后处理机制：用户可灵活指定发送文件的文件名过滤条件，且文件名支持通配符 * 和 ?，或正则表达式。同时，支持多个通配符的组合方式。文件发送完可删除，也可转移到成功目录下、失败目录下或指定的目录下等。接收文件后，可把文件移动到目的目录，并返回应答，若文件同名，提供一些选项，如可选择是否覆盖、报错提醒等。

8）提供加解密和压缩解压机制：通过加密传输控制选项，系统可对发送的数据进行加密，在传输过程中对传输的数据可起到有效的安全保护作用，目的节点接收到加密的数据后，会对接收的数据自动进行解密，也可通过系统提供的加密函数接口，使用自己的加密函数库进行加密传输。通过提供压缩机制，方便用户进行大容量文件传送时提高效率，并且系统也能根据文件扩展名（如 .zip，.rar 等）智能地判断是否是压缩文件，若传输文件已是压缩文件，即使用户指定压缩选项，系统也能根据文件扩展名智能地判断，不再对传输文件进行第二次压缩，而直接进行传输，以提高处理和传输效率。另外，也可通过系统提供的压缩函数接口，使用自己的压缩函数库进行压缩传输。

9）提供生命周期机制：生命周期是任务所具有的属性之一，是用来控制文件从开始发送（即从正在发送列表中看到的发送起始时间）到最终被用户接收所允许的最长时间。若出现接收节点没有启动或网络断开等情况，则到生命周期时，正在发送的文件将被移动到失败目录；若接收节点启动且在接收过程中到生命周期时，则文件将不受生命周期的影响继续接收。

10）完善日志机制：通过此机制可以方便灵活地记录传输日志、系统日志，调试跟踪日志及错误日志等。日志机制采用分级制，不同的日志级别对系统运行过程记录的详细程度不同。日志级别共分五级（0～4级），级别越高，记录的数据越详细。

11）提供集中的资源和用户权限管理：通过系统部署的权限管理中心，对全网络范围内的节点资源、目录资源、用户资源等进行集中管理，并提供基于角色的权限管理服务，以保证全系统的资源访问安全。

12）提供多种告警机制：用户通过告警机制可及时发现提醒的错误日志信息，以及系统运行错误和任务运行错误等信息。

（4）数据集成

数据集成的 ETL［extract（抽取）-transform（转换）-load（加载）］技术，其主要提供数据抽取、转换、加载功能。数据抽取即从源数据源系统抽取目的数据源系统需要的数据；数据转换即将从源数据源获取的数据按照业务需求，转换成目的数据源要求的形式，并对错误、不一致的数据进行清洗和加工；数据加载即将转换后的数据装载到目的数据源。技术结构由统一集成开发工具——ETL 开发工具、ETL 服务器、资源库三大核心部分组成，具有以下功能特点：

1）提供多种数据库及格式文件接入功能：基于标准的 JDBC、ODBC 接口，实现对各种主流数据库系统如 Oracle、DB2、SQL Server、MySQL、KingBase 等的支持；提供丰富的数据抽取和加载组件；支持普通文本、CSV、XML、Excel 等多种格式的文件。

2）资源统一存储：提供资源库，为 ETL 的元数据提供统一的存储机制，并对元数据提供各种管理功能，同时资源库还为 ETL 的分布式部署提供支撑。

3）数据加工处理组件：数据集成中间件 ETL 内置大量的任务组件和转换组件，用户可以通过拖拽的方式快速完成各种复杂数据集成需求和集成的调度控制，如多源的数据合并、数据的路由、数据行列转换、字典表查询、定时重启、循环调度、流程告警等。

4）多种数据抽取模式：支持各种数据抽取模式，如全量同步、增量同步（触发器、CDC）、双向同步等。

5）并行计算数据处理：数据集成中间件 ETL 采用并行处理的方式实现数据的高效处理，数据在 ETL 中类似于流水线上的产品，逐行流经流程中的每个组件，每经过一个组件就被加工成一个既定格式的中间状态。数据经过一个组件的处理后被迅速交给下一个组件处理，同时，当前的组件已经开始处理新的数据。

6）大规模集群处理：数据集成 ETL 集群技术允许转换或转换中的组件在多台服务器上并发执行，从而将转换的工作分摊到多台服务器上，提高 ETL 的数据处理效率。集群模式分为静态集群和动态集群。动态集群即动态地添加、删除集群中的服务器，实现对集群中服务器数量的动态调整，而不影响已有的转换流程的运行。静态集群主要偏重于数据处理和适合并发的组件。

2.3.4 远程患者数据采集技术

在一对一远程医疗、专家会诊和远程监护中，需要把病人的体征数据传递到远端医生的屏幕上并显示出来，传输的数据可以分为文本、图像、波形等，如血压、体温、心电图、脑电波、透视图像、B 超图像等。

目前，远程数据采集技术如各类单片机、嵌入式以太网控制芯片、配置网络接口设备的医疗检测设备等也比较成熟，通过这些成熟的设备和芯片能够方便地实现远程医疗数

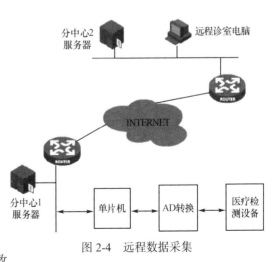

图 2-4　远程数据采集

据的采集。图 2-4 为远程医疗平台数据采集的基本体系结构，其基本思路是各类医疗检测设备采集的数据经 AD 转换后，传输给带网络接口的单片机，单片机将数据封装成 UDP 数据包，传输给本地服务器，本地服务器对数据进行分析和存储，

并形成检测报告入库，远程诊室需要患者数据时，发起远端数据访问请求，患者所在分中心服务器将数据传输给远端诊室。

2.3.5　主控中心任务调度技术

对于农村远程医疗中心建设，主控中心实现各分中心的任务调度和分配功能，各级医院针对医院特点、专长的科室设置 1 个或多个远程医疗诊室，当患者从远程进行呼叫就医时，主中心根据患者就诊的科室进行自动分配。

调度算法可考虑两种排队机制，第一种是最短队列优先，第二种为轮询机制。

最短队列优先是指为每个分中心设置一个 FIFO 队列，当一位患者 X 提交就医时，主控中心执行如下算法：

> **IF X 为合法分中心**
>> **THEN**
>>> 建立患者就诊记录
>>>
>>> 查找各分中心，找出所有 X 就诊科室的分中心
>>>
>>> **MIN＝ 最短队列分中心**
>>>
>>> 将患者加入 MIN 队列
>>>
>>> 返回挂号信息
>>
>> **ELSE**
>>> 显示出错信息
>>
>> **ENDIF**

轮询机制的调度算法是指在主控中心按照分中心就诊的科室进行分类，对每一种类型的分中心进行轮询，实现任务的分配。

2.3.6　平台化技术在远程医疗实践中的应用体现

相较于以往卫生系统的医院信息系统普遍存在不同程度的质量缺陷，近年来我国电子医疗领域最大的进展是原卫生部推出的区域医疗系统，包括电子病历及健康档案系统，该系统在一些地区已卓有成效，一些城市已经取得了部分医院的医生在线预约、统一病历存档管理等进展，不仅在医疗数据的统一接口、格式方面制定了完整的标准，并且还将此标准成功地在实践中大量使用。总体来讲，我国的电子医疗研究、使用的重点集中在对电子医疗档案的研究，以及对医院信息系统、电子医疗档案系统、健康档案系统的设计、实现及运行。

在研究方面，我国的电子病历研究主要是基于 HL7 及针对我国医疗实际情

况进行的适应性研究。

在设计与实现方面，尽管我国的电子病历及健康档案建立工作起步较晚，但在原卫生部的努力下，整体进展较快，在较短时间内有了较快的进展。一方面是因为有了较发达国家已有的建设经验，在最重要的数据格式、数据组织问题上借鉴了其他国家的经验；另一方面是整体系统不同于之前各个医院为实现电控化而实现的医院信息系统，基本是对电子医疗档案系统、健康档案的全新实现，以往的包袱不多，因此有较大的发展空间。同时原卫生部制定的电子医疗档案系统，以及区域健康档案系统面向的对象不同，但核心即医疗数据存储管理比较一致，故两套系统数据协同比较容易实现。

在实现细节上，限于庞大的人口及随之而来的庞大医疗数据，区域医疗系统的脆弱性也非常明显。原卫生部制定的电子病历及健康档案实施方案，对复杂的医疗卫生数据，尤其对较大的医疗影像数据的存储工作支持不足。按照原卫生部实施方案，居于信息系统中心的区域卫生信息中心不保存下属医院患者的影像数据，影像数据保存在各个医院的服务器中，仅向区域信息中心提供链接地址。患者的全部医疗数据的存储工作都在执行诊断、治疗操作的医院，及其上级的区域医疗信息中心内，并且全部医院医疗数据仅对区域医疗信息中心开放。如果区域医疗信息中心运行出现问题，患者的全部医疗数据都不可获得；如果患者就诊医院电子病历系统运行出现问题，患者的以往医疗数据将不可获得。

进入 21 世纪以来，网络技术、移动通讯技术正逐步进入医疗健康服务领域。体域网、移动通信和云平台的结合，使得对大规模人群的各项医学应用成为可能。发展数字化医疗技术，尤其是远程数字医疗技术，越来越被证明是大幅度降低医疗和就医成本、改变医疗资源分布，以及提高医疗整体水平的重要手段。在信息技术与医疗相结合的数字化医疗技术应用中，利用云计算等多种高端信息技术集成，创新性地建立远程医疗服务平台系统，实现区域医疗单位之间信息传输的智能化、信息处理的自动化，为国人提供"适时适地无边界"的远程医疗健康服务，提高了全民医疗健康水平和生活质量。

基于云模式的远程医疗服务平台从下往上可以划分为基础设施即服务（IaaS）层、平台即服务（PaaS）层、软件即服务（SaaS）层、应用层，系统整体架构如图 2-5 所示。

1）基础设施即服务层：包括基础网络层和基础设备层，基础网络层通过现有的有线 / 无线通信网络、Internet 网络及移动网络进行数据的实时传输，在此基础上建立具有自适应、自组织特征的物联网网络通信系统；基础设备层实现了数据、图像、视频和音频等信息的交换功能，能够满足各级医疗管理和医院间跨品牌、跨网络（专网、公网）和跨越硬件与软件进行高清音视频交互，即时通讯、数据交换、数据共享等信息的交互。

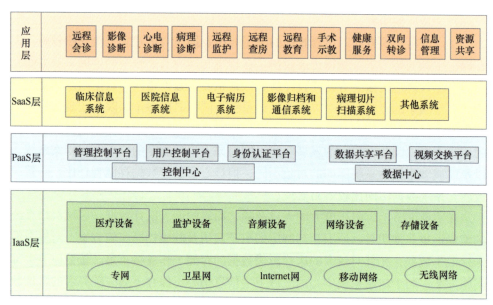

图 2-5　基于云模式的远程医疗服务平台系统架构

2）平台即服务层：平台实现异地处理文件、不同设备间的数据与应用共享。患者的医疗记录或检验信息都存储在医疗云平台的服务器中，可以按需索取，资源可以由一个医疗信息区域内的医院群分享，而不在某个医院单独的 IT 系统中，医生可快速调阅患者信息。对于医疗数据，共享时使用统一的数据标准，对于不同的医院信息化系统，开放统一的控制接口，保证数据传输与共享的一致和标准。

3）软件即服务层：医院电子信息化系统包括临床信息系统（CIS）、医院信息系统（HIS）、医院检验系统（LIS）、影像归档和通信系统（PACS）和基层卫生服务系统（PHSS）等。

4）应用层：实现远程会诊、影像诊断、心电诊断、病理诊断、远程监护、远程查房、远程教育、远程探视、手术示教、健康服务、双向转诊、信息管理和资源共享等业务功能，满足各类机构开展各种远程医疗业务活动的需要。

云模式的远程医疗服务平台支持各种网络接入方式，实现医疗机构间的互联互通和数据共享，系统网络结构如图 2-6 所示。

云模式的远程医疗服务平台构建成为技术先进，实用高效，稳定可靠的省、市、县、乡四级远程医疗服务平台，其中省、市两级数据中心依托省、市重点医院数据中心基础设施设备建设，采用先进的云计算技术设计和构建。通过对服务器、存储等硬件系统的云技术整合，形成一体化硬件平台；再根据不同应用的需要，构建虚拟化主机，部署不同的服务。通过采用云技术，构建富有弹性的服务支持系统，实现硬件资源的统一调度和各业务负载的自动均衡，避免个别设备损坏造成系统停运和数据丢失，进而提高整个系统的设备利用率和运行效率，提高系统运行的稳定性。

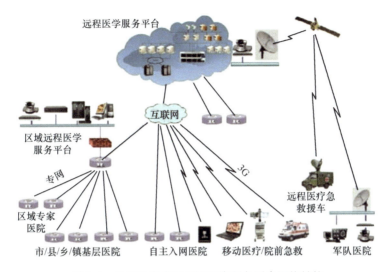

图 2-6　基于云模式的远程医疗服务平台网络结构

　　远程医疗服务平台采用云计算技术分布式部署。在省级中心部署远程医疗服务云视讯平台软件，软件部署于通用硬件服务器内，具备主控管理、接入和媒体处理功能，主要负责接入省内现有远程医疗系统建设医院、已建省市二三级网应急指挥调度平台等，以及接入未建设平台的市 / 州等医院。在市级医院建设远程医疗服务云视讯分平台，主要负责接入完成远程医疗系统建设的三级医院和县级医院及对应三级网的应急指挥调度终端。

2.4　基于平台化技术的远程医疗系统构建

2.4.1　原因

　　从 B/S 和三层结构的软件系统模型开始，就奠定了平台的地位和基本内涵。最初的平台大多指基础软件，而最近这场"平台"热潮，则是由应用软件充当主角。以管理软件为例，从 2002 年初开始，首先是一些国内厂商如东软、思维加速、点击科技等以"平台"概念定义自己的新产品，随即 Gartner 对未来软件架构发展报告的正式出台，进一步坚定了业界对平台的信心，随后是国内权威的中科院软件所也推出了自己的"网驰"软件平台。这一系列事件经过宣传，产生了很大的影响。最终，中间件厂商及 ERP、电子政务等主流应用软件厂商都加入了这场平台化热潮。

从 2002 年开始，众多巨头先后跨入软件平台市场已然证明了平台应用的趋势。有专家指出："平台化对中国软件产业非常重要与紧迫。由于软件业的基本矛盾和新平台的诞生，中国的软件产业正在发生变革——未来的竞争就是平台的竞争。"由于平台的失败意味着整体产品的失败，因此"平台化"热潮是机遇也是挑战。

百度创始人李彦宏在 2013 年底的内部高管会议上给百度制定了"平台化"和"接口化"的未来方向。他讲到，检验平台成功与否的关键是生态的建设。PC 时代的百度只忙于优化技术，忽略了生态的建设，但在移动互联网时代，只有将百度的技术、服务都做成平台化、接口化，让上下游都可以平等快捷地介入，才能在未来的竞争中占据创新的先机。

构建基于平台化的远程医疗系统的原因主要表现为以下几个方面。

（1）信息化认识问题

目前，国内远程医疗领域甚至整个医疗行业对信息化普遍不重视，信息化是当今世界发展的大趋势，也是我国产业结构优化升级、实现工业化和现代化、增强国际竞争力与综合国力的关键环节。为此，要从以下三个方面提高对远程医疗信息化的认识。

1）提高认识高度。信息化是现代化的标志和关键，而不是现代化的内容；无论对国家、企业和个人，信息化已成为现代全球竞争的制高点。信息化是发展中国家努力缩小同发达国家差距的极好机遇，必须防止信息穷国与信息富国相对立局面的出现，否则在今后发展中将处于更加不利的地位，甚至因"数字鸿沟"而被边缘化。

2）扩展认识广度。重点把握好以下几个环节：一是信息技术在各部门、各领域的推广应用过程；二是信息资源的开发利用过程；三是信息产业发展壮大的过程；四是信息活动规模扩大和作用强化的过程；五是信息化人才培养和劳动者信息素质提高的过程。信息化是这几个方面相互作用、有机结合和有序发展的过程，因此信息化是一个系统工程。

信息化不仅要经营和建设信息基础设施，而且要从管理和业务两个方面促使企业、事业单位、政府和公共管理部门通过应用信息技术和信息资源来提高生产和工作效率、降低成本和开支、增进经济和社会效益，同时更要使社会成员普遍享受有益的信息服务。

3）加深认识深度。信息化不仅是一个技术问题，而且是一个经济和社会问题。技术问题的解决必然与经济社会问题相联系、相结合。因此，在一定意义上讲，信息化就是信息资源与信息技术，是同社会经济发展需求相互联系、相互结合的过程，这种联系和结合越紧密，信息化水平就越高。

归根到底，信息化是一个长期、艰巨、复杂、系统的社会工程，需要全社会的共同努力与参与,对于区域卫生信息化建设,卫生行政主管部门更应该加以重视。

（2）平台建设问题

远程医疗建设滞后,除了客观原因外,其根本原因在于建设理念与模式上的偏差。以 IT 技术和专业领域需求为驱动的建设理念,在一定程度上促进了信息化发展,但同时也成为其前进方向上的阻碍。目前,我国远程医疗主要存在下面一些问题:

1）系统分割、相互独立:各卫生机构开展业务相对独立、相互封闭、信息分散、连续性和协调性差、信息不能共享和交换。如图 2-7 所示。

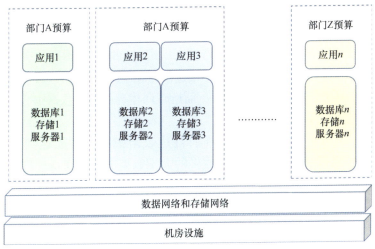

图 2-7 各机构系统相对独立

2）业务流程不统一、不规范:很多业务工作没有统一的国家规范和要求,各地区和单位根据自身需要,自行制定工作规范和标准,导致信息不能交换和共享。由于业务流程不规范,很多单位的信息化就是现有管理模式的计算机化,不能充分发挥信息系统应有的优势。

3）需求分析缺少理论方法,仅以项目和 IT 为驱动:远程医疗系统建设作为业务应用发展的组成部分而被提出,缺乏整体规划。目前很多信息系统均是按照此种方式建设的。

4）纵向远程医疗系统的建设导致众多的"烟囱"、"孤岛":在远程医疗系统建设的第二阶段,远程重症监护、远程病理诊断、远程手术示教的建设大大提高了相关部门的管理能力和应急反应速度,但由于远程医疗系统垂直建设的特点,原本分割的业务部门在信息上沟通更为复杂,形成了大量"信息烟囱"和"信息孤岛"。

5）理论研究薄弱,信息标准研究起步较晚:远程医疗系统的发展速度远快于标准的建立，造成了众多远程医疗系统分别制定各自标准，却没有国家权威统一卫生信息标准的局面。

6）投入不足、技术人才短缺：资金、技术和专业人才匮乏是多年来一直困扰远程医疗系统发展的难题之一。在平台化的远程医疗系统中，这一问题显得尤为突出：一方面区域远程医疗系统体系建设是复杂的、需要长期建设的系统工程，需要投入大量资金予以支持，而政府在这方面的持续性投入往往不足；另一方面，远程医疗系统体系建设涉及卫生管理、医疗、预防保健、卫生经济及信息技术等多学科，专业人才的缺乏也直接制约了系统的建设和发展。

7）一次性投入高：自建远程医疗数据中心需要一次性投入大量的资金用于购买网络设备、机架、UPS等各种设施，方案施工等；在完成数据中心建设后，还需要每月支付数万个场地的租金、电费、网络费和维护费用等，投入产出比不高。

8）网络资源等级差别：在中国网络接入由中国电信、中国联通、中国移动三家垄断，所有的核心网络资源都掌握在他们手中，所以一般用户自建的数据中心使用的接入专线来自区域或局域网络，而运营商建造的正规数据中心出口连接更高等级的城域骨干网。

9）数据中心等级差别：一般投资的自建数据中心最多能达到国际标准Tier2，而正规的运营商IDC都是投资数亿的大型数据中心，建设标准普遍在国际标准Tier3以上。

10）资源利用率低：设备以专用方式分配，产生资源孤岛，机器利用率低。机器利用率一般只有20%，目前最繁忙业务系统的利用率也不超过50%，并且信息安全及灾备建设较为薄弱。

11）运维成本高：由于远程医疗数据中心每个系统之间都是相互独立的"烟囱"，随着业务的不断增加，使得数据中心及一些以传统模式建立的系统结构变得十分复杂，不仅管理和维护费用十分昂贵，基础设施成本、电耗、人力、维护管理成本占总体产出的90%以上，并且几乎成了内部结构谁也不清楚的"黑箱"，自然会导致产品及服务成本增加。如图2-8所示。

综上所述，远程医疗系统建设在经过十多年的发展、取得众多成绩的同时，也存在诸多问题。这些问题的解决需要统一标准、统一规划、建立机构之间的共享机制。建设体现以人为本的平台化远程医疗系统的需求日益迫切。

（3）数据共享问题

目前大多数远程医疗系统解决方案还停留在实现数据交换、建立数据共享平台上，这些方案只能以解决区域内已有成熟远程医疗系统为基础。实际上，要实现数据交换和数据共享还是非常困难的，因为很多医院都实施了相应的远程医疗系统，但由于地域上的距离和网络发展的不平衡性，分院、门诊部、社区卫生服务中心等网络之间缺少互联互通，各网络的信息系统不能共享，造成网络的割裂和医疗信息的孤岛，各医院无法实现远程医疗信息交互和医疗资源共享，特别是基层的医疗卫生机构更无法实现远程医疗信息资源共享。如果采用基于私有云平台的远程医疗系统，在数据交换、数据共享平台基础上，提供大量的应用软件，供用户实时在线使用，能方便快捷地实现远程医疗系统的建设要求。

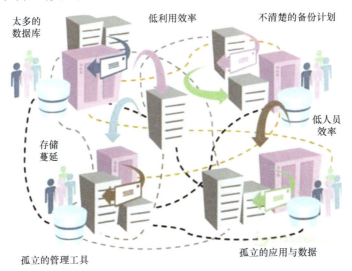

图 2-8　数据中心复杂结构、高运维成本

（4）平台安全问题

由于远程医疗系统信息都是以数字化的形式出现，含有病人的个人信息，既涉及病人的隐私又是具有法律效果的医疗过程记录，如何避免病人个人信息的外泄、防止病历被私自修改、保证病历的完整性和不可否认性等问题都不容回避。为保障数据安全，传统数据中心需要大量的人力、物力来运维；利用基于私有云平台的远程医疗系统可以低成本、更有效解决这方面问题。

（5）数据标准化问题

要实现远程医疗数据交互，就需要进行标准化设计，严格执行国家颁布实施的有关业务规范和信息标准，加强规范化、标准化管理和制度建设。

1）统一使用数据交换平台：在远程医疗系统中，各部门都要使用统一的数据交换平台来进行数据交换。

2）统一远程医疗信息的唯一标志：在远程医疗业务处理中，大部分都是对人进行服务的，对新生儿的处理，对健康人的健康档案、健康保健，对患者的治疗等，都是人们在不同时期需要的服务业务，而要让这些业务能相互交换，就必须采用统一的个人编码标志、个人健康卡标志等。

3）统一远程医疗信息项的含义：要在远程医疗行业范围内统一信息项（指标项）的定义，消除信息的二意性，在各部门之间建立统一的、准确的、无二义性的信息约定。具体方式之一就是对数据的分类与编码进行标准化和规范化，标准的引用顺序是：①国家标准；②行业标准；③地方标准；④国际标准；⑤自定义标准。

如果不使用云平台，很难解决这种海量的共享数据存储，更难以实现快速稳定的数据交换。

（6）数据中心问题

要建立远程医疗系统平台，就需要有数据中心负责数据的存储和交换等，需要建立一个专业的IT机房，购买服务器等设备，最后就是数据中心的运行与维护。

云计算提出了一种创新的IT服务模式，把原来分散的数据中心资源，包括服务器、存储、网络设备聚集到一起，由专门的服务提供商来运营和维护云计算中心，应用虚拟化技术提高资源的利用率，通过自动部署的方式为企业和个人提供快速的计算、存储等服务，企业和个人为相应的服务付费。云计算模式极大地提高了IT资源服务的灵活性，使IT与业务紧密结合、IT快速支持业务的变化，并实现架构的灵活性和资产的重复使用，使传统IT服务模式实现了创新，是SOA（面向服务架构）的落地体现。

在传统的IT服务模式中，每一个应用都固定在某个服务器和存储上，当应用的访问量较低时，服务器和存储资源就会大量空闲，但由于应用与硬件是绑定的，无法把资源提供给其他应用。通过云计算技术，可以突破物理限制，实现资源的动态调配和聚合。当某个应用需要资源时，云计算可以在系统资源池中动态调配适量的存储、服务和网络资源，并自动部署相应的软件资源，当使用完毕后，还可以自动回收这些资源。

据咨询公司IDC分析，在传统的IT模式中，各部分在总投入成本所占的比重如下：45%是能耗成本，20%是人力资源成本，而创新投资仅占35%。而云计算的模式通过虚拟化、标准化和自动化技术可以帮助企业降低成本，使企业可以把更多的资源用到创新上去，卫生部门可以把更多的精力放在医疗卫生方面。另外，能源成本不断上涨，传统数据中心正面临着降低能耗、提供资源利用率、节约成本等方面的挑战，构建新型绿色IDC受到越来越多数据中心管理者的关注，这也成为未来数据中心的发展趋势。云计算通过资源共享的方式提高了IDC的资源利用率，减少了服务器集群的总体运营时间，从而减少了耗电量；而通过资源的集中共享也方便企业实现规模化发展，从而降低每单位IT资源对能耗的需求量。从长远来看，绿色数据中心是未来发展的趋势，云计算为绿色数据中心建设提供了创新的解决方案。

2.4.2 构建基于平台化的远程医疗系统基本原则

平台化包含两类：一类是基于技术层次的基础架构平台；一类是基于业务模型的应用平台。引入平台化就是为了提升系统运行效率。构建基于平台化的远程医疗系统的基本原则，可以从以下几个方面入手。

（1）所有远程医疗服务接口必须自底而上设计，并对外开放

成熟的平台化系统都采用自底而上设计成开放的，通过这种设计原则，平台服务才会有很高的利用率。基于平台化的远程医疗系统对任何接入端都是可接入的，平台是利益共享的。平台化的远程医疗系统可以对内开放，也可以对外开放。

（2）建立远程医疗生态，给上下游带来益处

在 PC 时代，新兴领域的生态建立极其容易，而领域内的领导者只需关注领域内的技术创新即可，以争取用户量最大化，创造更多价值。但从生态的角度来讲，一定要关注上下游的情况，如果不考虑上下游情况，领域内的生态就会出现问题，领域领导者处在生态的中心，一定会受到负面的影响。

而在移动互联网时代，远程医疗领域需要自己建设生态。如何构建基于远程医疗的生态？"共赢"将是关键所在，要让平台上的参与者在这里有利可图、繁荣发展。如果不以生态思维去建设平台，即使远程医疗规模做到了全国最大，但如果让内容提供商等提供方无法生存，参与者不会愿意共同建设这个平台，平台建设者也将无以为继。

要想建设一个好的远程医疗领域生态，就要以服务的心态、共赢的生态思维进行运营上的创新。在构建远程医疗领域平台时，平台建设者要改变传统的思维方式，使每一个步骤对自己有利、对上下游参与者都有益处。平台建设者要让参与者认识到：这些步骤将为他们带来利益。只有给参与者带来利益，平台建设者才能成功。

建立远程医疗领域生态，一定要想着给上下游带去足够大的好处，达到比其他的生态好处更多，平台才能可持续发展。另外，在远程医疗领域技术还不够成熟、远程医疗行业规范不健全的情况下，需要在运营上下工夫。

（3）建立独特的远程医疗领域生态

生态是相互的，良性的生态应对平台建设者及上下游参与者都有益处。只有这样，良性的生态才可以运转起来。

在远程医疗领域，并不是做什么都是无限的、免费的提供给参与者，这样对平台建设者没有益处，因为平台建设者不应只做开放，而是应该做平台和接口，产品容易复制，生态却无法模仿，这将构成最重要的竞争力。

2.4.3 平台化为远程医疗行业带来的变化

（1）医疗行业引入平台化解决了卫生信息互联难题

为达到信息共享的医疗卫生信息化目标、整合区域卫生信息资源、实现医疗卫生行业各业务部门之间及与其他行业业务部门卫生数据的共享与交换，国家有关部门已推行多个政策，从"35212工程"到电子病历试点，无一例外都是为实现该目标而做出的努力。

然而，我国一些医院的信息化已有20多年的历史，由于医院各自为战，采取的标准不统一，医疗机构的信息不能互通。国家卫生信息化"十二五"规划报告指出，卫生信息化发展缺乏顶层设计和信息标准，信息孤岛和信息瓶颈问题突出。

随着平台化时代的到来，医疗机构迫切需要信息互联互通，但又不能将现有系统全部推倒重建，而在目前标准尚需完善的情况下，新建的系统最终也会面临互联问题。如何解决这一问题？在模式上，原卫生部在"35212工程"中提出了三级平台的思路；在技术上，平台化成为可行的解决方案。

目前医疗卫生行业的两大领域——区域医疗领域和医院内部信息系统领域都出现了平台化的设计。国家主导了两个方案：一是医院信息平台，二是区域信息平台。这两个平台都提出了基于某一种数据为基架的平台架构来设计信息系统的思路，数据基础是EHR和EMR。

整个医疗卫生行业平台化时代已经到来，少量的应用转变为多种、大量的应用。大量的应用产生以后，系统的架构发生了根本性的变化。"35212工程"的目标就是构建一个自下而上的整个医疗卫生的信息化体系，其中，它的三级平台是最重要的支撑，在这个三级平台里面，要构建一个以国家级、省级、地市级平台为主题的三级网络。

（2）构建了平台化的数字医院

"十二五"以来，我国医院信息化取得实质性进展，数字化应用水平不断提高，但我国医院信息化建设仍存在以下不足：起步较晚、技术力量薄弱、资金投入不足，与其他行业和卫生事业的实际需求相比，还处于初级阶段。目前存在的主要问题有两点：①绝大部分的医院信息系统软件仍停留在以经济管理为主线、面向医院内部资金流和物流管理的阶段，医护人员难以利用有效的信息资源为病人提供服务，无法体现以病人为中心的服务宗旨；②医院信息系统建设没有统一标准，信息资源难以共享，不能适应我国医疗改革的需要及各项新技术的发展。

为了有效地解决以上问题，国家相关部门于 2002 年重新修订了《医院信息系统基本功能规范》，并在《全国卫生信息化发展规划纲要 2003-2010 年》中明确指出：重点加强"以病人为中心"的临床信息系统建设应用，加快医院信息标准化建设，实现医院内部及异质系统之间的信息交换和资源共享，重新规范医院医疗活动过程，建立网络化、智能化、数字化的全方位服务模式，利用远程医疗技术为病人提供多种形式的医疗服务，最终实现数字化医院建设目标，以信息化带动医院现代化。

经过多年的平台化数字医院建设，到目前为止，数字化医院平台已初具规模。数字化医院平台的核心是以病人为中心，整合并提供社会化的医疗资源和保健服务资源，如病人案例知识库、医院专家知识库、数字医疗设备、远程会诊服务、医疗物资、药品供应等，整合为一个系统资源，更好地为民众健康服务。

平台化的数字医院将数字化的诊疗信息包括病人基本信息、临床信息、语音信息、数字化设备诊断信息及卫生材料信息全程纳入到网络体系中，全面实现病人诊疗过程的无纸化和无胶片化运转，从而大大提高诊疗效率和临床质量。

平台化的数字医院提供更为丰富的服务：①为病人服务：病人可充分利用相关的、多层面的、类似的诊疗信息得到更加合理的诊疗服务；②为管理者决策提供数据支持：管理者能够通过利用丰富的过程数据来改进管理流程和进行相关的预测；③为医疗、教学和科研提供服务：科研工作者可以通过数据挖掘分析建立相关的疾病模型，服务于病人和社会。

2.4.4 远程医疗信息系统总体架构

基于私有云平台的远程医疗系统是采用云计算技术，通过服务的模式为区域内医疗机构、卫生管理部门、接入医院、医护人员、病人、城乡居民、远程医疗行业研究人员等各类机构和人员提供以远程综合会诊、远程影像诊断、远程心电诊断、远程医学教育、远程预约、双向转诊、远程重症监护、远程病理诊断、远程手术示教、远程查房、远程急救、健康管理等为主体的医疗、教学、科研和管理服务的共享与协作平台。接下来从远程医疗信息系统总体架构、郑州大学第一附属医院河南省远程医学中心基于私有云平台的远程医疗系统总体架构两个方面阐述远程医疗系统架构。

远程医疗信息系统总体架构首先是从远程医疗信息系统管理和服务角度对业务覆盖范围内的过程、环节进行抽象化和建模；其次是强调以业务驱动为前提，以统一应用为目的，以集中管理为目标；最后才能设计出能够满足卫生机构、省级医院、市县级医院和基层社区机构的统一应用要求及业务发展需求相融合的远程医疗信息系统，以达到适应远程医疗业务的高效运转，推动远程医疗信息系统管理创新、服务创新和业务流程优化的目标。

远程医疗信息系统由两级远程医疗管理与资源服务中心、三级医疗机构终端站点、一个专用业务网络及一套应用系统等组成，如图2-9所示。

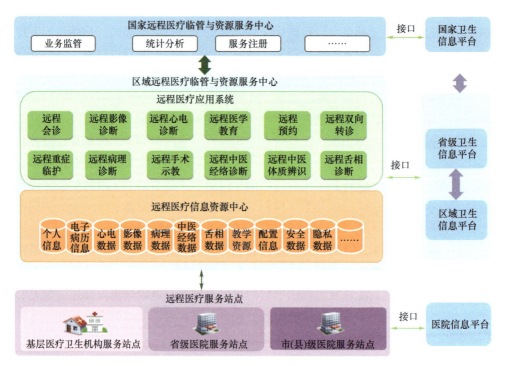

图2-9　远程医疗信息系统总体架构

（1）两级远程医疗监管与资源服务中心

两级远程医疗监管与资源服务中心分为国家远程医疗监管与资源服务中心、区域远程医疗监管与资源服务中心。两级远程医疗监管与资源服务中心在整个体系中扮演后台管理的角色，是整个远程医疗信息系统的核心管理要素。设立国家远程医疗监管与资源服务中心，其主要作用是业务协调和监管，从宏观上指导和监管各级远程医疗系统的建设与运营情况，提出整体建设规划与改进措施，实现全国远程医疗资源的合理调配和统一管理。远程医疗信息系统部署如图2-10所示。

设立区域远程医疗监管与资源服务中心其主要作用在于：一是提供统一业务应用平台，协调医疗资源并支撑具体远程医疗应用，并为建立特色医疗服务平台提供条件，如疑难重症专科会诊系统、应急指挥系统等；二是履行监管职责，指导和监督本区域内各级远程医疗系统的建设与运营情况，建立与国家监管服务中心的信息互通，组建全国统一的服务与监管网络。

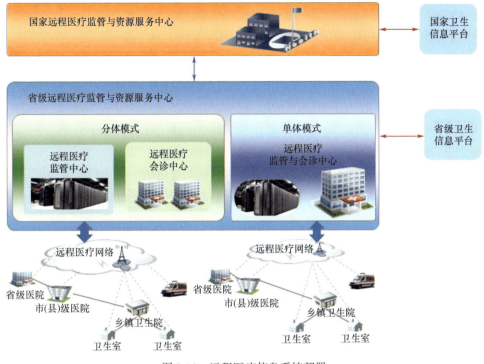

图 2-10　远程医疗信息系统部署

（2）三级医疗机构终端站点

分为省级医院服务站、市（县）级医院服务站点、基层医疗卫生机构服务站点。根据国家远程医疗监管与资源服务中心、区域远程医疗监管与服务中心、远程医疗应用系统等需求，需要对各省级医院、各市（县）级医院、基层医疗卫生机构配置相应的图像采集设备、音视频终端、医疗数据采集和显示设备及医生工作站。各级医疗机构作为远程医疗终端站点，具体实施与承载各项医疗业务服务，进行各类医疗信息交互，共享各类医疗资源，并保障业务活动中的服务质量与医疗安全。

（3）一个专用业务网络

远程医疗信息网络以国家级远程医疗监管与资源服务中心为骨干网络的核心节点，向下接入省级医院、市（县）级医院、乡镇卫生院、社区卫生服务中心、救护车等业务单元，实现入网机构互联互通。接入机构为远程医疗信息系统的基本组成单位，通过专线，MPLS VPN，Internet，3G/4G，卫星等多种手段接入省级中心。

（4）一套应用系统

应用系统是由区域远程医疗监管与资源服务中心、远程医疗信息资源中心、

9 类远程医疗应用子系统组成的软硬件与业务应用一体化的体系。

（5）接口

远程医疗信息系统与国家卫生信息平台、省级卫生信息平台、区域卫生信息平台及医院信息平台通过接口实现互联互通、信息共享。

2.4.5　河南省远程医疗系统总体架构

本部分从平台化基本设计原则入手，描述平台化的五大基本设计原则，最后详细描述郑州大学第一附属医院基于私有云平台的远程系统总体架构。

（1）设计原则

1）整体性原则：一致设计、避免瓶颈。在设计基于私有云的远程医疗系统中，应综合考虑各个业务的需求及相关 IT 平台的设计，设计出满足业务要求的、各个信息系统性能一致的信息化系统，保障业务质量良好；

2）先进性原则：立足业务、适度超前。切合远程医疗的运营、管理等业务实际需求是远程医疗系统设计的重要前提，采用成熟、适用的计算机网络技术，同时需要考虑今后的技术发展趋势，适度超前，采用新技术、新装备，加强技术创新，以不断提高医院信息化建设和应用水平。

3）稳定性、可靠性、可用性原则：高可靠性是远程医疗系统的关键诉求，可靠性设计包括关键设备冗余、链路/网络冗余和重要业务模块冗余、双中心冗余。关键设备均采用冗余设计包括冗余的控制模块设计、冗余电源设计。网络连接捆绑，网络设备采用集群虚拟化等先进技术，打造高稳定性的基于私有云平台的远程医疗系统。

4）可维护、可管理性原则：远程医疗系统的可管理性是整个 IT 系统易于运维的基础。应提供低成本、简单有效的统一网管系统，对院内网络设备及其他所有 IT 设备进行管理，包括状态监控、故障事件实时预警和告警、流量统计等。

5）开放性与标准化原则：信息技术会不断发展更新，医疗体系会不断采用新的信息系统来提升效率、改善服务，设备也有升级换代、跨厂商设备兼容等需求，因此整个远程医疗系统平台必须具备开放性、标准性。郑州大学第一附属医院河南省远程医学中心的基于私有云平台的远程医疗系统采用的主要技术、设备、接口和协议均满足国家标准、行业标准或业内主流技术与标准，为今后的系统扩展和设备更新奠定了良好的基础。

（2）河南省远程医疗系统总体架构

河南省远程医疗系统依托郑州大学第一附属医院，已经建成远程医疗平台第一中心，并形成了连接 120 所县级医院的基本远程医疗体系。河南省远程医疗系统在已有第一中心的基础上，建设了省级平台的第二中心，同时建成了 18 地市的二级分中心，将 18 市级医院纳入全市远程医疗体系；扩展覆盖乡镇等基层医疗机构，整体形成省、市、县、基层机构四级远程医疗服务平台。整个平台规划总体框架如图 2-11 所示。

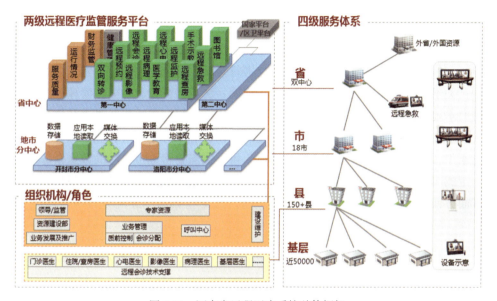

图 2-11 河南省远程医疗系统总体框架

河南省是人口大省，为了使以后的业务扩展到基层，为基层提供优质的服务，将整个省远程医疗平台按两级分级建设的思路进行建设。省一级中心建成主备双中心，其中第一中心设置于郑州大学第一附属医院，第二中心另行选择同城或异地进行建设；两级平台共同提供远程医疗业务服务。其中一级平台服务于全省远程医疗业务，向上对接国家远程医疗监管与服务中心，省内对接河南省区域卫生信息平台及医疗急救平台。

对于省内的远程医疗服务站点，采用省、市、县、基层医疗机构四级进行建设，直接将医疗服务延伸到最末端。全省医疗机构众多，采用分期建设模式逐步覆盖全省。省级中心郑州大学第一附属医院和市级医院形成远程医疗服务提供医院，共同为全省的远程医疗提供服务。其中郑州大学第一附属医院及各二级分中心的建设医院既要承担本省/市范围内远程医疗监管与服务职能，也是远程医疗服务站点。

在远程医疗业务上，郑州大学第一附属医院与市级医院形成远程医疗资源池，为全省提供服务，县级医院、各基层医疗卫生机构按卫生业务行政关系进行业务交互，如图 2-11 所示树状的业务归属。下级的服务站点在远程医疗过程中，可向上级服务站点提出申请,如远程会诊、双向转诊等。申请数据和流程由就近的二级分中心接入,同时根据不同的业务,二级分中心向一级中心申请资源或上报执行结果,所有数据及流程最终都会在一级中心进行完整的记录,二级分中心负责本地的数据和业务记录。

在系统对外连接互通上,由一级中心与"国家远程医疗监管与服务中心"互通,从而实现与其他省级远程医疗平台的互通,比如大连、新疆等地的远程医疗平台。同时,整个远程医疗信息系统与河南省区域卫生信息平台及急救系统进行对接,实现数据的共享交互,如急救车内的医疗数据、实时音视频数据可通过远程医疗信息系统与急救中心、急救医院进行互动。

关于数据存储及业务流程的进一步说明:大量的影像、心电、病理等数据首先由本地接收业务的二级平台进行存储和调用,实现"本地化"以满足快速的业务存取体验,业务也由此实现自然的负载均衡;省中心记录所有业务相关数据的主索引,方便调阅、查看、共享;同时,可根据需要将地市中心的数据全部或按一定的时间期限集中存储于省一级中心,一方面实现数据的两级冗余保护,另一方面方便未来的大数据分析处理。

本章小结

远程医疗系统构建是一个融合多学科知识与技术的系统工程,本章界定了远程医疗及远程医疗系统的概念与内涵;归纳总结了远程医疗的主要支撑技术,包括远程通信技术、医学信息学技术、音视频传输技术、物联网技术和云计算技术;介绍了 HIS、LIS、PACS、RIS、EMR 等医疗信息化系统的基本构成和功能;分析了平台化技术的内涵及关键技术。

参考文献

蔡盈芳 . 2010. 基于云计算的信息系统安全风险评估模型 [J]. 中国管理信息化,(12)75-77.

曹艳林,王将军,郑雪倩,等 . 2012. 远程医疗规制研究探讨 [J]. 中国数字医学,12(5):77-79.

岑绍艳 . 2003. 医院信息系统在医院管理中的应用 [J]. 华北煤炭学院学报,5(6):803

陈伯华,龚国川 . 2001. 美海军海上远程医学概况 [J]. 海军医学杂志,12(22):382-384.

陈新河 . 2005. 无线射频识别(RFID)技术发展综述 [J]. 信息技术与标准化,(7)20-24.

陈运奇,赵军平,张梅奎,等 . 2009. 远程医学与健康管理 [J]. 中华医学图书情报杂志,18(3):53-54.

程春蕊,刘万军 . 2009. 高内聚低耦合软件架构的构建 [J]. 计算机系统应用,18(7):19-22.

戴元顺 . 2010. 云计算技术简述 [J]. 信息通信技术,4:29-35.

丁明石,吕扬生 . 2003. 采用移动通信技术的远程医疗研究进展 [J]. 中国医疗设备,18(12):29-32.

金桂秋,张可经,崔大祥 . 2001. 远程医疗的现状及未来应用方向分析 [J]. 西南国防医药,11(3):211-213.

康晓东,叶颖 . 2000. 远程医学接入方式的比较及 ISDN 的应用研究 [J]. 医疗卫生装备,(2):24-26.

李芳芳 . 2012. 远程医学及其在皮肤科学当中的应用 [J]. 中外医疗,(31):185-186.

李广友 . 2006. 软件平台化推动中国软件产业链发展 [J]. 程序员（10）：38.

李卓伟，鲁士文 . 2001. 面向 PSTN 的远程医疗系统 [J]. 计算机工程与科学，23（6）：64-66.

刘松君，连平 . 2006. 国内外远程医学发展与展望 [J]. 解放军医学杂志，31（9）：845-846.

刘志国 . 2005. 医学信息学教学的实践与探索 [J]. 医学情报工作，26（3）：225-227.

吕振斌 . 2008. 基于 H.264 的远程医疗视频码率控制算法研究 [D]. 南京航空航天大学 .

罗俊卿，李春林，简明，等 . 2012. 发展远程医学，促进医院信息化全面发展 [J]. 武警医学，23：456-458.

芮可发，郎西桂 . 2002. HFC 数据通信系统的设计与实现 [J]. 计算机与现代化，（11）：23-25.

史长生，支朝朋，杜洪良 . 2014. 4G 通信技术在远程医疗中的应用 [J]. 中国医疗设备，29（7）：77-78.

孙晓勇，聂斌，韩中东，等 . 2004. 医学信息学研究进度 [J]. 上海医学，27（9）：701-703.

田章章，唐浩，张进 . 2013. 基于物联网及远程医疗的新型应急救援系统 [J]. 中国医疗器械信息，（6）：25-27.

王卫，刘春根，陈伟平，等 . 2008. 远程医疗系统与数字化技术的发展及应用 [J]. 中国组织工程研究与临床康复，12（48）：9561-9563.

王湘川，朱新林 . 2004. 远程医学在军事医学上的应用 [J]. 人民军医，47（7）：422-423.

卫兵，张磊，李斌，等 . 2014. 基于物联网的新型远程医疗监护系统的设计与研究 [J]. 宿州学院学报，29：74-77.

夏志远 . 2005. 远程医疗会诊的组织管理 [J]. 医学信息学，18（8）：907-909.

谢蔚 . 2001. 几种数据通信网络交换技术的异同 [J]. 现代通信，（10）.

徐协群，潘慧，于健春，等 . 2013. 远程医学在外科和外科教学中的应用 [J]. 基础医学与临床，10（10）：142-1145

徐一新，应峻，董建成 . 2006. 医学信息学的发展 [J]. 中国医院管理，26：30-32.

张克菊，苏桂贞，王淑琴 . 2002. 浅谈网上远程医学 [J]. 中华医学图书情报杂志，11（2）：8-9.

张畔枫，刘志国 . 2005. 我国远程医学的现状与发展趋势 [J]. 医学信息学，18：585-586.

张渝，王放，李初民 . 2006. 基于卫星通信的远程医疗 [J]. 中国新医药，21：54-55.

赵军平，郭华源，张震江，等 . 2010. 区域协同医疗与远程医学助力全民健康 [J]. 中国数字医学，5（11）：58-60.

周正贵 . 2013. 基于物联网技术的远程医疗系统设计 [J]. 重庆科技学院学报：自然科学版，15（3）.

朱洪波，龙彦祥，朱琦 . 2011. 物联网技术进展与应用 [J]. 南京邮电大学学报：自然科学版，31：1-9.

Della Mea V. 2001. What is e -health：the death of telemedicine?[J].Journal of Medical Internet Research，3（2）：E22.

Elden Nelson，熊节 . 2002. Martin Fowler 谈敏捷开发 [J]. 程序员，（12）.

Eysenbach G. 2001. What is e-health?[J].Journal of Medical Internet Research，3（2）：E20.

Grigsby J，Schlenker RE，Kaehny MM，et al. 1995. Analytic framework for evaluation of telemedicine[J]. Telemed J. Spring；1（1）：31-39.

Kopp S，Shuchman R，Strecher V，et al. 2002. Telemedicine/telehealth：an iternational perspective. Public health applications[J]. Telemed J E Health. 8（1）：35-48.

Lin YH，Jan IC，Chen YY，et al. 2004. A wireless PDA-based physiological monitoring system for patient transport[J]. IEEE Transactions on Information Technology in Biomedicine，8（4）：439-447.

Loew LM，Schaff JC. 2001. The Virtual cell：a software environment for computational cell biology[J]. Trends Biotechnol，19：401-406.

Mell P，Grance T. 2010. The NIST definition of cloud computing[R].Communications of the Acm，53（6）：50.

Pandy MG. 2001. Computer modeling and simalation of human movement[J]. Annu Rev of Biomed Eng，3（1）：245-273.

Preston J，Brown FW，Hartley B. 1992. Using telemedicine to improve health care in distant areas[J].Hosp Community Psychiatry，43（1）：25-31.

Schrenker R，Cooper T. 2001. Building the foundation for medical device plug-and-play interoperability[J]. Medical Electronics Manufacturing，10.

Whitten P，Holtz B，Krupinski E，et al. 2010. Challenges of the rural healthcare pilot program broadband initiative[J]. Telemedicine Journal and e-health，16（3）：370-372.

第3章
远程医疗服务运行管理基础

3.1 远程医疗的现状及障碍

近年来，在各国政府的政策扶持下，远程医疗系统及其相关技术得到了较大的发展，各种模式下的远程医疗系统及基于远程医疗的诊治实践逐渐获得病患和专业医疗人士的认可，而同时远程医疗相关的市场规模也在快速地扩充。图 3-1 显示了 IHS 科技公司对全球范围内远程医疗的市场规模和参与病患数的预测。从图中可看出，基于全球各国政府对远程医疗体系的进一步认知，以及对于远程医疗对现有医疗体系的重要性认可，从 2016 年开始较可能出现一个加速发展的趋势，2018 年的远程医疗市场规模可达到 45 亿美元，而全球使用远程医疗的病患数则达到 7 千万以上。

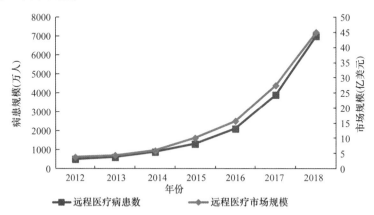

图 3-1 全球远程医疗的市场规模和病患数的预测（数据来自 IHS 公司）

在美国，远程医疗服务已经发展了大概 200 个各种技术模式下的远程医疗网络，连接了超过 3000 个远程站点，超过 8 万个家庭使用上了远程医疗及健康监测服务，2013 年的远程设备与服务的市场总价值估计超过 180 亿美元。在欧洲，欧盟早在 2004 年就开始实行了 eHealth 行动，截至 2008 年底，欧盟大多数国家的健康组织都已经分别开展了远程咨询、远程处方、远程健康监控等远程医疗服务，不少国家更是将远程医疗明确提升到国家战略层面。其他主要发达国家包括澳大利亚、日本等也都报告了不少远程医疗的应用。在中国，最主要的远程医疗发展集中在基础建设上，早在 20 世纪 80 年代中期就开始了建设涉及全国范围的三个主要远程医疗网络，分别是卫生部主导的金卫工程（GHN）、IMNC 网络及解放军远程医疗网。为进一步发展远程医疗网络、弥补国内存在的大量医疗资源缺口及分布的极度不平衡，通过卫生部、科技部的政策及资金支持，不少省份的区域性中心医院分别发展建设了各自的远程医疗网络，如浙江、河南、山东、四川等。其中，作为河南省的区域远程医疗中心，依托郑州大学第一附属医院建立的河南省远程医学中心已经开始了面向偏远农村医疗资源共享的河南省远程医疗网络的建设，充分为省内偏远农村的医疗患者提供优质医疗服务，对解决省内优质医疗资源不足且分布不均的严重问题产生了积极的推动作用。

　　虽然全球范围内的远程医疗系统建设已经有了很明显的发展，但在已经实施的远程医疗应用中，仍然存在着很多不成熟甚至是比较失败的做法和模式，并且在运营标准、技术标准、法律法规及成本补偿方案等方面依然是不完善的。世界卫生组织（WHO）为了考查各国实施远程医疗服务面临的潜在障碍，受访者被要求从十个潜在障碍的列表中选择四个最适用于其国家情况的障碍。图 3-2、图 3-3 显示在全球层面上目前报告最普遍的障碍认为是涉及的成本高，有 60% 的响应国家将此视为实现远程医疗解决方案的障碍。根据世卫组织地区的数据进一步分析结果显示，高收入和低收入国家之间的趋势存在显著差别。就资源问题而言，较之发达国家，低收入和中低收入国家一般更可能将感知到的远程医疗解决方案的高成本、不发达的基础设施、缺乏技术专长和远程医疗支持视为实施的障碍。

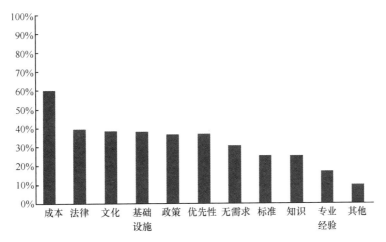

图 3-2　WHO 对世界远程医疗的障碍因素调查

较之中高和高收入国家，他们也更可能报告缺乏将远程医疗解决方案作为健康问题可行解决方案纳入的国家政策或战略是实施远程医疗的一个障碍。低收入国家更倾向确定缺乏用于病人治疗的远程医疗应用的知识是一个障碍。相比之下，高收入和中高收入群体的国家更可能发现以下问题是远程医疗的障碍，如缺乏远程医疗中病人的隐私和保密性相关的法律政策或指导方针，其卫生系统中的竞争优先和卫生专业人员明显缺乏对远程医疗解决方案的需求。较之低收入国家，高收入国家更可能发现缺乏全国采用的远程医疗标准是一个障碍。

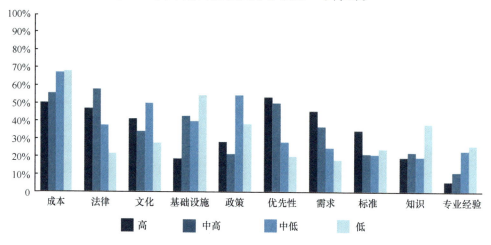

图 3-3   根据国家收入分组的实施远程医疗障碍因素的对比

基于 WHO 对全球现有的远程医疗的发展状况的调查分析，以及在实施远程医疗中的实践经验，表 3-1 从技术因素、管理因素、经济因素、社会文化因素和法律法规因素等多个角度，较为系统地总结了现阶段远程医疗体系的发展过程中所被识别的阻碍其发展的因素。例如，远程医疗服务实施过程中的病人信息隐私性的保障、医疗影像信息传输的稳健性和安全性，以及一旦发生相关的医疗事故的责任划分都会对病人和各方医生使用远程医疗系统的主动性带来非常负面的影响。而各种医疗影像系统及各硬件网络间必然存在大量的信息传输，但由于数据交换接口仍然缺乏标准化，造成设备网络间通讯的障碍。远程医疗系统的管理范畴方面，如远程医疗系统的战略管理、运营管理、系统评价等方面，也存在着大量尚待解决的问题。根据 WHO 在全球范围内的另一项调查，报告实行远程医疗系统的成员国家中，仅 25% 的国家有远程医疗政策或战略，而仅 20% 的国家报告已经完全实现或开始实施国家远程医疗政策或战略。同时，仅 20% 的报告实行远程医疗系统的 WHO 成员国家提出了自 2006 年以来在国家层面对远程医疗的使用情况进行了评估或评审，并且在现有的远程医疗体系中缺乏利益相关者的协作统一管理（包括项目决策者、政府管理者、医疗专业人员、学术机构和社区等）。

表 3-1　远程医疗的发展障碍

障碍因素	问题类型	问题描述
技术因素	信息安全	在远程医疗系统中病患隐私信息有可能被泄露
	信息准确	病患的检查信息在远程医疗系统中进行传输时有可能产生技术错误
	技术更新	远程医疗系统需要协调通讯系统、软硬件系统和医疗设备系统间的更新匹配
	接口标准	不同远程医疗系统间或医疗设备间缺乏统一的信息交换标准
管理因素	战略管理	多数远程医疗体系的项目缺乏长远规划和战略目标，管理者未意识到成功的远程医疗体系建设需要巨大的变革
	运营管理	多数远程医疗体系目前无法整合远程医疗模式和传统医疗模式，并且未对传统医疗模式和流程管理水平下普遍的低效率、高浪费提供应有的改善效果
	系统评价	多数远程医疗体系缺乏科学化项目管理，因此缺乏系统性的阶段性实施效果评价体系
	人员管理	缺乏远程医疗系统的专门工作人员和维护人员，职责划分不明确
经济因素	成本	远程医疗系统的建设成本（如硬件购买成本、软件开发成本等）和运营成本（如网络使用成本、人员成本、维护成本等）普遍比较高
	效益	远程医疗体系的使用带给服务提供者（如中心型医院）的直接效益通常难以补偿高昂的建设运营成本，而间接效益难以提高医院管理者提供远程服务的动机
社会文化因素	认知程度	医生、病患及对于远程医疗体系的认知程度较低
	接受动机	医院管理者、医生和患者缺乏建设和使用远程医疗体系提供或接受诊治服务的激励动机和信任
法律法规因素	补偿机制	大多医疗保险尚未开始对远程医疗服务的额外诊疗花费进行补偿
	准入机制	缺乏对于提供相关远程诊疗服务的医疗服务机构的资格认证机制
	责任划分	在远程下的诊疗服务发生医疗事故时对责任划分缺乏法律条文和行业规定的判断基础

3.2　管理科学基本理论

3.2.1　管理的概念

　　管理是社会中任何组织都需要慎重考虑的重要因素。那么，什么是管理？最直观简单的解释，管理就是组织管理者所做的工作。但从严谨科学的角度，管理行为应该被看作协调控制组织的工作活动，从而使相关人员能够一起更有效地完成这些工作。这个有效包括了两个方面：效率（efficiency）和效用（effectiveness）。

效率是指以最少的输入获得最大的输出。管理者需要决定作为输入的各种资源的使用方式，而这些资源通常是具有稀缺性的资源（如人力资源、货币资源、设备资源等），因此管理者需要决定如何更有效率地使用它们。从这个角度而言，管理效率通常可以被描述为"正确地做工作"。效用则指的是"做正确的工作"，也就是管理者要确保组织所做的工作能够给组织带来价值，从而使其完成长期战略目标。高效成功的管理一定是效率和效用的有效结合，因为管理者不仅要考虑组织完成工作的成就和结果，也要考虑组织完成这些成就、结果所消耗的资源。

管理者的职责就是确保有效地完成组织的工作，其终极职责就是最终完成组织的战略目标，而完成这个目标则需要一系列相应的管理职能和工作，其中包括计划（planning）、组织（organizing）、领导（leading）和控制（controlling）等职能，如图 3-4 所示。

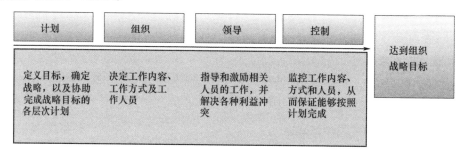

图 3-4　管理者的工作职能

管理者的计划职能是需要帮助自己的组织明确定义其发展目标，制定组织的战略发展方向，以及为了按照战略发展来完成组织目标的各层次计划，用以整合、协调各种组织工作。管理者的第二个重要工作职能是组织职能，他们需要决定什么工作是需要完成的，不同人员应该以何种方式去完成这些工作，什么工作应该整合，谁负责某个层次的工作管理，以及谁负责决策的制定和实施等。由于工作最终需要不同人员完成，因此管理者的另一项工作职能是领导，即激励各级下属及一起工作的他人或团队、选择最合理的沟通方式、处理雇员或雇员间的各种行为、解决组织内部各种群体之间的利益冲突等。最后一项管理制的工作职能是控制。当通过计划职能已经设立了组织发展目标、战略发展方向和各级完成计划，通过组织职能完成了组织结构性安排和人员工作设定，通过领导职能雇佣、培训、激励了各种工作相关人员，管理者此时需要对所进行的工作或已经完成的工作部分进行合理适当地评价以判断组织工作是否是按照战略计划的方式完成的，这就是控制职能部分。通过对比实际的成就表现和先前计划定义的工作结果，确定所有的工作都在按照既定方式进行，对于未能按照计划完成而出现偏差的工作进行纠正。

3.2.2 管理的分支

要对管理科学进行详尽地描述和分析并不是简单的事情。事实上,管理学科的划分通常具有一定的争议性,在管理理论上也同时存在多个理论学派,如古典学派、人际关系学派、决策方法学派、系统方法学派等。为了简化在管理学科分支划分的难题,突出对于医疗体系较为重要的管理要素,本部分按照前面所提到的管理者工作职能对于管理学科进行了分支筛选,从而将管理简化为战略管理(计划职能)、组织管理(组织职能和领导职能)及运营管理(计划职能、组织职能和控制职能)三个分支,如图 3-5 所示。

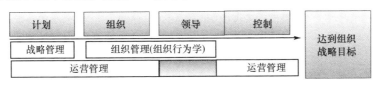

图 3-5　管理者工作职能与管理学科分支

(1)战略管理

战略性规划是针对社会实体、商业实体或经济实体进行的一系列跨职能决策的识别、实施及评价,通过科学的分析方法确定优化合理的决策体系及规范标准,从而获得可持续性的竞争优势和价值。换而言之,战略就是组织在面对激烈变化、严峻挑战的环境下,为了获得生存和持续性发展而制定的长远性、全局性的谋划或方案,它是组织经营思想的总体体现,是一系列战略性决策的结果,同时又是制定中长期计划的依据。而对于战略管理的理解,在广义上通常是指运用战略对整个企业进行管理,而作为更为主流的对战略管理的狭义理解,通常只指对战略的制定、实施、控制和修正进行的管理,根据组织外部环境和内部条件设定企业的战略目标,保证目标的正确落实和实现进度谋划,并依靠内部能力将这种谋划和决策付诸实施,以及在实施过程中进行控制的一个动态管理过程,其包括了组织在制定和实施战略中做出的一系列决策和进行的一系列活动。一般来说,战略管理包含四个关键要素:战略分析(了解组织所处的环境和相对竞争地位)、战略选择(战略制定、评价和选择)、战略实施(采取措施发挥战略作用),以及战略评价和调整(检验战略的有效性)。

战略管理大师迈克尔·波特认为,形成竞争战略的实质就是将一个组织(通常理解为公司)的内部能力与其商业环境建立联系。一项有效的战略管理必须具备五项关键点:独特的价值取向、为客户精心设计的价值链、清晰的取舍、互动性、持久性。有效的战略管理通常能够为组织在相应的商业环境中赢得竞争优势。

竞争环境由五种竞争作用力组成，包括潜在竞争者进入的威胁、替代产品或服务的威胁、购买方价格谈判能力、供应商价格谈判能力及现有竞争对手的竞争威胁。而组织为了应对竞争环境的五种竞争作用力而获得超常规的投资收益，能够采取的基本竞争战略包括成本领先（cost advantage）战略、差异化（differentiation）战略及目标集聚（focus）战略。成本领先战略要求组织积极建立达到有效规模的生产或服务设施，全力地进行成本控制，最大限度地减少研究开发、服务、推销、广告等方面的成本，最终获取高于产业平均水平的收益。差异化战略要求将组织提供的产品或服务形成在全产业范围内具有独特性的差异化产品服务，实施方式一般包括设计或品牌形象的差异化、技术特点的差异化、外观特点的差异化、客户服务的差异化及经销网络方面的差异化等。最后，目标集聚战略要求组织将产品或服务集中在某个特定的顾客群、某产业链的一个细分市场或者某一个区域性市场，以更高的效率、更好的效果为该细分领域市场提供差异化或低成本的产品或服务，或者二者兼而有之。

（2）组织管理

组织管理就是对工作人员的管理，其主要研究学科就是组织行为学。组织行为学主要是研究个体、群体及组织结构对于组织行为的影响，主要目的就是通过研究工作职位、雇佣行为、生产率、绩效评价等，从而改善、提高组织工作管理中的效用。组织行为学综合运用了心理学、社会学、文化人类学、生理学、生物学，以及经济学、政治学等学科有关人的行为的知识与理论，来研究组织中的人的行为规律。通常组织行为学的研究内容包括激励方法、领导行为、人际沟通、群体结构、变动管理、情绪管理、个体价值观、冲突谈判及工作设计等，并以各项研究内容涉及的个体、群体和组织结构作为研究实体。组织行为学研究的核心问题主要有三个：人与工作、组织与环境的匹配问题，激励问题和组织变革问题。

组织行为管理的发展动向主要表现为：第一，组织变革已成为全球化经济竞争中组织行为管理中的最核心问题。随着全球化趋势和经济结构变化，企业重组、战略管理、跨国公司或国际合资企业管理的案例大量增加，其研究也随之大量增加，由于复杂性增加而导致研究的注意力全面转向整个组织层面，即主要探索组织变革的分析框架、理想的组织模式、干预理论及变革代理人的角色。另外，与组织变革密切相关的是基于权变理论对领导行为的研究。组织变革中的管理决策在个体层面上表现为比较注重决策和判断中所采用的认知策略和判断决策问题；在组织层面上，则主要分析不同背景下的决策模式、权利结构和参与体制，并特别重视决策技能的开发和利用。激励机制和企业文化也同样表现出越来越重要的趋势。第二，组织行为管理更强调对人力资源的系统开发，关注研究管理者决策、技术创新和员工适应中必须具备的胜任素质，并且更加关注如何充分利用和开发人力资源，相应的组织行为学研究由原来的局部、分散转变为整体、系统，目前涉及胜任特征评价、个体对于组织的适应性和干预等人力资源问题的研究进入到更深层次的发展。第三，组织行为学更加注重国家目标。例如，跨国公司和国际合资公司的比较研究、科技投入的行为研究、失业指导研究、劳动力多元化等问题的研究都取得了一定的经济和社会效益。基于开放式社会－技术系统的视角，组织管理的研究领域已突破传统范畴，涉及管理培训与发展、工业业绩评价、管理决策、组织气氛和组织文化、跨文化比较等新领域。第四，组织行为管理将强调生产率和关注工作生活质量并重，认为高的生产率是拥有改善工作生活质量所必需资源的先决条件。同时，组织行为学越来越重视有关工作满意度、雇员安全与健康、组织文化、组织承诺、心理契约、压力管理、工作－家庭平衡等子领域的研究。

（3）运营管理

运营管理从属于组织战略管理的职能战略管理范畴，是对组织中负责制造产品或提供服务所涉及的职能部门将输入资源转换增值为产品或服务所进行的一系列工作活动的管理，包括对提供组织产品或服务的系统性设计、实施运行和完善改进等方面的相关内容。运营管理、市场管理和财务管理对于任何组织而言都是最重要的三个主要职能部门。并且通常在经济性组织中运营管理所涉及的成本都是在组织总成本中占有最大比例的，也就是说组织的大部分成本都是在运营过程中所发生的。以生产制造业为例，根据中华人民共和国统计局 2002 年发布的《中国经济景气月报》可以估计各行业的生产运作在总成本中所占的比例。其中，食品加工业的生产运作成本平均占比为 89%，医药制造业的生产运作成本平均占比为 64%，电子及通讯设备制造业的生产运作成本平均占比为 87%，普通机械制造业的生产运作成本平均占比为 82%，以及纺织业的生产运作成本平均占比为 87%。因此，通过控制相关的成本、改进所提供的产品或服务的竞争力等方式，运营管理可以为组织提供更大的盈利改善空间。

运营管理包含和产品服务相关的所有领域，因此其内容可以进一步分为运营战略、产品开发或服务设计的管理，对于提供产品或服务的系统设计管理（包括流程管理、能力计划管理、选址布置、工作计划等），对于提供产品或服务的系统运行管理（包括供应链管理、库存管理、各级生产计划管理、现场管理等），对于提供产品或服务的系统改善管理（包括质量管理、资源配置优化、流程再造、平衡理论和约束理论等）。需要注意的是，在提到的以上运营管理内容中，大多数管理领域同时适用于产品（有形的）和服务（无形的），但在少数的管理领域，产品和服务是有很大区别的，这主要是由服务自身的特征所造成的。例如，服务是无形的，而且通常提供服务和接受服务必须是同步进行的（比如提供手术、剪头等服务），因此服务是无法通过库存来调整供需不平衡的，库存管理领域也就不适用于服务。另外，服务间的差异化程度非常高、种类非常繁杂，很多情况下涉及密集的知识创造，因此服务类产品的定义无法完全一致化。但在运营管理下的其他多数管理领域中，产品和服务都是相似或者相同的，而且很多制造行业和服务行业所提供的产品或服务也通常都具有互相交叉的现象，即有形的产品包含无形的服务所带来的价值，而无形的服务基于有形的产品来完成价值转化。图3-6给出了若干制造行业的产品和服务行业服务的产品、服务交叉的例子，可以看出，产品和服务基本上都是互相交叉的，只是其所包含的有形成分和无形成分的比例不同而已。

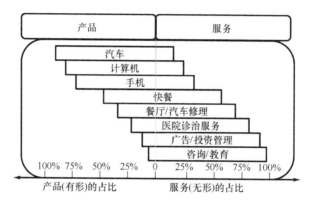

图 3-6　产品和服务广泛共存的案例

运营战略包括制定企业各项主要政策和计划，以利用企业资源最大限度地支持企业的长期竞争战略（企业战略管理的范畴）。运营战略必须和企业战略相辅相成：企业战略决定企业的变化方向，运营战略决定如何通过设计的产品或服务提供相关产品或服务的一系列工作活动的改变以完成企业战略所定义的目标。为了赢得企业战略层面的竞争力，配合企业既定的基本竞争战略所选择的成本领先、差异化战略或目标集聚战略，运营战略需要适应性地提供相应特征的产品或服务（图3-7），这些特征的产品或服务由五个竞争力要素所组成：成本、质量、时间、服务和柔性。在新的经济环境和国家政策要求下，产品或服务在环境保护方面所表现出的特征也逐渐形成了一个新的竞争力要素。成本要素就是使提供的产品或服务成本更低；质量则是指产品服务的设计水平与可靠性及其他辅助的质量因素，能够以优质的水平满足顾客的相应需求；时间则是指企业能够在规定的时间内提供一定需求数量和种类的产品或服务（如新产品上市或订单订货）；柔性则是指企业运营系统的灵活性能力，即是否能够快速地对市场需求产品或服务的种类和数量变化进行反映，然后以较少的成本提供新需求下的新产品或新服务的

能力。服务则指提供产品或服务时为了
使顾客更好地获得和产品相关的满足感，
所提供的额外的附加值服务，如售后保
修、会员制服务（后续增值服务）等。
环境则更多是指企业是否能够满足目标
市场所在区域对于产品或服务的相关环
境法律法规及标准的要求。

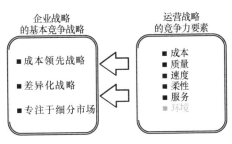

图 3-7　企业战略与运营战略间的竞争力关系

　　流程管理（或流程分析）是运营管
理中非常重要的管理领域。主要关注通过运营系统从输入增值转化为产品或服务
的过程中效率和效用的管理问题。流程管理的目的是通过优化的流程设计，在成
本和其他管理的限制条件下，确保能够提供满足客户需求和达到产品服务目标的
方式方法。流程对于产品或服务的提供具有长期的效率和柔性的影响，同时也会
影响到产品或服务的运营成本和质量，因此对企业运营战略的竞争力具有极大的
作用。通常对于流程的设计能够利用的理论工具包括流程图、时间功能映射图、
价值流图等，服务蓝图则专门用于对服务流程的设计，着重考虑顾客交互和定制
化这两个在服务流程设计中非常普遍且重要的因素。

3.3　医疗体系的管理

3.3.1　医疗卫生行业概要

　　医疗卫生行业（health care）在全球大多数国家的社会与经济结构要素中
都是非常重要的产业。医疗健康与国民的切身利益是密切相关的，是提高人均
寿命、改善国民生活水平的必要因素，因此全球各国都在日益增加相应的医疗
卫生支出。在 2004 年至 2011 年期间，基于世界银行网站所提供的整理数据，
可以看出全球平均的医疗卫生行业年度总支出相对于 GDP 总量基本上保持在
10% 左右，如图 3-8 所示。其中，中国的医疗卫生支出占比较低，保持在 5%
左右，德国保持在 10% ~ 11%，英国保持在 8% ~ 9%，而美国更是占到了
16% 以上。从该数据对比中可以看出，中国的医疗卫生总量支出相比于主要发
达国家甚至世界平均水平而言，仍处在一个非常低的水平。这不难解释中国社
会医疗卫生需求与医疗服务与资源供给之间的巨大缺口。
　　医疗体系由政府管理部门、各级医院及乡镇卫生院组成，其中大型综合医院
和重点专科医院在中国的医疗卫生行业中占据着绝对的重要地位，因此中国的医
疗体系管理可以简化为医院的管理问题。现代化的医院是一个集医学技术、高科
技诊疗设备、医疗专业人才的服务于一体的组织机构。从组织结构而言，医院一

般由临床科室、医技科室、辅助科室及行政科室所组成。临床科室是直接为患者提供诊疗服务的科室，是消耗医院资源提供增值服务的直接职能机构，如内科、外科、妇产科、急诊科等职能部门。医技科室则是为临床科室更好地提供诊疗服务而提供技术支持的职能机构，如药剂科、影像科、麻醉科等职能部门。辅助科室则是为临床科室和医技科室提供服务的科室，如挂号室、住院出院处、收费处、医学信息科、后勤等职能部门及现阶段新兴的远程医疗中心或科室。而行政科室则通常是医院处理行政事务、制定计划、维持正常运营、提供医院管理职能的职能部门，如医务处、护理部、人力资源部、财务部等职能部门。同时，由于医院的类别不同也会产生组织机构上的变化，比如对于大型综合医院，除了完整的临床科室以外，通常也会配有完整的医技科室和辅助科室，但由于在中国这种医院通常为公立医院，因此也可能产生党委、工会等与医院服务关系较远的职能机构。而在高端私立医院（包括合资医院或民营医院），由于紧随市场需求及商业发展需求，也会出现类似商业化企业中的市场推广部、营销部和公共关系部之类的职能机构。

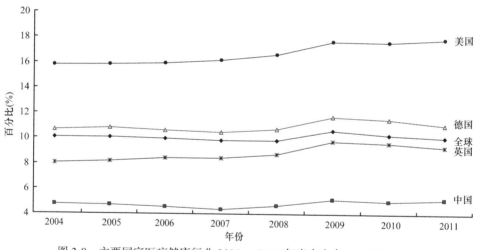

图 3-8　主要国家医疗健康行业 2004 ～ 2011 年度支出占 GDP 的百分比

3.3.2　医疗体系的管理现状及问题

医院提供的诊疗服务增加的价值在于对病患群体的各类疾病的诊断和治疗，从而为医疗服务消费者（即病患）提供生命和健康保障的特殊社会化服务。在全球医疗体系模式的影响下，中国的医疗卫生服务市场开始出现百花齐放的景象，私立医院的数量逐渐增加且规模逐渐增强，使得医疗卫生与健康服务市场的竞争逐步加剧。因此，医院的管理者也需要适应新的竞争环境，通过计划、组织、领导、控制等一系列管理工作职能，从竞争力要素的角度制定医院的长期竞争战略和运营战略，从而提升医院诊疗服务的竞争力、维持或加强医院的可持续性发展水平。

在各个国家的医疗体系中，医疗卫生产业都是一个非常特殊的服务行业，尤其是在中国的医疗卫生体制下，各级医疗卫生组织既有国家和社会卫生事业管理的公共性职能，又具有企业管理的经济性职能。因此，在医疗体系中的管理具有非常复杂的特性，现有的医院管理（或其他医疗机构管理）在各管理领域体系中均存在较为严重的问题。

（1）行业管理角度

从医疗卫生行业的宏观管理角度而言，医疗卫生行业总量投入远低于世界平均水平，使得中国的医疗卫生资源尤其是优质资源相对于社会巨大的需求而言仍然较为缺乏，人均医疗卫生资源则更加偏低，而且医疗卫生机构缺乏有效的管理流程与管理体制标准、优质医疗资源分布与分配不平衡。因此，这些问题造成了对于普通民众普遍较为认可的 "看病难、看病贵" 现象，同时居民医疗卫生费用负担比重过高，造成中国的普通社会群体仍然无法以可接受的成本获得（或至少无法便利地获得）现代医疗卫生服务（尤其是急需的优质医疗资源）。为了从整个行业的角度进行有效改革，从国际实践中借鉴整合型医疗卫生服务体系（integrated delivery system，IDS）作为医疗服务体系整合的方式是一个非常有潜力的改革方向，但对医疗共同体或医疗联合体的探索依然存在许多问题，目前在全世界尚未有明确的研究证明某种模式下的医联体对于降低医疗成本或改善医疗服务质量具有明显效果，而且由于中国体制的特殊性使得在中国之外地区能够行之有效的模式在中国的制度下可能是根本不可行的。

（2）竞争战略和运营战略的管理角度

医院组织应以支持公司的发展战略，经营、管理的有效实施，改善资源配置效率，培养核心竞争力为目标。从医院个体的战略管理和运营战略的角度而言，相当一部分医院缺少明确的战略目标及运营战略目标，缺乏对医院未来的发展方向、发展方式及竞争力战略的前瞻性认知和重视，无法充分应用科学管理理论和借鉴全球先进实践经验来识别医疗卫生行业发展趋势，不清楚自身存在的市场环境、潜在威胁及自身潜在优势。"知己知彼，方能百战百胜"，这句由中国古代优秀军事家总结出来的明智道理对于医院个体的可持续发展也具有非常相似的启示。同时，组织战略不仅是长期工作目标，也是阶段性凝聚企业力量、调整企业内外关系的基准和原则，以及企业组织设计的基本依据。一个优秀的医院管理者必然会在管理理论和实践团队的帮助下，依据医院自身的优劣势，分析现处环境，对未来趋势做出预测，以此为医院制定长期稳定的发展战略、确定医院提供的服务方案，从而奠定医院在同级竞争对手中的竞争优势，获得可持续发展及扩张的机会。

另外，医疗制度改革及分级诊疗的呼声也越来越大，医疗卫生体制改革设计的目标是"小病在社区、大病进医院、康复回社区"。这就使得规模较大的中心型医院（如三级医院）开始转向偏重于疑难重症等专业技术性较强的高端诊治服务，提升大型医院的服务价值增值；同时尽量促使常见疾病、轻微疾病的病患分流到低层次医院（如一、二级医院或乡镇卫生院），从而获得医疗资源的合理利用。这种发展趋势的改变，促使医院需要进行内部的制度改革，并从运营战略和流程管理角度对医院进行重新设计，使医院运营系统能够在商业竞争环境下及其所对应服务产品的细分市场中获得足够的竞争力。

（3）组织管理角度

医院的组织结构应该与医院发展战略的指导相一致。缺乏明晰的战略，则组织机构的调整势必造成部门组阁和人员调整频繁，增加企业的管理成本，降低管理效率。另外，管理层级与其规模、管控模式和行业特点相关，通常管理层级越多，其管控难度就越大，响应反馈的时间就越长。同时管理层级多，管理人员就相对增加，造成管理角色错位或人才资源浪费。组织结构和缺乏内部文化的医院通常缺乏协作意识，医院管理者需要从医院文化角度培养员工间的协作意识，建立规范的业务监管流程和沟通机会，提升全体员工工作行为的有效协作，从而带动组织效率的改善。

（4）流程管理角度

从医院的流程管理角度而言，现有医院的各种诊治、检查服务流程通常是基于较为原始的业务状态所设计的。例如，在门诊服务流程中，病患将医院产生业务的各个环节连接起来而形成一个整体的门诊服务流程，而在这个传统的门诊服务流程中，医院各业务环节通过为病患提供相应的服务活动（即诊断、治疗或检查等服务）带给病患（即接受服务的顾客）一定的价值（病患的疾病获得减缓或治愈），从而产生相应的经济效益和社会效益。若在整个流程中，某环节所提供的服务活动相对于其消耗的成本而带来的价值过低，或者在某些环节设计不合理造成逆向流程流动，则说明该服务流程的设计存在医疗资源或人力资源的浪费。因此，流程管理的目标就是通过突出价值增加较高的重要流程环节，减少价值增加不明显或难以增加价值的流程环节，改善相关的流程效率和效用。

（5）资源配置角度

根据专家估计的数据，在医疗资源及医疗体制相对较好的美国医疗体系下，大约有30%的医疗支出被无效的资源配置管理方法所浪费。因此，从医院资源配置管理的角度,可以在运营层面为医疗诊治过程中所涉及的资源配置进行优化,从而减少由诊治流程造成的医疗资源浪费或低效。例如,诊断、检查等的等待时间对于病人是苦恼,可以通过模拟仿真去改进排队方式来降低病人整体的等待时间。医疗科室、设备及医疗人员的安排问题,或者手术资源、预算分配等问题,可以通过规划模型去获得最优的分配方案。另外,基于风险管理及质量管理的优化方法及多目标规划理论,可以为医疗诊治的决策提供辅助的决策方法,从而降低检查、治疗方案的无用成分。

（6）信息管理角度

由于原有的信息系统很难满足管理的需要,受管理体制、医院管理体制、信息系统开发人员能力等多方面原因制约,造成缺乏成熟且完善、明确梳理清楚医院业务流程的信息系统,这可能会严重影响医院运营管理措施、管理手段的实施及效果。虽然目前医院的基础信息系统已经建设完善如 HIS 等,但与其相匹配的先进管理方法与管理技术工具缺乏认知和应用,大多数医院仅处于尝试阶段。

3.3.3 远程医疗的管理体系

（1）远程医疗的战略规划与管理

全面的远程医疗政策和战略关系到远程医疗系统未来发展的成功,是支持发展和采用远程医疗解决方案的关键,可以为卫生保健系统的长期利益提供科学有效的保障。远程医疗系统无论是作为高新技术项目实施,还是长期可持续的整合医疗服务解决方案,都涉及一系列有关系统本身生存发展的关键性决策,尤其是相关技术方案的选择、成本效益的分析等,在很大程度上决定远程医疗系统是否具有长期的发展潜力甚至系统的成功与否。因此,细致地规划对于远程医疗非常重要,可以确保以最优的方式利用有限的资源达到最优的目标。

（2）远程医疗系统的运营管理

无论开展远程医疗系统的国家目前的收入水平或远程医疗的发展程度如何,实施远程医疗系统所报告的实施障碍中,出现最多的就是远程系统的实施所涉及的成本太高。因此,远程医疗作为一项可持续的技术型服务,需要完善的成本－收益模型的量化分析,为远程医疗系统的运营模式进行优化改进,从而获得最有效、最经济的远程医疗系统及服务。在远程医疗系统的完整运营流程中,需要多个参与方的协同,因此需要建立清晰有效的协同模式,对各参与方的职责权利及收益分配等进行合理地协调。在此基础上,严格的远程医疗系统评估管理可以帮助决策者获得可靠的辅助决策数据,并进一步创建和确定合理的远程医疗政策和战略。

3.4 基于病人价值的远程医疗战略

3.4.1 中国医疗体系的问题及现行的医疗改革

中国是医疗卫生资源尤其是优质资源相对较为缺乏的代表。在过去二十多年里，中国的经济水平获得了快速持续地发展，虽然经过局部的医疗体制改革后，中国的卫生筹资总体水平不断提高，筹资制度也逐渐得到了一定的完善，但另一方面，"看病难、看病贵"在中国仍然是一个非常普遍的现象。从浅层面讲，中国医疗卫生支出占 GDP 的比重较全球平均值过低，相对于中国庞大的人口基数及社会人口结构的快速老龄化趋势而言，必然造成中国的人均医疗卫生资源依然相对不足的现状。尤其是人均优质医疗资源的相对匮乏更为严重，进一步加大医疗卫生的投入显然是势在必行。但更为迫切需要着力解决的是由于缺乏标准的、有效的管理流程与管理体制，以及优质医疗资源分布与分配的不平衡，所造成的资源使用效率低下及资源浪费。在中国这种以公立医院为主导的现状下，自部属医院、省级医院、市县级医院及城乡基层卫生机构由上而下的等级划分中，各种软硬件资源、智力资源在不同层次的医疗机构之间的配置和流动也呈现出非常不合理、不平衡的结构。加上各级医院的技术业务水平和内部管理机制差别较大、上下级医院之间信息流通不畅、缺乏协调沟通，加剧了医疗资源的浪费及使用效率的低下。

中国已经实施了较长时间的医疗卫生体制改革方案，而在新医疗改革中较为成功的众多试点实践基本上局限在以下几个方面：公立医院的市场化产权改造、引入民间资本进入公共医疗服务领域，以及减少政府对于医院的干预等。这几种医疗改革途径对中国的医疗卫生系统而言都有一定的改进作用，但都属于局部性的改善，而非系统的、根本的改革，对于医疗卫生体系低效浪费及医疗资源不足等问题无法带来本质性的转变。因此，经过局部改革后的中国医疗卫生体系仍然存在居民医疗卫生费用负担比重过高、公共卫生体系薄弱、卫生资源配置失当、短缺与浪费并存等问题。由于各种改革方案的设计局限和实施混乱，竟然造成了医疗体系中"市场化不足"与"过度市场化"的并存；从实施效果而言，追逐利益的心理对医院与医生的用药和处方行为产生了主要影响，造成了医疗服务的价格迅猛增长。因此，平均而言，中国的普通社会群体仍然无法以可接受的成本获得（或者至少无法便利地获得）现代医疗卫生服务。

3.4.2　全球医疗体系的改革需求

在全球各国的医疗体系领域中，高成本、低效率，以及让人无法满意的综合医疗水平等问题一直是广泛困扰各国医疗体系良性发展的共同阻碍。这类问题在医疗卫生投入比例高的美国、欧盟等发达国家中非常明显。以美国为例，其医疗卫生总支出的大约 30% 被医疗行业管理实践中的不合理计划和不科学资源管理所浪费。虽然美国的医疗卫生支出和人均医疗资源相对较高，而且其医疗卫生体制也最具市场导向，私立医疗卫生机构远超过半数以上，但行业的低效率却非常普遍且严重。这种问题造成了美国医疗体系的"成本危机"（cost crisis），即医疗支出在持续增长，但所对应的医疗服务质量和社会健康水平却并未改善，甚至在个别情况下还有恶化倒退的趋势。虽然医疗卫生管理部门进行了一系列的补救政策和改革措施，如强制临床路径、降低误诊率、实施电子病历系统等，但带来的效果却非常有限。

医疗改革的目的最根本的应该是要尽可能地提供给社会和公民充裕的医疗资源和医疗服务，而进一步的更高层次追求则应是为所有的社会人群以更低的成本提供高质量的医疗服务。然而，医疗资源尤其是优质的医疗资源，比如高水平的医疗专家和医务人员，以及高科技的医疗器械和设备等，相对于需求而言总是有限的。这种矛盾的根本解决，需要通过提高医疗资源（尤其是优质资源）的使用效率，而非简单地增加绝对的资源数量。Champy 等从医疗流程效率角度提出了医疗流程的再造，以达到从根上改进流程效率的目的。Mark Graban 借鉴生产制造体系中的精益生产，提出并贯彻实施了精益医疗（lean healthcare）的概念。这些研究者和本书相关科研团队都通过大量观察而得出：在病人的诊疗流程中，各医疗环节通常都是隔绝、独立的，这样会由于流程设计缺乏防错机制而造成医疗失误，比如病人在诊疗过程中会遇到许多的医生或检查师，这些医生之间通常并没有针对该病人病情进行有效地沟通，因此不可避免地会产生重复或非必要的检查、诊断延迟等无效率的工作，造成病人治疗成本的增加；并且时有发生由于糟糕的流程设计造成的医疗过失，但是并没有服务提供者和医院管理者会为这种无效率的工作或资源浪费负责，最终都是由病人和医疗保险公司来支付或承担。

可以看出，以上分析所发现的医疗问题存在于全球绝大部分的医疗体系中。因此，急需一种能够从根本上改变医疗体系现状，从而能够建立起高效率、高质量、低浪费，同时兼顾公平的新型医疗体系。基于大量实践分析及理论探讨，我们认为，以远程医疗体系的建设为基础，以基于病人价值的医疗体系为目标，最终建立基于病人价值的远程医疗体系，才是从根本上解决现有医疗系统中的资源浪费严重、医疗质量较低等问题的有效方法。

3.4.3 远程医疗对面向医疗价值改革的促进

作为一种新的医疗技术与医疗体系改进模式，远程医疗在全球各个国家及地区的健康体系中都得到了高速发展及局部的有效应用。远程医疗，从字面可以直接理解为"远距离的治疗"，也就是优质医务人员和医疗资源可以通过远程网络通讯的方式为物理距离遥远的病人进行疾病诊断、治疗。另一方面，全球医疗体系由于行业业务流程、资源配置、医院业务流程管理、人力资源制度等方面的表象问题，造成了大量的医疗资源和医疗人员资源的浪费，迫切需要一个能够带来根本改变的体制性改革或者管理战略方向，从而极大地提高医疗诊治的效率和效用，达到科学管理所定义的竞争力优势水平。那么，在现在科技发展趋势和潮流下（如通讯网络技术极大发展、移动智能设备快速普及的大环境下），医疗体系改革应该选择什么样的道路呢？

战略管理大师 Porter 等认为，全球的医疗成本危机虽然来自于医院管理和医疗流程中的无效率，而更核心的原因则在于现有医疗体系对价值判断的误导。现有医疗体系的运营和评价都是以医生的成果为中心的，但是作为服务于社会和公民的机构，对医疗体系的评判更应该基于服务接受者即病人从中获得的价值，而且这种价值方向的改革实际上更是一种双赢的结果。因此，他们从医疗诊断模式、病人价值目标、收费方式、整合医疗体系、医院服务范围及 IT 技术平台六个方面构建了更为彻底的医疗改革战略方向，目标是建立基于价值的医疗体系（value-based health care）、基于提高医疗质量而不是单纯基于增加业务量去增加医院的利润。目前的医疗服务收费模式无外乎按人头收费或按服务收费，这些都不支持对病人价值提升的奖励（保持疗效的基础上降低病人花费，或者保持同样花费基础上提高疗效），比如一位医生能够以较少的诊断检查项目来确诊病人病情，并且能够以较短的住院时间及较少的住院花费治愈病人，在全球的现行收费模式下，这位医生都无法获得任何实质性的精神鼓励或物质奖励，尤其是在中国的现行体制下，而这位医生更有可能得到的只是惩罚性结果，如收入下降。从管理的角度而言，提供了更高价值的服务反而使得服务提供者的收益受损，这样的情况是肯定不能接受的，但在医疗系统却大量存在。

笼统地讲，一个针对病人价值的完善的社会医疗体系应该具有以下特征：高效率、低成本、医疗资源的可获取性和便捷性、高医疗质量、治疗效果好、病人满意度高、医疗人员的满意度高等。对于病人价值的定义，客观而言就是以尽量低的医疗成本获得尽量高的医疗成果，基本上等效于医疗系统的输入输出效率。医疗成本包括实际的医疗花费，以及为了获得医疗服务所需要的辅助花费；而医疗成果则包括健康恢复的程度、无效诊治率、恢复时间、恢复后的持续时间及治愈后的长期影响等。另外，从主观方面定义病人价值，即病人可以感受的医疗服务价值，包括病人的满意程度及病人接受医疗服务的舒适程度等。

在 Porter 等构架的战略改革方案中，基于病人价值的医疗体系是最终要实现的战略目标（图 3-9）。因此，所有的改革措施都是针对提高病人价值而制定的，这些措施包括建立多元化的协同诊疗小组、采用组合式收费模式（按病种及病人初始状况）、强化绩效评价及成本评估、将诊疗业务集中在医疗服务链的特定环节、利用医院联合体或连锁的方式扩充医疗服务地域，以及建立完善的自愿医疗信息平台。

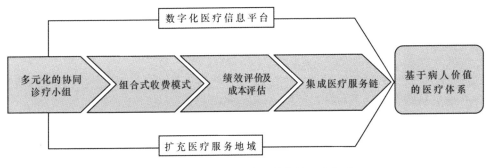

图 3-9　Porter 等基于病人价值的医疗体系

相对于 Porter 等所提出的医疗体系改革战略架构而言，迄今为止，中国所进行的局部性医疗改革从浅入深包括减少政府对于医院的干预、公立医院私有化改制或直接引入民间私人资本，初衷就是利用私有化体制提高经营效率、减少医疗资源浪费，同时又通过扩大私人资本在公共医疗服务体系的医疗资源投入，提高社会普通公民的可获取性和便捷性。医院私有化、医疗体系的市场化仅仅是医疗体系改革的最初级阶段，仅能在最低层面提高医疗效率，而且美国等发达国家也已经证明了简单的私有化根本无法解决医疗体系中的根本问题。而最近几年试点较为成功的医联体改革才开始真正涉及深度的医疗改革。

3.4.4　建立基于病人价值的远程医疗体系

基于病人价值的医疗体系（图 3-10）为中国的医疗体系改革提供了一个非常具有吸引力的目标框架，起初是由 Porter 等针对存在于全球医疗体系共性的重大改革性问题所提出的根本解决策略和方案。同时，EHTEL 在 2008 年也已经明确提出了欧洲的 "European 2020" 战略规划，其本质就是在实现各种医疗信息化系统集成的基础上，在数字医疗环境下建立基于远程医疗的 eHealth 医疗体系。这种新型体系的特征包括两项：可持续发展和需求拉动（demand-pull），这本质上

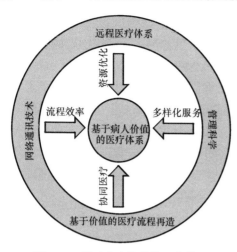

图 3-10　基于病人价值的医疗体系

代表了一种在网络信息环境下全新的医疗体系模式，是对现有医疗体系大幅提高系统效率及资源利用率的一种结构性改革。另外，在 EHTEL 的远程医疗定义中，EHTEL 把为病人用户提供的服务放在了最核心的位置：一是医疗资源（特别是优质医疗资源）对于病人的可获取性和便利性；二是病人获得的医疗服务的质量。资源的可获取性和便利性是医疗卫生系统发展的最基本目标，然而医疗服务的质量、成本及效率却是全球医疗体系所面临的更重大的挑战，理应是医疗体系改革的最本质目标。因此，综合而言，远程医疗体系的未来发展目标和建立基于病人价值的医疗体系是相辅相成及协调一致的。

对病人而言，也有证据证明基于远程医疗的诊疗服务能够在提高病人诊治效果的前提下，达到降低病人治愈所花费的时间和成本的结果。

中国现行的医疗体系改革被赋予了高度的期望。然而，这种改革的大多数措施实际上仅是为了弥补公立医疗资源的相对不足，以及减缓行政体系对于医疗体系的干预所造成的资源效率浪费，对于存在于全球医疗体系深层的医疗价值问题无法提供根本性的解决方案。同时，中国和其他很多国家或地区都对建设远程医疗体系给予了很高重视程度及投资力度，然而世界卫生组织的报告显示大部分远程医疗的建设都缺乏系统的战略发展规划或国家政策。针对这一关键问题，我们创新性地提出了建设基于病人价值的远程医疗体系，可以为远程医疗的发展及针对全球医疗体系共性问题的改革提供非常重要的指引。远程医疗的发展目标应该不仅仅限定在通过通讯网络与 IT 技术对现有医疗体系与诊疗流程的促进，更应该是对现有医疗体系各种问题进行根本性改革和诊疗流程再造的一个良好契机。

本章小结

本章主要介绍了远程医疗服务运行管理基础。首先，系统介绍了管理科学的基本理论及概念，并在分析医疗体系管理研究的基础上提出远程医疗管理体系的研究。其次，通过分析中国医疗体系的问题及现行的医疗改革现状，提出全球医疗体系的改革需求，研究远程医疗对面向医疗价值改革的促进作用，从而建立基于病人价值的远程医疗体系。

参考文献

季六祥 . 2012. 新医改区域模式与实施路径设计——以广东湛江为例 [J]. 中国软科学，（9）：55-71.

欧洲远程健康信息协会（EHTEL）指导委员会 . 2008. Sustainable telemedicine：paradigms for future-proof health-care[EB/OL]. http：//www.ehtel.org/.

世界卫生组织（WHO）. 2011. Global observatory for e-health series[EB/OL]. http：//www.who.int/en/.

斯蒂芬 P. 罗宾斯，蒂莫西 A. 贾奇著 . 2010. 组织行为学 [M]. 第 13 版 . 北京：清华大学出版社 .

Carter MW，Golden BL，Wasil EA. 2009. Wasil Introduction：applications of management science and operations research models and methods to problems in health care[J]. Interfaces，39（3）：183-185.

Denardo EV. 2002. The science of decision making: a problem-based approach using excel [J]. lie Transactions, 33（1）：92-94.

James Champy，Harry Greespun. 2010. Reengineering health care：a manifesto for radically rethinking health care delivery[M]. New Jersey：FT Press.

Michael E. Porter，Clemens Guth. 2012. Redefining german health care：moving to a value-based system [J]. Jahrbucher Fur Nationalokonomie Und Statistik，232（6）：717-721.

Michael E. Porter，Erika A. Pabo，Thomas H. Lee. 2013. Redesigning primary care：a strategic vision to improve value by organizing around patients' needs [J]. Health Affairs，32（3）：516-525.

Porter ME，Lee TH. 2013. The strategy that will fix health care [J]. Harvard Business Review，91（12）：24.

Robbins，Stephen P，Coulter，et al. Management [M]. 8th ed. San Francisco：Prentice Hall，2005.

Winston，Wayne L. 2004. Operations research-decision making [M]. 3rd ed.（影印版）. 北京：清华大学出版社 .

第4章
远程医疗服务需求分析

4.1 远程医疗需求问卷设计与调查

为了解医疗机构及患者对远程医疗的认识，全面把握远程医疗服务的实际需求，本研究组织实施了问卷调查。本次远程医疗需求问卷调查共设计了三个试卷，分别为面向患者的调查问卷、面向医务人员的调查问卷、面向医院管理者的调查问卷。面向患者的调查问卷分为三部分，即患者基本信息的调查、患者首诊选择和对各个医疗机构的评价的调查、患者对远程医疗的认知程度和接受程度的调查。面向医务人员的调查问卷也分为三部分，首先是医务人员基本信息的调查，包括年龄、性别、学历、所在区域；其次是对远程医疗的认知程度和接受程度；第三部分是远程医疗应用情况的调查。面向医院管理者的问卷在调查医院管理者基本信息的基础上，调查了各个医院医疗信息化情况和开展远程医疗业务应用情况，最后着重了解目前制约我国远程医疗发展的内外部因素。

通过以上不同对象的调查，旨在明确目前我国远程医疗系统的发展现状，以及患者、医务人员、医院管理者对远程医疗的需求，远程医疗的效益，制约远程医疗发展的内外部因素，为远程医疗今后的发展提出建设性建议。

4.1.1 调查问卷的设计过程

研究表明，科学的问卷设计要做到：提出适当的问题、简单清晰地表达、获得诚实的回答、符合回答者心理的问卷布局和问卷容量。为了设计出一份较为科学的问卷以尽可能地提高统计分析结果的可靠性和有效性，本次远程医疗系统需求与价值分析主要调查题目采取以下流程进行设计。

第一，大量的文献研究。在前面所述研究中，查阅了大量的有关远程医疗系统需求与价值分析的相关文献，在对它们做出分析的基础上，初步给出问卷各个选项，争取覆盖远程医疗系统需求与价值的方方面面。

第二，注意题项的措辞。问卷用词和句子必须简单明了，使每个回答者都能理解，并且理解相同。本次调查问卷充分考虑了这一点，尽可能使语言简单明了。

第三，在题项设计中，考虑如何才能获得诚实的回答。人们都有不愿意暴露自己弱点的特点，那么，当知识转移的结果不是很理想的时候，回答者可能倾向于从外部找原因，而对自己的责任担当不够，这就需要在设计题项时采取迂回手段间接提问。

第四，注意问卷容量和问题不均。问卷题项太少，不能全面覆盖需要调查的内容。问卷过长，除非回答者特别关心或大力协作，否则会得到不真实的回答，进而对后期的统计结果产生影响。同时在问题的布局上，采取逐渐深入的原则，确保问卷的科学性。

第五，征求远程医疗领域专家学者的意见。在文献阅读、实地访谈和设计初步问卷之后，将该问卷以电子邮件的方式发送给从事远程医疗研究的专家学者，征求他们对初步问卷的意见，并对问卷进行修改，形成修改后的调查问卷。

第六，通过小规模的预测试修改问卷。利用修改后的问卷先进行小范围的测试调查，然后根据反馈的结果和建议，对问卷不合理的地方进行修改，在此基础上形成最终的调查问卷。

4.1.2　问卷调查的过程

本次调查于 2014 年 11 月至 2015 年 2 月组织实施，因调查对象分为患者、医务人员、医院管理者三类，所以调查过程也分为三部分。

其一，面向患者需求的问卷调查具体实施方式。面向患者的调查问卷采取邮寄问卷的方式进行，请求基层协作医院的医务人员帮助，进行问卷的发放、填写、回收。共发放问卷 150 份，回收问卷 142 份，其中有效问卷 128 份，有效回收率 85.3%。

其二，面向医务人员的问卷调查具体实施方式。面向医务人员的调查问卷采取电子邮件的方式进行。向随机抽取的 120 名医务人员发放邮件，并电话通知，共收回有效问卷 112 份，有效回收率 93.3%。

其三，面向医院管理者的问卷调查的具体实施方式。在全省内随机抽取 120 家医院进行调查，向医院管理者发送电子邮件，并电话通知请求给予帮助。此次调查共收回有效问卷 105 份，有效回收率 87.5%。

最后，对回收后的数据收集整理并进行描述性分析。

4.1.3　问卷质量的控制

第一，设计调查表时，咨询有关专家，对调查表进行反复修改，确保调查表的正确性和全面性。

第二，在正式调查之前，进行预调查，了解问卷的可操作性、可接受性等，并对问卷中出现的问题进行修改和完善，从而保证问卷的真实可靠。

第三，在对数据进行统计分析之前，反复审查数据，对缺失值大于 20% 的问卷视为无效问卷。

4.2 面向患者的调查结果分析

面向患者的调查问卷从结构上分为三部分：第一部分是患者基本信息的调查，主要包括患者年龄、性别、学历、所在地区、职业、医疗保险、月收入等情况；第二部分是患者首诊医院的选择情况，主要包括就医的首要选择、选择和不选择的原因，以及对县级以下医疗机构、县级医疗机构、市级医疗机构、省级医疗机构诊断水平的评价；第三部分是患者对于远程医疗认知程度和接受程度的调查，包括是否听说过远程医疗、从哪些途径听说过远程医疗、对于远程医疗概念的判断、对远程医疗的认可程度、尝试远程医疗的意愿、选择和不选择远程医疗的原因等。

4.2.1 患者基本信息

患者年龄划分为 4 个区间，分别为 25 岁以下、25～45 岁、45～60 岁、60 岁以上。学历划分为专科以下、专科、本科、本科以上 4 个区间。25 岁以下的患者有 12 人，其中专科以下学历 3 人、专科学历 4 人、本科学历 4 人、本科以上学历 1 人。25～45 岁的患者有 18 人，其中专科以下学历 11 人、专科学历 3 人、本科学历 3 人、本科以上学历 1 人。45～60 岁的患者有 30 人，其中专科以下学历 12 人、专科学历 15 人、本科学历 3 人。60 岁以上患者有 68 人，其中专科以下学历 58 人、专科学历 7 人、本科学历 3 人。从图 4-1 可知，患者的年龄主要分布在 45 岁以上，其中 60 岁以上居多，基层患者的学历层次大都集中在专科和专科以下，与实际情况相符。

基层医院的患者主要分为机关职工、企业职工、农民及其他人群。从图 4-2 可以看出，本次调查的行政事业单位等机关职工 30 人，除了全部拥有城镇职工基本医疗外，18 人还购买有商业医疗保险。而企业职工除了实现了城镇居民基本医疗保险的覆盖外，12 人还购买了商业医疗保险。在此次调查中，农村居民占 54 人，占调查人数的大多数，主要以新农合为主，少数购买有商业医疗保险。其余职业不明的有 6 人，其中 4 人拥有城镇居民医疗保险、2 人拥有商业医疗保险。

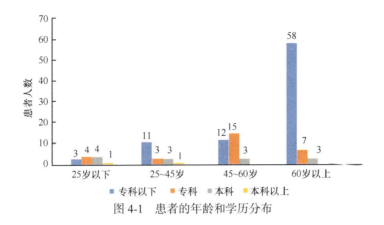

图 4-1　患者的年龄和学历分布

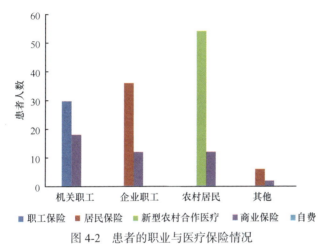

图 4-2　患者的职业与医疗保险情况

从此次调查中可以看出，随着新农合的发展和医疗保险种类的增多，我国基本上实现了居民医疗保险的全覆盖。

4.2.2　患者首诊选择和对各个医疗机构的评价

此次问卷调查患者月收入与首诊选择的数据如图 4-3 所示。根据调查，收入较高的人群就医时基本上会选择县级医院或省级医院，很少会选择社区卫生院或乡镇卫生院。月收入 5000 ～ 10000 元的患者较多的选择仍是省市级医院，也有部分选择县级医院和乡镇卫生院。月收入在 3000 ～ 5000 元的患者则大多选择县级医院，如在本次调查中共有 20 人选择县级医院、13 人选择省市级医院、9 人选择乡镇卫生院。而月收入 3000 元以下的患者则更多的选择社区卫生院或乡镇卫生院就诊，也有部分人会首先选择县级医院，极少数人首选省市级医院，这也与实际情况相符。

在此次调查中一共有 53 人首先选择去省市级医院就诊，占总人数的 41%；39 人首先选择去县级医院就诊，占总人数的 31%；4 人首诊选择社区卫生院，

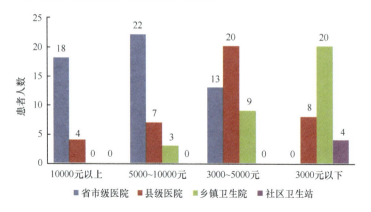

图 4-3　患者月收入与首诊选择

占总人数的 3%；32 人选择乡镇卫生院，占总人数的 25%。如图 4-4 所示。

首诊选择去省市级医院的原因调查中，30.8% 的人因危急重症才选择去省市级医院就诊，92.30% 的人认为省市级医院医疗水平高，61.54% 的人认为省市级医院医疗设备先进，84.62% 的人则因为对基层医院医疗水平不放心而选择去省市级医院。如表 4-1 所示。

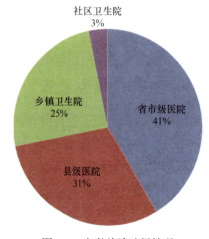

图 4-4　患者首诊选择情况

表 4-1　首诊选择省市级医院的原因

原因	频数	总数	构成比（%）
危急重症	4	13	30.80
医疗水平高	12	13	92.30
医疗设备先进	8	13	61.54
对基层医院医疗水平不放心	11	13	84.62

首诊选择去县级以下医院的原因调查中，77.8% 的人因为就诊费用低才选择去县级以下医院就诊，33.3% 的人因为方便选择县级以下医院，72.2% 是因为医保报销比例高，只有 61.1% 的患者是因为病情较轻。如表 4-2 所示。

表 4-2　首诊选择去县级以下医院的原因

原因	频数	总数	构成比（%）
就诊费用低	28	36	77.8
就诊方便	12	36	33.3
医保报销比例高	26	36	72.2
病情较轻	22	36	61.1

在首诊不选择去县级以下医疗机构的原因调查中，92.4% 的人认为县级以下医疗机构医疗水平不高，63.1% 的人认为县级以下医疗机构设备落后，84.8% 的人认为县级以下医疗机构误诊率高，而仅有 32.6% 人是因为危急重症而不选择去县以下医疗机构就医。如表 4-3 所示。

表 4-3 首诊不选择县级以下医疗机构的原因

原因	频数	总数	构成比（%）
医疗水平不高	85	92	92.4
设备落后	58	92	63.1
误诊率高	78	92	84.8
危急重症	30	92	32.6

在对各个医疗机构信任程度的评价中，有 23.4% 的人认为省级医疗机构的医疗水平值得信赖，56.3% 的人认为省级医疗机构的医疗水平较为放心，14.1% 的人认为省级医疗机构的医疗水平一般，仅有 6.2% 的人对省级医疗机构的医疗水平不放心。对于市级医疗机构，6.3% 的人认为市级医疗机构的医疗水平值得信赖，27.3% 的人认为市级医疗机构的医疗水平较为放心，40.6% 的人认为市级医疗机构的医疗水平一般，而对市级医疗机构的医疗水平不放心的比例则上升到 25.8%，说明我国省级医院和市级医院之间的水平差距仍较大。对于县级医疗机构，仅有 2.3% 的人认为县级医疗机构医疗水平值得信赖，27.3% 的人对县级医疗机构医疗水平较为放心，36.8% 的人认为县级医疗机构医疗水平一般，而对县级医疗机构医疗水平不放心的比例则相应上升到 33.6%。对于县级以下的医疗机构，被调查者中无人认为县级以下医疗机构值得信赖，仅有 9.4% 的人认为县级以下医疗机构的医疗水平较为放心，27.3% 的人认为县级以下医疗机构医疗水平一般，而对县级以下医疗机构不放心的比例则上升到 63.3%。如图 4-5 所示。

4.2.3 远程医疗认知程度和接受程度的调查

本次调查中仅有 23% 的人表示听说过远程医疗，77% 的人表示没有听说过远程医疗。在对远程医疗概念判断上，45% 的人判断准确，但判断错误率高达 55%。在了解远程医疗的途径上，从表 4-4 可以看出，基层患者主要是通过医生告知这一途径了解远程医疗，电视、网站、报刊这三种途径次之，从其他途径获取远程医疗信息则相对较少。通过调查了解远程医疗的途径可以为后期远程医疗的宣传指明方向，使之更加有的放矢。

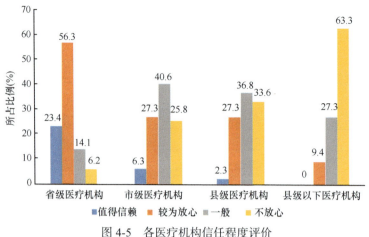

图 4-5　各医疗机构信任程度评价

表 4-4　了解远程医疗的途径（多选）

途径	频数	总数	构成比（%）
电视	16	128	12.5
网站	35	128	27.3
报刊	12	128	9.4
医生告知	106	128	82.8
学术会议	6	128	4.7
其他途径	3	128	2.3

在被问及是否愿意尝试远程医疗时，有 42% 的人表示愿意接受远程医疗，58% 的人则表示不愿意。在愿意尝试远程医疗的 78 人中，72.2% 的人认为远程医疗比传统医疗节约相应费用，74.6% 的人认为远程医疗方便快捷，79.5% 的人认为远程医疗比传统医疗更加节约时间，61.5% 的人认为远程医疗相较传统医疗就诊体验较好。如表 4-5 所示。

表 4-5　选择远程医疗的原因

原因	频数	总数	构成比（%）
节约费用	52	78	72.2
方便快捷	58	78	74.6
节约时间	62	78	79.5
就诊体验好	48	78	61.5

此次问卷调查中，表示不会选择远程医疗的有 50 人，由于是多选项，远程医疗可靠性不高出现了 39 次，占总数的 78%；传统就医习惯出现了 40 次，占总

数的80%；远程医疗法律法规不健全出现了35次，占总数的70%；远程医疗费用过高出现了28次，占总数的56%。如表4-6所示。

表4-6　不选择远程医疗的原因

原因	频数	总数	构成比（%）
远程医疗可靠性不高	39	50	78
传统就医习惯	40	50	80
法律法规不健全	35	50	70
费用过高	28	50	56

而远程医疗的可靠性不高，则体现在医保不能报销、不能面对面交流、影像传输质量不高、价格过高几个方面，它们所占比重如图4-6所示。

远程医疗法律法规不健全体现在信息安全、患者隐私保护、医院责任认定不明、医患关系不明等方面，其中信息安全占9%；患者隐私保护占23%；医疗责任认定不明占大部分比重，高达54%；医患关系不明占14%。具体如图4-7所示。

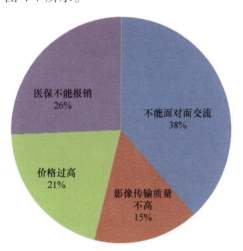

图4-6　远程医疗不可靠的原因

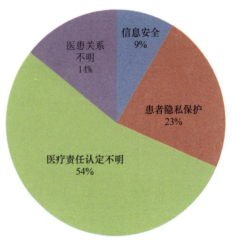

图4-7　远程医疗法律法规不健全的体现

4.2.4　小结

从面向患者的问卷调查中，笔者获知了被调查者的年龄分布、学历情况。随着新农合的发展和医疗保险种类的增多，我国基本上实现了居民医疗保险的全覆盖。在此次参与调查的基层人员中，首诊选择省市级医院的比例仍然最高，其次是县级医院，社区卫生站和乡镇卫生院所占比例较低。人们普遍认为省级医院医疗水平高、设备先进，对其他医疗机构医疗水平的评价则较低。首诊选择县级医院，大都因为就诊费用低和医保报销比例高。

在远程医疗认知度和接受度的调查中，只有少部分人表示听说过远程医疗，医生告知是患者了解远程医疗的主要途径，有接近一半的人表示愿意接受远程医疗，这显示出远程医疗未来良好的发展性。相对于传统医疗，远程医疗具有节约费用、方便快捷、节约时间、就诊体验好等优点。另通过调查，笔者得知患者不选择远程医疗的原因包括可靠性不高、传统就医习惯的改变、法律法规不健全、费用过高等，这些问题尚需进一步解决。

4.3　面向医务人员的调查结果分析

4.3.1　医务人员基本信息

医务人员年龄和学历划分区间只面向患者所在的医院。在此次调查中，25岁以下的医务人员有28人，其中专科以下学历0人、专科学历4人、本科学历22人、本科以上学历2人；25～45岁的医务人员有44人，其中专科以下学历0人、专科学历3人、本科学历38人、本科以上学历3人；45～60岁的医务人员有36人，其中专科以下学历1人、专科学历8人、本科学历27人；60岁以上医务人员有4人，其中专科学历1人、本科学历3人。它们所占比例如图4-8所示。由于是面向县级医院发放调查问卷，所以医务人员所在地区均为县城。

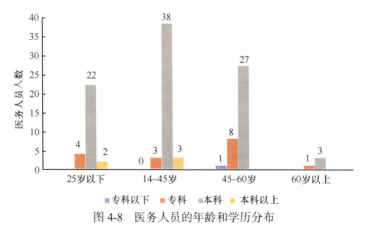

图4-8　医务人员的年龄和学历分布

4.3.2 医务人员远程医疗认知度和接受度

在医务人员的调查中，有 82% 的人表示听说过远程医疗，仅有 18% 的人表示没有听说过远程医疗。在对远程医疗概念判断上，基本上都能判断正确。在了解远程医疗的途径上，从表 4-7 可以看出，与患者了解远程医疗的途径不同，医务人员主要是通过他人告知（同行之间的交流）和学术会议上了解有关远程医疗的信息，其次是电视、网站、报刊等传播途径。

表 4-7 了解远程医疗的途径（多选）

途径	频数	总数	构成比（%）
电视	30	112	26.8
网站	46	112	41.1
报刊	22	112	19.6
他人告知	95	112	84.8
学术会议	86	112	76.8
其他途径	12	112	10.7

在被问及是否愿意尝试远程医疗时，有 73% 的人表示愿意接受远程医疗，27% 的人则表示不愿意尝试远程医疗。

此次问卷调查中，表示不会选择远程医疗的有 30 人，由于是多选项，远程医疗可靠性不高出现了 39 次，占总数的 78%；传统就医习惯出现了 40 次，占总数的 80%；远程医疗法律法规不健全出现了 35 次，占总数的 70%；远程医疗费用过高出现了 28 次，占总数的 56%。如表 4-8 所示。

表 4-8 不选择远程医疗的原因

原因	频数	总数	构成比（%）
远程医疗可靠性不高	22	30	73.3
传统医疗模式	26	30	86.7
法律法规不健全	19	30	63.3
费用过高	17	30	56.7

远程医疗的可靠性不高体现在医保不能报销、不能面对面交流、影像传输质量不高、价格过高几个方面，它们所占比重如图 4-9 所示。

远程医疗法律法规不健全体现在信息安全、患者隐私保护、医院责任认定不明、医患关系不明几个方面，它们所占比重如图 4-10 所示。

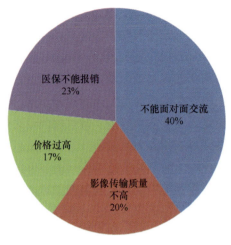

图 4-9　远程医疗的不可靠性体现

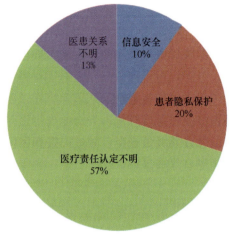

图 4-10　远程医疗法律法规不健全的体现

　　在愿意尝试远程医疗的 82 人中，63.4% 的医务人员认为通过远程医疗能增加患者的治愈率，70.7% 的医务人员认为通过远程医疗能增加疑难病症的确诊率，75.6% 的医务人员认为远程医疗有助于减少患者的上转率，58.5% 的医务人员认为通过参与远程医疗活动能提高自身医疗水平。如表 4-9 所示。

表 4-9　选择远程医疗的原因

原因	频数	总数	构成比（%）
增加治愈率	52	82	63.4
增加确诊率	58	82	70.7
减少上转率	62	82	75.6
提高医疗水平	48	82	58.5

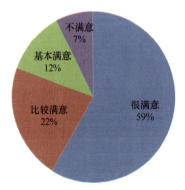

图 4-11　参与远程医疗的满意度

4.3.3　医务人员远程医疗满意度和应用情况

　　在调查中，参与远程医疗的满意度如图 4-11 所示，从图中可以看到远程医疗活动基本令人满意，不满意率仅为 7%。

　　参与远程医疗的患者类型主要集中在以下四种：病情较急且需紧急处理；病情复杂，无法确诊；病情复杂，治疗难度大；长时间治疗没有明显改善。它们在问卷中出现的频数和构成比如表 4-10 所示。

表 4-10　参与远程医疗的患者类型构成

原因	频数	总数	构成比（%）
病情较急且需紧急处理	72	82	87.8
病情复杂，无法确诊	76	82	92.7
病情复杂，治疗难度大	66	82	80.5
长时间治疗没有明显改善	69	82	84.1

在远程医疗的需求方面，远程会诊和远程专科诊断所占比重较大，其次是远程教育，远程咨询所占比重最小。它们在问卷中出现的频数和构成比如表 4-11 所示。而医务人员申请远程会诊和远程专科诊断的目的大致分为两种：明确诊断和指导治疗。

表 4-11　远程医疗需求

需求	频数	总数	构成比（%）
远程会诊	77	82	93.9
远程专科诊断	69	82	84.1
远程咨询	42	82	51.2
远程教育	58	82	70.7

在制约远程医疗发展的因素调查中，分别调查了影响远程综合会诊、远程影像会诊、远程病理会诊、远程教育发展的因素，从法律法规、院内信息化水平、医生思想认识、费用过高四个方面进行了调查，调查结果如图 4-12 所示。从图中可以看出，院内信息化水平和法律法规仍是制约远程医疗发展的重要因素，其次是医生的思想认识和费用过高的问题。

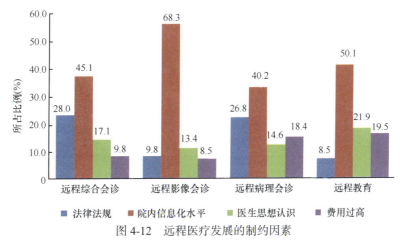

图 4-12　远程医疗发展的制约因素

4.3.4　小结

从面向医务人员的问卷调查中,笔者得知大部分医务人员都听说过远程医疗,学术会议和同行之间的交流是了解远程医疗的主要途径。大部分的医务人员表示愿意接受远程医疗,认为通过远程医疗能增加患者的治愈率和疑难病症的确诊率,有助于减少患者的上转率,可提高自身医疗水平。而不选择远程医疗则存在信息安全、医疗责任认定不明、患者隐私保护的顾虑。

参加过远程医疗活动的医务人员表示远程医疗基本令人满意,对于提升医疗水平、增加确诊率、增加治愈率、降低病人上转率有很大帮助。参与远程医疗的患者类型主要集中在以下四种:病情较急且需紧急处理;病情复杂,无法确诊;病情复杂,治疗难度大;长时间治疗没有明显改善。在制约远程医疗发展的因素调查中,笔者发现院内信息化水平和法律法规仍是制约远程医疗发展的重要因素,其次是医生的思想认识和费用过高的问题。

4.4　面向医院管理者的调查结果分析

4.4.1　医院管理者基本信息调查

在面向医院管理者的调查中,向协作医院共发放 120 份问卷,收回 105 份有效问卷。在被调查的对象中,共有 43 名副院长、23 名医务科主任、39 名院长。相较于医务人员和患者,医院管理者大都学历较高,且只分布在 25～45 岁、45～60 岁这两个年龄段,其中 25～45 岁这个年龄段有 23 人:本科学历 12 人,占 52.2%;本科以上学历有 23 人,占 47.8%。45～60 岁这个年龄段有 82 人:本科学历有 57 人,占 69.5%;本科以上学历有 25 人,占 30.5%。如图 4-13 所示。

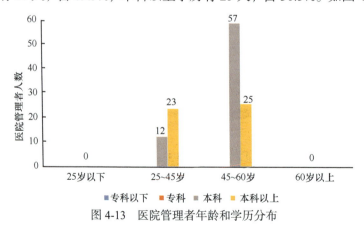

图 4-13　医院管理者年龄和学历分布

4.4.2 医院信息化情况

在此次调查的 105 家医院中，有 HIS 系统的医院有 97 家，HIS 系统覆盖率达到 92.4%；有 PACS 系统的医院有 65 家，占 61.9%；部署有 LIS 系统和 RIS 系统的医院则较少，分别有 31 家和 33 家，各占 29.5%、31.4%。如图 4-14 所示。可以看出，目前县级医院基本上实现了 HIS 系统的覆盖，PACS 系统、RIS 系统和 LIS 系统的覆盖率则需要进一步加强。

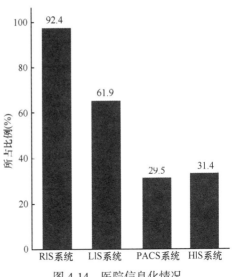

图 4-14 医院信息化情况

4.4.3 远程医疗应用情况

在此次调查的 105 家医院中，共有 45 家医院开展有远程医疗项目，占 43%，60 家医院未开展，占 57%。

在未开展远程医疗的原因中，开展远程医疗项目不盈利、领导重视程度不够、投入资金不足出现的频次最高，分别出现了 55 次、51 次、48 次。其次是医保报销制度不完善、管理制度不健全、远程医疗软件操作不便，分别出现了 46 次、41 次、35 次。最后是医院信息化条件不具备、法律法规不健全、患者接受度低，分别出现了 32 次、28 次、26 次。如图 4-15 所示。

在开展远程医疗应用的医院中，目前远程医疗的应用需求主要集中在远程综合会诊、远程专科诊断、远程教育、远程手术指导。其中远程综合会诊是目前远程医疗的主要应用方面，其次是远程专科诊断、远程教育，远程手术指导目前开展的较少。它们出现的频次和所占比例如图 4-16 所示。

有关于远程医疗益处的调查中，远程医疗在增加基层患者治愈率、提高确

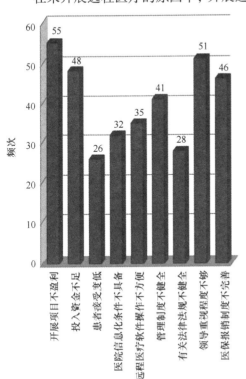

图 4-15 未开展远程医疗项目的原因

诊率、减少基层病人的上转率、提高基层医务人员医疗水平方面得到医院管理者的一致好评。它们出现的频次和所占比例如图 4-17 所示。

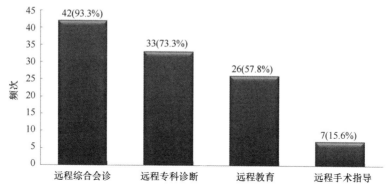

图 4-16　远程医疗应用需求情况

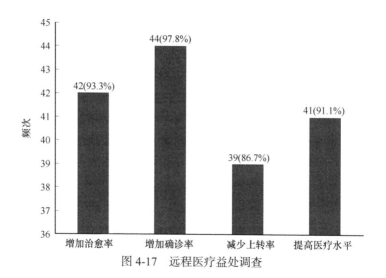

图 4-17　远程医疗益处调查

4.4.4　制约远程医疗发展的内外部因素

在制约远程医疗发展的内部因素中，医务人员工作习惯难以改变和人才匮乏的问题最为突出，在每个问卷中都有体现。而领导重视程度不够、组织管理制度不健全的问题则次之；院内信息化水平在一定程度上也会影响院内远程医疗的发展，而资金不足的问题则只占了 46.7%。

在制约远程医疗发展的外部因素中，法律法规不健全、全民思想意识的改变、标准规范问题最为突出，构成比达到 100%；医保支付问题在制约因素中也十分突出，占 93.3% 的比例；最后是信息基础设施，占 55.6%。具体如表 4-12 所示。

表 4-12　制约远程医疗发展的因素调查

因素分类	原因	频数	总数	构成比（%）
内部制约因素	领导重视程度不够	41	45	91.1
	院内信息化水平较低	32	45	71.1
	工作习惯难以改变	45	45	100
	资金问题	21	45	46.7
	人才匮乏	45	45	100
	组织管理制度不健全	36	45	80
外部制约因素	法律法规不健全	45	45	100
	信息基础设施不完善	25	45	55.6
	全民思想意识改变	45	45	100
	标准规范问题	45	45	100
	信息安全问题	45	45	100
	医保支付问题	42	45	93.3

已开展远程医疗项目的医院主要从健全管理制度、和绩效考核挂钩、提高医院信息化水平、加大宣传力度四个方面入手发展远程医疗。它们所占的比重分别为93.3%、86.7%、80%、73.3%。如图 4-18 所示。

4.4.5　小结

在面向医院管理者的问卷调查中，笔者得知在所调查的医院中，大部分医院都安装有 HIS 系统，而有 PACS 系统的医院则相对较少，仅占 61.9%，有 LIS 系统和 RIS 系统的医院则更少。未来的发展中，PACS 系统、RIS 系统和 LIS 系统的覆盖率需要进一步加强。

此次调查的医院，有近一半开展有远程医疗项目，未开展远程医疗的原因集中在开展远程医疗项目不盈利、领导重视程度不够、投入资金不足出现三方面。

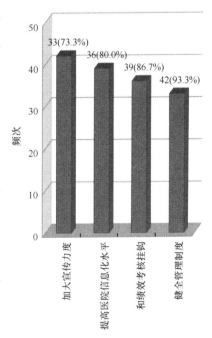

图 4-18　促进远程医疗发展的方面

在开展远程医疗应用的医院中，目前远程医疗的应用需求主要集中在远程综合会诊、远程专科诊断、远程教育、远程手术指导。其中远程综合会诊是目前远程医疗中的主要应用，其次是远程专科诊断、远程教育、远程手术指导目前开展的较少。通过调查，远程医疗在增加基层患者治愈率、提高确诊率、减少基层病人的上转率、提高基层医务人员医疗水平方面得到医院管理者的一致好评。

在制约远程医疗发展的内部因素中，医务人员工作习惯难以改变和人才匮乏的问题最为突出，其次是领导重视程度不够、组织管理制度不健全，院内信息化水平较低在一定程度上也会影响院内远程医疗的发展。在制约远程医疗发展的外部因素中，法律法规不健全、全民思想意识改变、标准规范问题最为突出，医保支付问题在制约因素中也十分突出，最后是信息基础设施。

通过调查，笔者得知目前已开展远程医疗项目的医院主要从健全管理制度、和绩效考核挂钩、提高医院信息化水平、加大宣传力度四个方面入手发展远程医疗，为其他医院提供了一定的参考价值。

本章小结

本章通过问卷分析方法，分析了患者、医务人员、医院管理者对远程医疗的需求，明确了开展远程医疗服务的方向。

第5章
远程医疗服务的价值分析

5.1 远程医疗价值的简要分析

远程医疗系统的构建和运行将对医疗卫生事业发展、医疗与科技的结合、服务基层群众和医疗机构、提升大医院综合竞争力等产生积极的推动作用，其价值主要体现在技术、经济和社会三方面。

5.1.1 技术价值分析

远程医疗服务系统建设与通讯、视频传输、数据库、物联网等技术相关，目前，相关技术发展成果已经为远程医疗服务系统建设奠定了良好的基础，特别是国外相关视频传输、医疗影像处理、通讯技术等已相对成熟并在远程医疗领域得到了应用。而在我国，华为等信息技术公司已经开发了大量有效的视频会议系统、数据处理及管理技术，并在一些省区实现了远程医疗的初步应用，这为远程医疗系统的建设奠定了基础。

当前，我国远程医疗虽有了一定的发展，但离建立真正完善的系统并实现实践应用还有一定距离。远程医疗系统的构建旨在吸收相应技术成果的基础上，实现基于平台化的远程医疗服务系统的技术集成、设备选型、软件选型与开发，并积极采纳物联网等新技术，推动远程医疗的进一步发展，对于形成我国远程医疗的建设标准和相应路径具有重要的技术启发作用。

5.1.2 经济价值分析

远程医疗服务系统的建设对医疗水平落后地区的患者、医生、相关医院等都将产生显著的经济效益。根据李艳等2009年对黑龙江省远程医疗的使用情况研究，远程医疗的经济效益非常明显，主要体现在以下方面：

1）对于患者而言，远程医疗给广大农村和偏远地区的患者带来了显著的经济效益，大大节约了患者的看病费用。通过远程医疗患者在驻地就能得到大、中城市医院医疗专家的会诊诊断，可以节约来回的差旅住宿费用、医疗诊断费用。

2）对于基层医院而言，远程医疗将一批患者留在基层医院，大大提升了基层医院的收入水平。一般县级医院平均住院费用在 3000～5000 元/人，通过远程医疗会诊每年将产生 25 万～45 万元的经济收入。据此推算，河南省远程医疗服务系统的建设和运行将为县级医院带来 3 亿以上的增长收入。

3）对于基层医生而言，通过远程医疗服务系统培训和学习，既节约了培训费用又提高了医疗水平。仅就医生培训而言，对于 1 名进修医生，医院要支付 5000 元以上的进修费，另外还有人员工资、差旅和误餐补助费等。根据医疗行业规定，各级医生要在 3～5 年内进行临床医疗技术继续教育，以适应医疗技术水平发展的要求，因此仅医生进修费用的节约就将是一个庞大的数字。同时，通过远程医疗工作，经治医生的医疗技术水平在很多方面确实得到了提高，由于是带着实际问题进行会诊、咨询，必然学习和掌握到国内较为先进的诊断方法。

4）对于专家会诊医院而言，远程医疗服务系统的运行将产生显著的经济收益，同时社会效益将更为明显。就黑龙江省而言，哈尔滨医科大学附属第二医院每年通过转入患者带来的治疗收益在 500 万～800 万元。据此推断，河南省远程医学平台建设仅在医疗救治收入方面就将达到 2000 万元左右，而开展远程教育、远程监护等的收入更为乐观。同时，通过远程医疗会诊，一些普通疾病便可以在基层医院治疗，使疑难重症患者转入中心医院诊治，直接提高了医院床位的经济收益率。

5）从国家医疗卫生事业发展来看，通过远程医疗会诊，将使更多的患者得以双向转诊，既可缓解农村医疗资源不均衡的矛盾，又可为国家节省大量的医疗资源，减少国家医疗保险资金的投入。

5.1.3　社会价值分析

建设远程医疗服务系统对全国医疗卫生事业的发展具有重要的现实意义。

1）有助于基层群众获得卫生资源优质地区先进的医疗服务，缓解社会医疗资源分布不均衡的现象。通过平台化远程医疗系统的开发和利用，可突破地域、时间的限制，将优质医疗资源和先进医疗技术向本地区医疗机构延伸，实现医疗资源共享和优势互补，这对缓解医疗资源分布不均衡的状况具有积极作用。

2）有助于构筑基于临床案例的新型医学教育渠道，提高基层医疗机构和医疗卫生人员的医疗技术水平。网络医疗服务平台的技术特点改变了传统的医护人员继续教育方式，使得医护人员不用离开工作岗位就能接受到基于临床案例的高质量的培训，使潜移默化的自主学习成为现实，从根本上提高了基层医护人员获得优质继续教育的机会，这不仅是提高在职医护人员素质和技术水平的有效途径之一，也是建立终身教育体制的重要途径。

3）有助于建立对突发公共事件的适时响应与危机处理机制。基于平台的远程医疗服务系统对突发公共事件、特殊环境下的伤员救治工作可提供有效的支持。在这种特殊环境中建立起的应急机动网络医疗服务平台完全可以做到不受地面通信条件的影响，迅速构建起与后方医疗机构及卫生管理部门的联系，将事件发生地区以外的各类医疗卫生资源集中到事发现场，对提高事发地的疾病预防、治疗和应急救治水平，控制传染病源和切断传播途径，以及加强医务人员的安全防护，最大限度地挽救人民群众、医护人员的生命具有积极意义。

4）通过平台化的远程医疗服务系统建设，将有一大批农村基层患者得到高质量医疗卫生服务，同时，相当数量的农村基层医疗卫生人员将得到高质量的医疗卫生知识和技能培训。

综上所述，建设基于平台化的远程医疗服务系统对于优化区域内医疗卫生资源、提高医疗卫生效率、提高医疗机构的服务能力、更好地满足区域内人民的医疗需求等将产生积极地推动作用，并且社会效益显著；同时，也将大大节约患者的诊疗费用、提高基层医院的收入、减少医生培训费用、提高会诊医院的经济收入，这些领域产生的经济效益同样非常可观。

5.2 基于成本－效益理论的远程医疗价值分析

基于成本－效益理论的远程医疗价值分析就是思考与探索远程医疗服务的价值、功能与成本，寻求最佳方案，使目标以最低的总成本可靠地实现服务的必要功能，达到提升价值或降低成本的目标。远程医疗系统在注重医疗质量的过程中，必须考虑自身的生存与发展问题，所以，投资建设远程医疗系统，需要兼顾经济效益和社会效益。价值分析是卫生经济研究的主要方法之一，用于评价投资项目、成本控制及计划方案，进行事前预测的分析评价以提供决策信息，进行事后评价以控制单位成本。

成本效益分析方法是决策者进行选择和决策时的参考依据，通过计算方案的预期效益和预计成本来选择最佳方案，价值分析与成本效益分析基本思路是一致的。此研究中的医疗成本（cost）是指实施某医疗项目规划、诊断方法或治疗方案等的过程中，以货币的形式来统一计量所投入的人力、物力、财力等全部资源的消耗。医疗效益（benefit）是指实施某医疗项目规划、诊断方法或治疗方案等后，以货币的形式来计量取得的全部收益。成本效益分析方法的目的是评价其效益是否大于成本，要求用货币形式来计量方案的成本和效益，以便选择成本尽可能低而效益尽可能高的方案。

医疗成本效益分析方法主要的指标是效益成本比率 α、净现值 β 等。α 代表单位成本获得的效益，用医疗方案的效益现值总额与成本现值总额之比来表示，若 $\alpha > 1$，则可能接受方案。β 表示核算医疗方案成本之后，除去全部成本预计获得的净效益，用医疗方案的效益现值总额与成本现值总额之差来表示。效益成本比率 α 越大越有优势，净现值 $\beta > 0$ 才可能接受方案。

运用成本效益分析方法时，首先要确定几种备选方案，分析每种方案的预计效益和全部成本，计算与评价成本与效益，比较分析结果，进行最终决策。追求单位成本的效益最大化是市场经济的要求，因此，成本效益分析在医院质量管理中具有重要作用，往往难以完全以数量和货币来表达医疗效果，还涉及医学、伦理学、政治、文化等因素的影响，进行经济分析时应综合考虑，选出的方案才更实用。医院需要从患者角度出发，综合考虑和评价各种医疗投资项目和诊疗方案，减少不必要的成本或费用开支，采用最适宜的诊疗措施，以达到最佳效果。

以河南省远程医学中心为例，该中心始建于 1996 年，2010 年 12 月更名为河南省远程医学中心，位于郑州大学第一附属医院门诊医技楼 21 ～ 22 层，占地面积 2800 余平方米，是我国最早成立并实际运行的远程医学中心之一。中心依托郑州大学第一附属医院的优势医疗资源和强大的科研能力，采取光纤、卫星、3G、微波等现代化信息通信技术，采用业界最领先的端到端 1080P60 帧的智真系统，打造了集预约挂号、双向转诊、通讯、应急指挥、视频会议、健康管理、远程会诊、影像数据传输、远程教育培训、数字资源共享等多种功能为一体的区域协同医疗综合服务平台。本研究依据河南省远程医学中心的建设应用实践来进行成本效益价值分析。

5.2.1 成本分析

远程医疗系统的成本主要包括硬件成本、软件成本、人力成本、转型期成本、运行成本等。

1）硬件成本：包括构建远程医疗网络及其应用体系所必需的硬件设备成本、局域网服务器和存储设备投入成本、标准数字化接口检查与检验设备的费用等。河南省远程医学中心购买大量计算机、专用显示器、各类交换机、办公自动化系统、专用服务器及存储设备、打印机、联网工作站计算机、医用高精度显示器、大屏等的总投资达到 6000 万余元。

2）软件成本：主要是远程医学中心体系的软件系统，包括医院内外网站系统、网络控制系统、综合管理查询系统、信息系统、配套应用系列软件等的投入，以及部分老旧设备缺乏标准的数字接口而另行编写接口程序费用、部分设备的数字化接口软件费用、软件公司实施费用等。河南省远程医学中心软件成本总计投入达到 860 万元。

3）人力成本：包括高质量医疗技术、计算机、网络通讯技术综合人才队伍建设成本和员工培训成本。河南省远程医学中心主要采用外聘企业技术骨干、内部转岗、引进毕业大学生三种方式。

4）转型期成本：是为推进远程体系应用、改变传统工作流程和工作习惯而产生的成本，如河南省远程医学中心运行初期，各类检查检验报告未完全取消手工版，网络和手工报告同时送达，这就是"转型期成本"，在运行 6 ～ 8 个月后即基本控制。

5）运行成本：是远程医学系统正式运行之后产生的成本，包括硬件和软件维护成本、日常耗材成本、能源消耗成本等。河南省远程医学中心每年投入约 70 万元用于维护软硬件，耗材成本每年投入 50 万元，计算机网络系统使用能源的消耗成本每年约为 30 万元，网络租赁费用 70 余万元。

5.2.2　效益分析

河南省远程医学中心的建设效益表现为社会效益、经济效益、科研教学效益、管理决策效益等。

1）社会效益：河南省远程医学中心运营后，为医生提供更加准确、及时、全面的病人相关信息，提升了服务质量，使医生的诊断与治疗更加有效。取消各类手工记录，医务人员有更多的时间和精力为病人服务，减少了大量的非业务性工作，提高了医疗质控的广度和力度，提高了医疗质量，使患者更快地康复回到工作岗位，产生的综合社会效益很难用金钱衡量。

2）经济效益：河南省远程医学中心运营并没有产生创收的效果，医院并没有因为增加环节而提高收费价格，很多方面都是公益性质的。直接的经济效益主要是节约了胶片、各类纸张、印刷品等耗材和物资费用支出，减少或杜绝了漏费、错费、失控等现象，减少了手工操作环节，提高了药品的库存周转率，减少了运行过程的内耗，仅此项每年就可以节约 100 万元。河南省远程医学中心运营后，病人流转更快，使医疗资源得到更加充分和有效地利用，同时也树立了郑州大学第一附属医院规范化、透明化、零距离服务的崭新形象，不仅提升了医院科技含量，也吸引了更多的病人前来就医，在同样的时间内可以收治更多的病人，提高了经济效益。

3）科研教学效益：河南省远程医学中心改进了临床科研手段，计算机辅助各类临床数据找出特点、规律等；利用远程中心平台，加速了高水平医务人员的培养，改进了科教手段，在几年的建设期中，对基层医院工作人员进行系统培训达 460 多次，受训人员达 40 万余人次；远程医疗系统的应用丰富了医学资源、提高了科教起点、提高了医学信息的采集广度和信息保存质量。

4）管理决策效益：河南省远程医学中心的网络系统极大地丰富了管理信息的来源，极大地提高了医疗信息查询统计效率，规范了管理的内容与流程，明晰了公文的流转过程规范，将员工档案、成果、项目等都集中在各平台上，由本人及院方互动式管理，做到了管理与服务的结合；通过对医疗历史数据进行比较，预测发展趋势，进行分类处理及预警决策。

5.2.3　河南省远程医学中心的运行效果

河南省远程医学中心实施以来，保证了患者足不出户就可以享受医疗服务，极大地降低了运送病人的时间和成本，可随时随地地进行医疗服务。与全省 118 个县医院建立了联系，通过提供音视频信息和数据等多媒体信息的共享服务，让县乡村级的患者也能够接受大医院专家的治疗，平衡了医疗资源，使医生突破地理范围的限制，可远距离全面诊疗病人、共享病人的病历和诊断照片，促进了临床研究的发展。河南省远程医学中心利用标准的通讯接口，正在开发对家庭和社区提供远程诊疗服务与重症监护服务，发展医疗增值业务；借助远程平台的视频通讯系统和录播系统，定期举行专业医疗培训和健康知识讲座，促进河南省医疗水平发展，并且提供了一个开放的技术交流平台。

河南省远程医学中心的成本与效益大部分难以计量，但此研究所获得的有关成本信息是不加粉饰、不带偏见的可靠信息。笔者在选择成本信息内容时，是根据具体的环境对产生的成本和效益进行职业判断，在成本和效益之间进行权衡，以得出"适量"的成本和效益信息。如图 5-1 所示，河南省远程医学中心的成本曲线斜率较小，表明在远程医疗服务过程中，初始投入成本较大，随着远程医疗网络的完善，投资成本增幅变小；收益曲线斜率较大，表明河南省远程医学中心的综合效益增幅逐步加大。

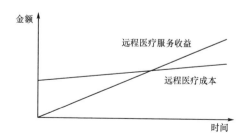

图 5-1　远程医疗服务成本与效益变化情况

　　根据河南省远程医学中心建设过程的投入与产出情况（表 5-1、表 5-2），可以估算出其成本收益率 = 利润 / 成本费用 × 100%=（210+330+90+100+20+30+20）/（6900+2700+120+40+220）× 100%=8%。

表 5-1　河南省远程医学中心的投入成本

名称	内容	金额（万元）
硬件成本	各类计算机、专用显示器、交换机、办公自动化系统专用服务器及存储设备、打印机、自动生化分析仪、医用高精度显示器、专用指挥车与救护车等	6900
软件成本	医院内外网站系统、网络控制系统、综合管理查询系统、信息系统、配套系列软件，以及部分老旧设备缺乏标准的数字接口而另行编写接口程序费用、部分设备的数字化接口软件费用、软件公司实施费用等	2700
人力成本	人才队伍建设成本和员工培训成本	120
转型期成本	同时送达手工版与网络版报告导致的耗材增加和人力成本增加	40
运行成本	硬件和软件维护成本、日常耗材成本、能源消耗成本、网络使用费等	220

表 5-2　河南省远程医学中心的综合收益

名称	内容	金额（万元 / 年）
社会效益	为农村及边远地区患者带来的经济利益。每例患者诊断检查费用在三甲医院平均按 800 元计算，而农村社区卫生院按 100 元计算，基本相差 700 元	210
	会诊诊断可以节省差旅、住宿费平均 400 元，节省医疗诊断费用 700 元，两项可以节省 1100 元左右，并可得到医学专家的疾病诊断	330
	远程医疗节约了患者的治疗时间、家属的陪护时间，降低了精神上的折磨，大约节约 80% 以上	90
经济效益	节约胶片、各类纸张、印刷品等耗材和物资费用支出，减少或杜绝漏费、错费、失控等现象，减少手工操作环节，提高药品的库存周转率，减少运行过程的内耗	100
	远程会诊费用、治疗费用、培训费用等	20
科研教学效益	改进临床科研手段，计算机辅助各类临床数据找出特点、规律等；利用远程中心平台，加速高水平医务人员的培养，改进科教手段；应用远程医学中心体系丰富医学资源、提高科教起点、提高医学信息的采集广度和信息保存质量	30
管理决策效益	丰富管理信息的来源，提高医疗信息查询统计效率，规范管理的内容与流程，明晰公文的流转过程规范，做到管理与服务的结合；对医疗历史数据进行比较，预测发展趋势，进行分类处理及预警决策	20

注：平均按 3000 例 / 年计算，以 2012 年数据为准。

　　除去河南省远程医学中心的社会效益，实际收益率为 1.7%。社会效益在全部效益中占了将近 80% 的份额。河南省远程医学中心的良性运行对社会所做的贡献远远大于其本医院的贡献，外部间接经济效益非常明显。当然，在远程诊断过程中，郑州大学一附属医院赢得了社会声誉、威信和信任，树立了"以德取人、以信取人、以质取人、以诚取人"的良好形象，同时也在科技、文化、生态、环境等方面做出了贡献。由于我国远程医疗尚缺乏系统的理论指导，各级医疗机构的信息化程度差异很大，远程医疗成本高、业务量少、缺少统一的技术标准和规范，开展得并不深入，社会效益还没有充分体现出来。远程会诊、远程诊断、远程检查、远程教育和信息共享等项目基本得到了落实，运行机制、运行模式和使用效率都在进一步的摸索和尝试中。

河南省远程医学中心作为区域大型综合远程医学中心，采取的是中央和地方两级投入的模式，依托郑州大学第一附属医院的河南省远程医学中心建设投资超出了其预算额度，而且设备还需要持续完善，远程医疗的许多优点也未体现出来。作为一种网络合作模式，必须让各方从中获得利益，会诊医院要有积极性，老百姓愿意通过会诊进行治疗，一级医院的大夫愿意参加会诊工作，这一良性盈利模式与良性运转机制正处在探讨之中。

5.3　基于角色分析的远程医疗价值分析

远程医疗因其较高的可及性、质量、效率和成本效益，从而在减少诊断差异、改进临床管理，以及在全球范围内提供医疗保健服务方面具有巨大的潜力。特别是远程医疗因克服了卫生保健提供者和患者之间的距离和时间的限制，可以极大地帮助传统医疗服务水平不足的社区（医疗服务和人员很少的偏远或农村地区）。此外，有证据表明，远程医疗对病人、家属、卫生工作者和卫生系统均具有重要的社会经济利益，其中包括更好的医患沟通效果和教育机会。总体而言，基于国内外公开发表的远程医疗案例报告，远程医疗系统可以提供以下多方面的益处：扩展医疗服务未覆盖区域或乡村社区的服务范围，对慢性疾病提供更有效的控制，改善对老年病人、行动不便的病人或残障病人的治疗，有利于控制医疗护理的相关成本，改善社区及社会人口的整体健康水平，减缓缺乏专业人才造成的影响（通过降低对专业医疗人才的绝对需求），降低由于不当诊断引起的病人死亡率，降低病人到医院产生交叉感染等。

虽然远程医疗在世界范围内得到了快速的发展，但由于远程医疗体系的初期建设需要大量的资金和资源投入，并且目前为止缺乏较为系统、严谨的经济分析理论或案例，因此远程医疗项目依然缺乏客观的科学论证，以致于阻碍了其被更广泛地接受。现有较为常用的经济性分析方法包括三种：成本分析（cost analysis）、成本效益分析（cost effectiveness analysis）和成本收益分析（cost

benefit analysis）。这些方法对于远程医疗也同样适用。成本分析通常是在现有
条件下，将实施远程医疗项目的成本要素进行归纳总结，将总成本与未实施远程
医疗或部分实施远程医疗这两种方案的机会成本进行对比，从而确定实施哪一种
方案从长期而言才能使成本最小化。成本效益分析方法则是考量远程医疗项目的
成本与各种可能的效益，通过分析远程医疗所增加的效益来核证远程医疗的价值。
而成本收益分析则是进一步将远程医疗所增加的多种效益合理量化并转化为货币
化价值，从而核证远程医疗项目的价值。本章尝试通过对远程医疗体系网络分解
分析，系统地给出在各种利益相关的角色视角下，由远程医疗所产生的相关成本
和各种效益，从而构建完整的远程医疗体系的成本效益分析框架。

5.3.1 远程医疗系统中的角色分析

为了更清晰客观地确定远程医疗的成本效益，不能仅单一地从病人或医院的
角度来进行分析，而是需要对远程医疗系统下所涉及的各种主要利益相关方进行
综合分析。因此，根据远程医疗体系中的利益相关关系，有必要构建远程医疗系
统下的角色关联网络，用以帮助确定远程医疗成本效益的研究方案和分析路线。
基于笔者对实际现场的观察分析以及对医疗专家的面谈咨询，以远程咨询或远程
会诊（目前在中国已开展的远程医疗业务中最为普遍的业务）为例，在一个完整
的远程医疗体系中，最核心的角色网络包含了病人、远程医疗网络中的远端医院
及病人主治医生，以及远程医疗网络中的中心医院及所属医生（图 5-2）。而和
这个核心角色网络相关联的其他外围利益相关方则包括了政府监管部门、硬件设
备供应商、软件开发商、医疗保险提供方及病人的雇主。

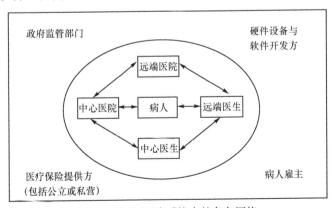

图 5-2 远程医疗系统中的角色网络

为了避免产生歧意，表 5-3 给出了远程医疗系统中各网络角色的明确定义。
在远程医疗的核心网络中，病人是被服务的最终目标，也是整个成本效益分析的

价值核心。中心医院和远端医院为病人提供化验检查、住院病房等设施或服务，中心医生和远端医生则为病人提供诊断治疗的服务。当病人考虑到物理距离和个人成本因素，在远端医院而非中心医院寻求医治和住院治疗服务时，远端医院的医生通过远程医疗网络技术（如视频会议、存储转发系统等），借助于中心医院专家医生的知识和经验，为病人进行更有效的诊断治疗。而中心医院和远端医院通过各自的远程医疗中心进行联通和物理连接，形成具有共同利益的医疗联合体（即医联体）模式，从而为医生和病人提供更加完善的远程医疗服务。在远程医疗的外围网络中，政府监管部门依据相关的法律法规对核心网络中的远程医疗服务进行监督管理，避免出现远程医疗的违法操作，保障网络各方的合法利益。医疗保险提供方依据法律法规和保险条例，为核心网络中的病人和医生提供相应的赔付。硬件设备提供商和软件开发方为中心医院和远端医院提供设备的供应及远程医疗系统的开发，并负责设备与系统的日常维护和故障维修，从而保证软硬件系统的正常运行。病人雇主为病人缴纳医疗保险金，同时受益于病人通过远程医疗的快速康复所得到的更多工作力资源。

表 5-3　远程医疗系统中的网络角色

角色名称	角色定义内容
病人	需要到中心医院或远端医院寻求诊断医治、健康检查或住院治疗的病患
中心医院	拥有优势资源和专家医生的高等级医院或医疗机构，通过远程医疗物理网络和远端医院相连接
中心（医院）医生	在中心医院任职工作的专家医生
远端医院	面向社区服务的基层医院或卫生院所，通过远程医疗物理网络和中心医院相连接
远端（医院）医生	在远端医院任职工作的一般医生
其他利益相关方	包括政府监管部门、硬件设备供应商、软件开发商、医疗保险提供方病人的雇主等和远程医疗核心网络具有利益关联的社会角色

5.3.2　远程医疗核心网络的成本效益分析

由于远程医疗的建设和使用所产生的成本及所获得的效益涉及如图 5-2 所示的远程医疗角色网络的各个环节，因此对于远程医疗的成本效益分析也就不能仅局限于网络中的某个单一角色。例如，若单纯考虑中心医院单个角色的成本效益，由于远程医疗的初期软硬件建设通常需要由医院自身负责，虽然有可能获得政府或其他公共基金的部分补偿，但由于建设所需的投入巨大，所以从经济角度考虑，中心医院通过远程医疗所获得的效益增加一般无法超过甚至无法抵消远程医疗的投入成本。根据世界卫生组织的调查，这也是为什么很多医疗机构虽然对远程医疗具有很大兴趣但却一致未采取具体实施建设的原因。然而，由于中国医疗体系中的诊治服务提供方绝大部分属于公立医院和非营利医疗机构，需要考虑其公益性和社会价值，因此在对远程医疗体系进行成本效益分析时，同样需要充分考虑远程医疗所涉及的所有社会网络角色的成本效益要素，尤其是代表远程医疗网络核心价值的病人角色通过远程医疗体系所能获得的增加效益。基于这种考虑，需要对处于远程医疗核心网络的所有角色进行全面的成本效益的识别和分析，才能够客观辩证地核证远程医疗的有效性。

根据实地观察和专家面谈，并经过进一步合理地分析总结，表 5-4 分别针对远程医疗核心角色网络中的病人、中心医院、中心（医院）医生、远端医院和远端（医院）医生列出了相关各种角色在远程医疗诊治体系中所需的相关成本和可能获得的效益。从分析可以看出，远程医疗体系对于病人，尤其是对于在传统医疗体系下只能承受基层医院医疗成本的偏远地区病人，具有非常重大的效益。除了减少的交通成本和误工损失之外，病人更是能够通过远程医疗系统获得中心医院的专家医生的诊断服务，随之提高诊断正确率、治疗效果和减少复发率，对于病人意义非常大。远程医疗相对于病人的成本，仅仅增加了短暂的熟悉接受新型治疗方式的时间和较少的远程诊断费用。对于中心医院而言，情况则正好相反，远程医疗初期建设和后期维护管理的成本绝大部分由中心医院承担，但其获得的效益却相对较小，而且部分所列效益条目（如减少的普通门诊量和住院病人）从短期而言对于中心医院基于业务量的利润更是一种损失而非收益。但从长期而言，远程医疗体系能够为高等医院和基层医院的就诊分级体制提供极大的促进和帮助，从而逐渐形成"小病小治，大病大治"的就诊秩序。在中心医院层面，基于欧美的医疗体系经验，远程医疗所带来的就诊新秩序则逐渐帮助中心医院的诊治业务集中在重大疾病和疑难杂症上，从而从长期来讲为中心医院的利润、专业水平及品牌效应提供非常有效的提升和改善。类似地，中心医院的医生亦从新就诊秩序中使其专家智力资源的使用效率提升，从而为其单位时间收入和专业权威提供极大的帮助。

表 5-4　远程医疗服务网络的成本效益分析

角色名称	角色的相关成本	角色的可能效益
病人	◇ 增加的新型远程医疗服务的引导时间 ◇ 增加的实际支付的远程诊断费（医保赔付范围外）	◇ 减少的交通成本和行程时间 ◇ 减少的误工时间和收入损失 ◇ 增加的诊断准确率和治疗效果 ◇ 减少的诊疗等待时间、住院时间、转诊时间等 ◇ 减少的复发率，伴院次数等

续表

角色名称	角色的相关成本	角色的可能效益
中心医院	项目初期固定成本： ◇ 设备投入及折旧 ◇ 资本金 ◇ 办公空间与相关设施 ◇ 项目推广费用 ◇ 培训成本 可变成本： ◇ 设备、设施的维护、维修费用 ◇ 增加的远程医疗中心职员的工资成本 ◇ 网络通讯连接成本 ◇ 增加的日常管理成本	◇ 减少的门诊量（尤其是普通病患者的门诊数量） ◇ 减少的平均住院病人 ◇ 减少的平均普通检查 ◇ 加强的医院间合作关系（通过基于远程医疗体系的医联体模式）
中心（医院）医生	◇ 熟悉远程医疗系统下新型诊疗模式的时间 ◇ 增加的工作负荷量	◇ 提高的工作效率（通过减少专家医生在诊断普通病患上所花费的时间） ◇ 额外的远程诊疗费收入
远端医院	项目初期固定成本： ◇ 设备投入及折旧 ◇ 办公空间与相关设施 可变成本： ◇ 设备、设施的维护、维修费用 ◇ 增加的远程医疗办公室职员的工资成本 增加的日常管理成本	◇ 提升的医院医疗服务质量和病人满意程度 ◇ 更多的门诊或住院病人（通过从中心医院获得的品牌效应） ◇ 减少的病人平均住院时间 ◇ 加强的医院间合作关系（通过基于远程医疗体系的医联体模式）
远端（医院）医生	◇ 熟悉远程医疗系统下新型诊疗模式的时间 ◇ 对个人权威性和面子的影响	◇ 提高的病患诊治效率和准确率 ◇ 更快的医疗诊治知识学习（通过更频繁地远程会诊和在线培训） ◇ 更好的个人职业发展

对于远端医院和其医生而言，付出的成本和获得的效益较为平衡。远端医院需要负责的远程医疗网络建设成本较低，基本上只是建设分支远程医疗中心办公室的费用以及相关管理成本和工资成本，并且在现实的远程医疗初期建设实施中，中心医院为了推广远程医疗系统的覆盖范围，通常会为远端医院提供资金和人力支援，进一步降低了远端医院的成本。例如，郑州大学第一附属医院在面向省内县镇和农村进行医疗资源共享的河南省区域远程医疗网络的建设中，对于医疗问题较为典型或困难较大的县镇级别基层医院，会按照标准建设配置为其免费提供软硬件建设，从而加速区域远程医疗网络的扩展和完善，为解决省内优质医疗资源不足且分布不均的问题提供合理地改善。而远端医院从远程医疗中获得的效益更多地体现在通过远程医疗得到的中心（医院）医生所提供的专家智力资源所改进的诊断准确率，从而提高诊治效率及病人满意程度。同样，远端医院的医生也能够在专家智力的帮助下，进一步提高其专业技能水平和诊断准确率，从而为其

个人职业发展提供非常有益的提升。需要特别指出的是，若远端医院能够基于医联体的模式和中心医院建立更加紧密的合作，则可以提升自身的品牌效应以及得到更多中心医院的智力资源援助，对于远端医院的长期发展有着战略层面的作用，对于提高社会医疗资源效率及减少资源浪费具有非常重要的影响。

5.4　远程医疗的成本节约分析

5.4.1　医疗行业现状描述

我国医疗卫生资源尤其是优质资源分布与分配不平衡，"看病难、看病贵"问题仍然是一个非常普遍的现象。大量的病患集中在数量较少的主要以三级医院为主的中心大型医院，造成排队堵塞、成本增加、床位匮乏、医患矛盾增加，而中小型医院和基层医院诊治人次数相对过低。通过分析历年中国卫生统计年鉴可知，二、三级医院基本都聚集在大中城市，因此大中城市的人均医疗资源拥有量明显比小城市及乡镇高得多，医疗需求与供给在地理位置上的结构非常不平衡。图 5-3 展现了 2005 ～ 2012 年各级医院的病床使用率对比及发展趋势，可以看出，对于 2005 ～ 2012 年各级医院的病床使用率，三级医院始终远高于二级医院和一级医院，并且各级医院的住院医疗费用也有很大差异，三级医院远高于一、二级医院。

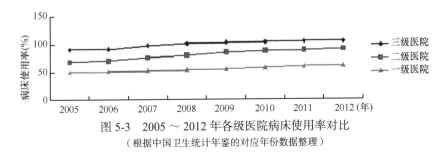

图 5-3　2005 ～ 2012 年各级医院病床使用率对比
（根据中国卫生统计年鉴的对应年份数据整理）

由图 5-4 可知，公立医院住院病人次均医院费用因医院等级不同而差距很大，三级医院住院病人的费用是一级医院的 3.4 倍、二级医院的 2.4 倍，对于在三级医院就诊的病人来说，这是一项沉重的负担。而中国大多数人居住在小城市和乡村，若是能在一、二级医院通过远程医疗得到三级医院专家的诊治，而不是直接转诊至三级医院，将不仅节约大量的资金，还可免去病人来回奔波的辛苦、节约在大中城市就诊的各项费用，也将大大缩短就诊时间。

然而，远程医疗的初期建设所需的投入巨大。从经济角度考虑，中心大型医院通过远程医疗所获得的增加效益一般无法超过甚至无法抵消远程医疗的投入成本。由于中国医疗体系中的诊治服务提供方绝大部分属于公立医院和非营利医疗机构，需要考虑其公益性和社会价值。而现有关于远程医疗成本效益分析的文献大多为提出相关成本效益的框架模型，缺乏实际的数据模型及案例计算。因此，本章基于实际获取的案例数据，在尝试性的数据模型基础上，对远程医疗和传统医疗模式下各自的诊治成本做出了经济性分析，以期为强化远程医疗的实施动力提供客观依据。

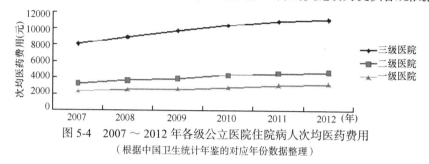

图 5-4　2007～2012 年各级公立医院住院病人次均医药费用
（根据中国卫生统计年鉴的对应年份数据整理）

5.4.2　远程医疗相对于传统医疗的经济性分析

战略管理大师 Porter 认为，全球的医疗成本危机虽然来自于医院管理和医疗流程中的无效率，而更核心的原因则在于现有医疗体系对价值判断的误导。现有医疗体系的运营和评价都是以医生的成果为中心的，而作为服务于社会和公民的机构，对医疗体系的评判更应该基于服务接受者即病人从中获得的价值，而且这种价值方向的改革实际上更是一种双赢的结果。因此，本章从病人的角度对远程医疗和传统医疗进行经济性分析。然而，除了医疗成本外，其余效益均不好评估、数据也难以获得。而收益的货币转化数据有一定的不确定性，因此本章尝试采取成本分析的方法对远程医疗和传统医疗进行定量分析。

5.4.3　医疗卫生服务的成本模型

（1）远程医疗就诊决策图

根据病情严重程度及病情的复杂程度，可将转院治疗还是远程医疗采用四象限分析法即波士顿矩阵模型进行分类，如图 5-5 所示。

如果病情严重且复杂，因远程治疗所需资料不足，因而需要采用转院治疗；如果病情严重但不复杂，则倾向于远程医疗；如果病情复杂但不严重，倾向于转院治疗；如果病情不严重且不复杂，则采取远程医疗。

（2）医疗成本框架模型

医疗费用一般包括门诊费、住院费及其他费用，具体细化为挂号费、检查费、医药费、治疗费、床位费和其他费用，其他费用包括路费、陪护费、餐费。

传统医疗转诊治疗成本模型如下：

医疗总费用 = 检查治疗费 + 药费 + 床位费 + 路费 + 陪护费 + 餐费

远程医疗成本框架模型较传统医疗转诊治疗成本框架模型多了一项远程医疗会诊费，少了一项路费。所以远程医疗治疗总费用公式如下：

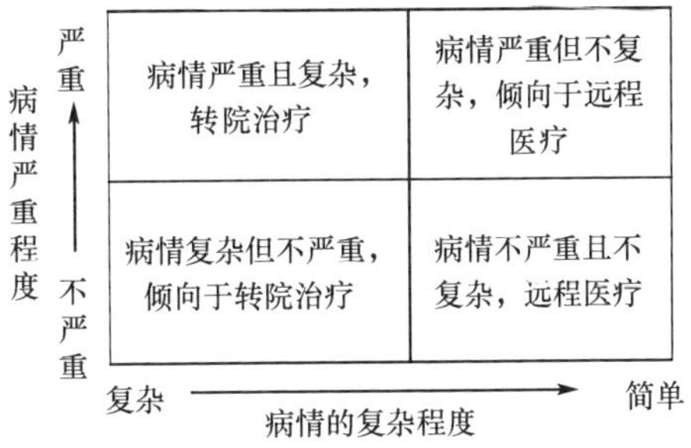

医疗总费用 = 检查治疗费 + 药费 + 床位费 + 路费 + 陪护费 + 餐费 + 远程医疗会诊费

图 5-5　转院治疗或远程医疗的判定

需要说明的是，挂号费是常数值，手术费因不是每种疾病都有，故不列入计算。

5.4.4　医疗卫生服务成本模型建立与求解

（1）模型假设

传统医疗转诊后的医院为三级医院；一级医院和二级医院为远端医院，三级医院为中心医院，病人在传统医疗下转院治疗和远程医疗的模式为从一级医院到三级医院或从二级医院到三级医院；远程医疗的费用采用一、二级医院的传统医疗数据；其他费用的数据如路费、陪护费、餐费以新疆维吾尔自治区为例选取合适数据进行成本计算；每个就诊病人有一位陪护者，远程医疗会诊费为 50 元 / 次。

（2）数据整理分析

1）医药费用：从 2007 ～ 2012 年中国卫生统计年鉴数据中获取各级医院出院者次均医药费用（表 5-5）、药费、检查治疗费等数据。以次均医药费用作为分析计算依据有利于资料的可比性、合理性，更能消除各年份物价因素和住院患者人数增减的波动性影响。

表 5-5　各级公立医院 2007 ～ 2012 年住院病人次均医药费用（元）

年份 医级级别	2007	2008	2009	2010	2011	2012
三级医院	8087.0	8969.1	9753.0	10442.4	10935.9	11186.8
二级医院	3294.8	3647.2	3873.8	4338.6	4564.2	4729.4
一级医院	2331.4	2550.4	2609.6	2844.3	3121.3	3285.0

绘制各级医院的人均医药费用散点图，根据散点图采用一元线性回归预测模型可对人均医药费用进行模拟预测。设各级医院的次均医药费用为 z_i（$i=1,2,3$），

年份为 t，为计算简便，设 2007 年为 1，2008 年为 2，依次类推，预测函数为 $\hat{z}_i = bt + a$，可求得各级医院的次均医药费用函数如下：

$$\hat{b}_3 = \frac{\sum_{i=1}^{6}(t_i - \bar{t})(z_i - \bar{z})}{\sum_{i=1}^{6}(t_i - \bar{t})^2} = \frac{11044.4}{17.5} = 631.11 , \quad \hat{a}_3 = \bar{z} - b\bar{t} = 7686.82$$

则三级医院的次均医药费用的预测函数为 $\hat{z}_3 = 631.11t + 7686.82$

同理，二级医院的次均医药费用预测函数为 $\hat{z}_2 = 296.82t + 3035.79$

一级医院的次均医药费用预测函数为 $\hat{z}_1 = 191.87t + 2118.79$

对预测函数进行回归标准差检验，显然 $n=6$，$k=1$。回归标准差为

$$S_{z3} = \sqrt{\frac{\sum(z_i - \hat{z}_i)^2}{n-k}} = 213.526 , \quad S_{z2} = 74.067 , \quad S_{z3} = 52.463$$

判断回归标准差能否通过检验，常采用以下计算过程：

$$\frac{S_{z3}}{\bar{z}_3} \times 100\% = 2.16\% , \quad \frac{S_{z2}}{\bar{z}_2} \times 100\% = 1.82\% , \quad \frac{S_{z1}}{\bar{z}_1} \times 100\% = 1.88\%$$

由上述三式计算出的值均小于 15%，即为预测模型通过了回归标准差检验。

2）其他费用：由于近年来国内的远程医疗网络建设仍不完善，一般的远程医疗都是在省内进行的，由基层医院到省级医院比较多，所以其他费用以新疆维吾尔自治区的省内数据为例进行传统医疗模式和远程医疗模式成本对比分析计算。通过查找新疆各个市到乌鲁木齐的最低路程费用可知，各市到乌鲁木齐的单程路程均值 $\bar{x}_4$ 为

$$\bar{x}_4 = \frac{23.5 + 54.5 + 81 + \cdots + 15 + 40 + 40}{20} = 58.2$$

则病人加上陪护者路费为 $x_4 = 58.2 \times 2 \times 2 = 232.8$

选取一个路程费用与路程均值相近的城市——博乐市，具体分析转移后在乌鲁木齐的餐费及陪护费与远程医疗在该城市的费用。查资料可知，乌鲁木齐的陪护费是 80 元/天，餐费是 40 元/天；博乐市的陪护费是 50 元/天，餐费是 25 元/天。

3）平均住院日：表 5-6 是从 2007～2012 年的中国卫生统计年鉴筛选出的各级医院平均住院日的数据。

表 5-6　2007～2012 年各级医院平均住院日（元）

年份 医院级别	2007	2008	2009	2010	2011	2012
三级医院	13.2	13.2	12.7	12.5	12.0	11.4
二级医院	9.5	9.5	9.4	9.4	9.3	9.1
一级医院	9.8	9.4	9.3	9.1	9.1	8.9

绘制医院平均住院日散点图，根据散点图分布，采用一元线性回归预测模型进行数据模拟预测，设各级医院平均住院日为 y_i（$i=1$，2，3），年份为 t，为计算简便，设 2007 年为 1，2008 年为 2…2012 年为 6，则预测函数为 $\hat{y}_t = bt + a$，与次医药费用预测函数一样，可求得各级医院的平均住院天数预测函数，如表 5-7 所示。

表 5-7　各级医院平均住院天数预测函数

医院级别	平均住院天数（$\hat{y}_i$）
三级医院	$\hat{y}_3 = -0.34t + 13.69$
二级医院	$\hat{y}_2 = -0.076t + 9.64$
一级医院	$\hat{y}_1 = -0.16t + 9.83$

（3）模型求解分析

通过对回归模型的系数求解，可以得到同一病人在进行转诊和通过远程医疗的模式进行诊治所发生的预测成本回归方程，如表 5-8 所示。

表 5-8　其他费用及总费用预测函数

转诊模式	路费	陪护费	餐费	总费用预测函数（y_i）
转诊至三级医院	232.8	$80 \times \hat{y}_3$	$50 \times \hat{y}_3$	$y_3 = 586.91t + 9699.32$
远程医疗（二级医院）	0	$40 \times \hat{y}_2$	$25 \times \hat{y}_2$	$y_2 = 291.88t + 3662.39$
远程医疗（一级医院）	0	$40 \times \hat{y}_1$	$25 \times \hat{y}_1$	$y_1 = 181.47t + 2757.74$

对于传统医疗转诊治疗和远程医疗的成本分析，采用表 5-8 所建立的预测函数来预测 2013～2021 年的总费用成本，其预测值如图 5-6 所示。

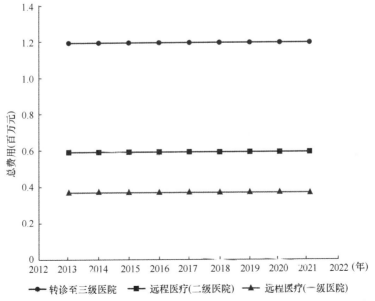

图 5-6　2013～2021 年转诊治疗和远程医疗（二级、一级医院）的总费用预测

由图 5-6 可知，远程医疗的成本远低于传统医疗，并且随着时间的增加，远程医疗和传统医疗转诊治疗的总费用成本差越来越大。采用远程医疗节约了病人的就医成本，减轻了病人的就医负担，给病人带来极大的经济效益，对于居住在中小城市和农村的病人，这是一个非常可行的医疗模式。

5.5 远程医疗在优化医疗资源配置中的价值分析

中国医疗体系中的资源配置现状为大量资源浪费及效率低下，其中最大的问题在于病患对于基层医院的信心不足，从而造成就医过度集中在中心大医院。建设基于平台化的远程医疗系统是针对该问题比较有效的一种解决途径，可以在为远程医疗网络中的中心医院、基层医院及病人提供利益保障的基础上，通过合理、自然的分级就诊路径疏导方式，改善医疗网络中的专家资源、普通医生资源及设备资源的有效利用率。

5.5.1 中国医疗体系中的资源配置现状

经过局部的医疗体制改革后，中国的医疗体系卫生筹资总体水平和筹资制度有所改善。在新医疗改革中较为成功的试点实践主要体现在几个方面：公立医院的市场化产权改造，引入民间资本进入公共医疗服务领域，以及减少政府对于医院的干预等。但中国的医疗卫生资源尤其是优质资源仍然相对缺乏，而且医疗卫生机构缺乏标准、有效的管理流程与管理体制，优质医疗资源分布与分配不平衡。"看病难、看病贵"问题在中国仍然是一个非常普遍的现象，居民医疗卫生费用负担比重过高，平均而言，中国的普通社会群体仍然无法以可接受的成本获得（或者至少无法便利地获得）现代医疗卫生服务。

首先，政府对于医疗卫生体系的绝对投入相对不足，人均医疗卫生资源依然相对较低。根据世界银行网站的数据，2004～2011 年，全球医疗卫生行业平均年度总支出相对于 GDP 总量基本上保持在 10% 左右，其中中国保持在 5% 左右，德国保持在 10%～11%，英国保持在 8%～9%，而美国更是占到了 16% 以上。中国医疗卫生支出占 GDP 的比重与全球相比平均值过低，对于中国庞大的人口基数及社会人口结构的快速老龄化趋势而言，进一步加大医疗卫生的经费投入显然势在必行。

其次，在中国医疗卫生行业内，部属医院、省级医院、市县级医院，以及城乡基层卫生机构由上而下的等级划分中，各种软硬件资源、智力资源在不同层次医疗机构之间的配置和流动非常不合理。城市和乡镇人口比例大致为 2：8，但城市和乡镇医疗资源的分配却正好相反，大致为 8：2，进一步讲，城市的中心大医院（如三级医院）与中小医院（二级或一级医院）所拥有的医疗卫生资源也大致遵循 8：2 的比例。在由政府控制的卫生事业费用拨款中，投入城市三级医院、二级医院和一级医院的比例大致为（110～250）：（22～23）：1。由于大中型医院基本都聚集在大中城市，因此大中城市的人均医疗资源拥有量明显比小城市及乡镇高得多，表明医疗需求与供给在地理位置上存在一种非常不平衡的结构。

最后，由于资源配置不平衡和信息沟通不畅，病患对于各级医疗机构的需求差别会由于主观认知偏差进一步放大。通过观察可以发现，由于历史遗留、医疗制度或社会价值观的原因，只要具备一定的条件，病人通常更愿意到大型中心医院而不是在基层医院进行就诊、治疗，即使病患并非危重疑难病症，基层医院距离病人更近、诊治花费比前者更少、医疗保险（包括职工医疗保险、新农合、商业医疗保险等国内各种医疗保障体制）补偿更多等。因此，经常会造成大型中心医院病患排长队看病，有时甚至会为了挂号排几天的队，而基层医院却表现为零零散散的病人拜访，渐渐地造成了中心医院专家被迫花费大量精力与时间、疲于应付普通病患，而基层医生由于缺少病人造成专业知识的浪费，从而影响收入水平，继而丧失提升专业水平及医疗质量的动力，甚至进一步造成智力资源的流失。

从表 5-9 可以看出，在 2005～2012 年各级医院的病床使用率上，三级医院始终远高于二级医院和一级医院。而且从 2008 年开始，三级医院的病床使用率已经超过了 100%，这就造成了三级医院的病房病床的稀缺性加剧，对于普通公民的获得更加困难；但同时二级医院、一级医院的病床使用率虽然横向相比有所提高，但与三级医院纵向比却依然有较大差距，闲置率较高。其中，一级医院直到 2012 年仍然存在近 40% 病床资源的闲置浪费，而且在乡镇基层卫生院等更低级别的医疗机构中这种闲置更为严重。对于诊疗病患总体而言，也能发现类似这种高等级医院过度繁忙、低等级医院大量闲置的状况。如图 5-7 所示，计算所得的在 2005～2012 年各级医院的平均单个医院年诊疗人次数上，三级医院的平均单家医院年诊疗人次数保持在 42 万～68 万，远远高过二级医院的 10 万～15 万的平均年诊疗人次数，以及一级医院 2 万～3 万的平均年诊疗人次数。尤其需要指出的是，虽然三级医院的数量也在快速增长，但其平均单个医院年诊疗人次数却始终保持着比低等级医院高很多的增长率。从图 5-8 可看出三个级别的医院年诊断工作量相对于当年全国诊断总量的百分比，结合表 5-9 分析，可以很明显地看到二级医院由于医院总数占比较高，总体比较平稳，而一级医院占比稳定保持在较低的水平。但三级医院年诊疗工作量相对于当年全国诊疗总量的占比也保持着很明显的快速上升趋势，到了 2012 年，1624 家三级医院的诊疗工作量已经超越了 6566 家二级医院的诊疗工作量，说明病人在选择不同级别医院进行诊疗时的心理趋势：即使存在花费更多、排队拥挤、病床缺乏等障碍，仍然更倾向于三级医院（代表了中心大医院），而且这种心理趋势愈发严重，其次才会考虑二级医院，总体上比较排斥去一级医院及其他基层医院。

表 5-9　2005～2012 年各级医院数量及病床使用率对比

医院级别	对比项目	2005	2006	2007	2008	2009	2010	2011	2012
三级医院	医院数量	946	1045	1182	1192	1233	1284	1399	1624
	病床使用率（％）	90.5	91.2	97.6	100.5	102.5	102.9	104.2	104.5
二级医院	医院数量	5156	5151	6608	6780	6523	6472	6468	6566
	病床使用率（％）	68.1	70.3	75.6	80.1	84.8	87.3	88.7	90.7
一级医院	医院数量	2714	2738	4685	4989	5110	5271	5636	5962
	病床使用率（％）	49.6	50.9	52.6	53.6	54.5	56.6	58.9	60.4

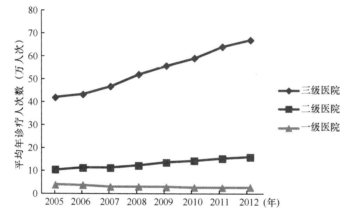

图 5-7　2005～2012 年平均单个各级医院年诊疗人次数
（根据中国卫生和计划生育委员会统计数据整理计算而得）

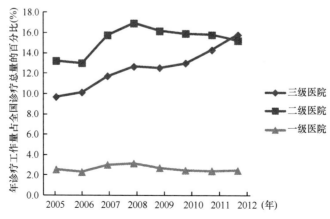

图 5-8　2005～2012 年各级医院年诊疗工作量占全国诊疗总量的百分比
（根据中国卫生和计划生育委员会统计数据整理计算而得）

5.5.2 中国卫生资源配置的公平性分析

医疗卫生服务的公平性是世界卫生组织对各国卫生服务绩效评估的一个指标，其中包括卫生资源配置公平性、卫生服务利用公平性和卫生服务筹资公平性三类。目前，卫生资源的不合理配置已经影响到中国卫生事业的健康发展，调整卫生资源结构配置、增强配置的公平性和合理性已经成为卫生服务研究者的共识。现有文献中关于利用洛伦兹曲线和基尼系数评价卫生资源配置公平性的研究内容大多是关于中国某一区域某一年份或中国某一区域若干年份或中国某一年份的卫生服务公平性，缺乏整体性和长期性的覆盖研究。接下来利用 2003 ～ 2012 年相关数据对中国卫生资源配置公平性进行分析评价，并将中国按三大区域进行分析，研究公平性的地理差异和时间趋势。

（1）数据来源

中国各省（直辖市、自治区）2003 ～ 2012 年卫生资源数据和同期人口数据分别来源于次年中国卫生统计年鉴和中国统计年鉴。研究样本包括中国各省（直辖市、自治区）人口数、各级医院数、三级医院数、执业助理医师数和执业医师数等。同时，在分析中国卫生资源配置时，根据《2013 中国卫生统计年鉴》，将中国 31 个省（直辖市、自治区）划分为三大区域，分别是东部地区、中部地区和西部地区。其中东部地区包括北京、天津、河北、辽宁、上海、江苏、福建、山东、广东、海南 11 个省、直辖市；中部地区包括山西、吉林、黑龙江、安徽、江西、河南、湖北、湖南 8 个省；西部地区包括内蒙古、重庆、广西、四川、贵州、云南、西藏、陕西、甘肃、青海、宁夏、新疆 12 个省、直辖市、自治区。

（2）数据分析方法

通过计算三大区域各自医院资源和医师资源的基尼系数来评价这些资源在区域内和区域间的分配情况。基尼系数是意大利统计学家基尼（Corrado Gini，1884 ～ 1965）在洛伦兹曲线的基础上，进一步提出的能够定量、直观反映社会收入分配不公平程度的指标，其含义是实际洛伦兹曲线与绝对公平线所包围的面积 A 占绝对公平线与绝对不公平线之间的面积 A+B 的比重，如图 5-9 所示。

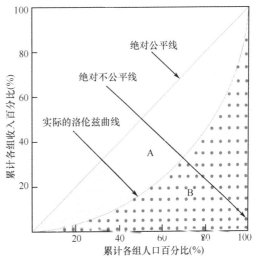

图 5-9 洛伦兹曲线与收入分配的关系

基尼系统的公式可以表示为

$$基尼系数 = \frac{A}{A+B}$$ （5-1）

基尼系数实际数值在 0 到 1 之间，基尼系数为 0 表示收入分配完全平等，基尼系数为 1 表示收入分配绝对不平等。按照联合国有关组织规定，通常把 0.4 作为收入分配差距的"警戒线"。目前在卫生领域应用基尼系数的评价标准均借鉴经济学上的标准。

基尼系数的缺点在于，两个相等的基尼系数可能对应两种不同的分配方式，笔者认为，当洛伦兹曲线不相交时，利用基尼系数可以给出明确的收入分配平等的评价。本研究将根据各地区的数据绘制出相应的洛伦兹曲线，利用公式 5-1 计算其基尼系数。

另外，为了对应基尼系数随时间的变化规律，本研究同时利用趋势分析方法，建立回归模型，进而分析各区域的分配公平性趋势，其表达式为

$$G_{it} = \alpha_i + \beta_i t$$ （5-2）

其中，基尼系数 G 是因变量，年份 t 是自变量。系数 β 可以表示出基尼系数的变化趋势，当系数 β 为负值时，基尼系数会随着时间的增加而减小，区域内资源分配更加公平。

（3）2003～2012 年中国卫生资源配置情况的一般性分析

2003～2012 年中国各地区医院资源和医师资源数量情况见图 5-10 和图 5-11。

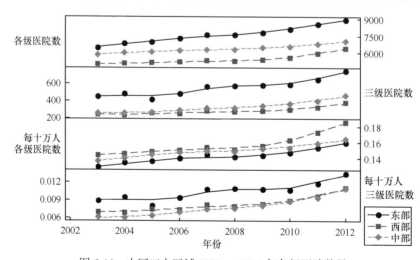

图 5-10　中国三大区域 2003～2012 年各级医院数量

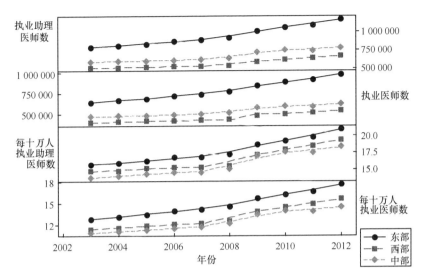

图 5-11　中国三大区域 2003 ～ 2012 年一般医师和执业医师数量

　　观察总体数据可以发现，东部地区的卫生资源拥有总量始终处于高水平状态，中部拥有总量居中，西部最低；并且东部地区人均拥有卫生资源水平相对较高。从变化趋势来看，各地区卫生资源的总量和人均拥有量均在逐年增高，体现了中国卫生事业的积极发展。

　　（4）中国卫生资源按人口分配的公平性

　　1）医院分级：医院等级是由卫生（卫生计生）行政部门确定的级别（一、二、三级）和由医疗机构评审委员会评定的等次（甲、乙、丙），是反映医院规模和医疗水平的综合指标。本研究中的各级医院包括三级医院、二级医院、一级医院及未定级医院。

　　2）各级医院总数的公平性与地理差异：根据中国各省份的历年人口和卫生资源数据，计算出卫生资源的人均拥有量，将数据按人均拥有量进行大小排序，分别绘制出中国及其三大区域的洛伦兹曲线（图 5-12）并计算基尼系数（表 5-10）。同理，可以绘制出其他年份各地区资源按人口分布的洛伦兹曲线，并按照东部、中部、和西部的区域划分方式给出对应年份的时间序列图。

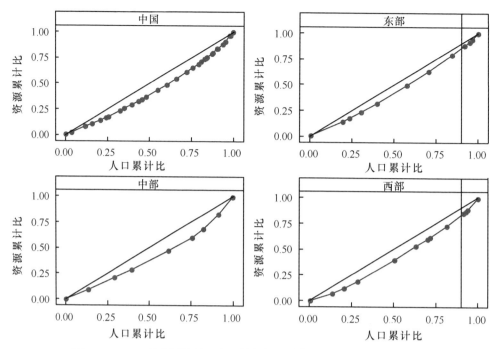

图 5-12　2012 年中国及其三大区域各级医院按人口分布的洛伦兹曲线

表 5-10　2003 ～ 2012 年中国及其三大区域各级医院的基尼系数

年份	东部	中部	西部	中国
2003	0.168467	0.174632	0.196563	0.190339
2004	0.169185	0.178993	0.202533	0.192056
2005	0.15792	0.174631	0.192108	0.1823
2006	0.149187	0.17796	0.191351	0.178689
2007	0.146916	0.187165	0.185793	0.18016
2008	0.140626	0.186665	0.185053	0.176861
2009	0.131419	0.198699	0.175938	0.177878
2010	0.131876	0.202276	0.167739	0.179316
2011	0.126066	0.197277	0.16298	0.17429
2012	0.122094	0.196226	0.158352	0.172561

由图 5-13 的各区域基尼系数时间序列可知，中国总体及其三大区域的各级医院资源总量均处于相对平均状态，各级医院的公平性以东部最优，并且东部公平性要高于中国总体公平性，基本上随着时间的发展均呈现逐渐降低趋势，说明医院资源总数在全国及各区域的分布上，中国总体发展是比较好的，而且发展趋

势较为理想。

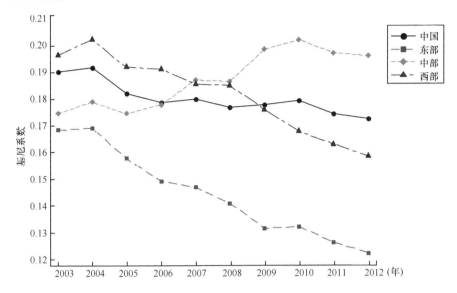

图 5-13　中国及其三大区域各级医院基尼系数的时间序列图

基于表 5-10 中所计算的各区域基尼系数，按照式 5-2 进行线性回归分析，其回归模型和计算结果如表 5-11 所示。

表 5-11　中国及其三大区域各级医院基尼系数的回归分析

区域	回归方程	P 值	R^2（%）	R^2 调整（%）
中国	$\hat{G}_1 = 3.892 - 0.001849 \times t$	0.001	78.3	75.6
东部	$\hat{G}_2 = 11.2 - 0.005509 \times t$	0.000	97.1	96.7
中部	$\hat{G}_3 = -6.167 + 0.003165 \times t$	0.000	81.8	79.5
西部	$\hat{G}_4 = 9.789 - 0.004785 \times t$	0.000	94.1	93.4

由表 5-11 可知，在对中国及其三大区域 2003 ～ 2012 年各级医院基尼系数进行线性分析时，P 值均小于 0.05（显著性水平取 0.05），因此自变量年份的系数 β 均是不等于零的。由回归方程可知，中部地区的年份系数大于零，则随着时间的增长基尼系数将逐渐增加，因此在所研究的区间内中部地区各级医院公平性呈现缓慢下降趋势；另外，中国及中国东部和西部的年份系数均小于零，因此各级医院公平性将逐渐增高。

3）三级医院资源的公平性与地理差异：三级医院代表了医院资源中的优质资源，是对于病患需求更为稀缺、相对价值更高的资源类型。由于病患对于三级医院的偏好性非常强烈，因此有必要对三级医院进行单独的资源公平性分析。据此，表5-12给出了2003～2012年中国及其三大区域三级医院的基尼系数，图5-14为相应的时间序列图。

表5-12　2003～2012年中国及其三大区域三级医院的基尼系数

年份（年）	东部	中部	西部	中国
2003	0.294158	0.320295	0.178234	0.290281
2004	0.264954	0.283203	0.174255	0.271408
2005	0.280412	0.321177	0.153497	0.272047
2006	0.265013	0.258606	0.130602	0.245708
2007	0.260356	0.280579	0.152142	0.257836
2008	0.258794	0.274489	0.138719	0.254503
2009	0.250361	0.274086	0.154509	0.248518
2010	0.24292	0.240967	0.161256	0.23208
2011	0.226382	0.202428	0.131275	0.197027
2012	0.217974	0.183986	0.122675	0.207871

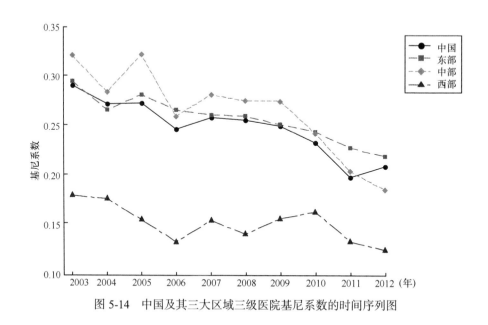

图5-14　中国及其三大区域三级医院基尼系数的时间序列图

由图5-14可以看出，相对于医院总体资源而言，三级医院的资源分布公平性较差，全国范围公平性最差发生在2003年，基尼系数接近0.3，而区域性最差发生在2005年的中部地区，其基尼系数超过了0.32。西部地区区域内的三级医院公平性在中国范围内是较高的，要高于中国平均水平，而东部和中部区域内的三级医院公平性较低，其中中部地区公平性最差，尤其是在 2010 年之前，但在 2011 年和 2012 年这种公平性迅速得到了较大的改善。

基于表 5-12 中所计算的各区域基尼系数时间序列，按照式 5-2 进行线性回归分析，其回归模型和计算结果如表 5-13 所示。

表 5-13　中国及其三大区域三级医院基尼系数的回归分析

区域	回归方程	P 值	R^2（%）	R^2 调整（%）
中国	$\hat{G}_5 = 17.98 - 0.008831 \times t$	0.000	85.6	83.8
东部	$\hat{G}_6 = 14.72 - 0.007204 \times t$	0.000	89.8	88.6
中部	$\hat{G}_7 = 26.46 - 0.01305 \times t$	0.001	77.8	75.1
西部	$\hat{G}_8 = 8.713 - 0.004266 \times t$	0.027	47.7	41.1

由表 5-13 可知，由于 P 值均小于 0.05，所以自变量年份的系数 β 均是不等于零的。由回归方程可知，中国及其三大区域的年份系数均小于零，则随着时间的增长，基尼系数将逐渐减小，三级医院的公平性将逐渐增高。

4）医师总体的公平性与地理差异：医师总体包括执业医师（优质医疗资源）和执业助理医师（一般医疗资源）。绘制 2003～2012 年中国及其三大区域医师总体的洛伦兹曲线，并计算基尼系数，见表 5-14，图 5-15 给出了相应的时间序列图。

表 5-14　2003～2012 年中国及其三大区域医师总体的基尼系数

年份	东部	中部	西部	中国
2003	0.135215	0.136723	0.130768	0.141011
2004	0.127467	0.134638	0.130168	0.137988
2005	0.123029	0.121875	0.105264	0.125077
2006	0.114488	0.116804	0.102937	0.121349
2007	0.115398	0.112122	0.102731	0.120665
2008	0.113741	0.10835	0.097148	0.11683
2009	0.098244	0.097563	0.10401	0.106114
2010	0.08932	0.094349	0.094388	0.098837
2011	0.081019	0.086497	0.093201	0.088241
2012	0.071124	0.078326	0.089606	0.09339

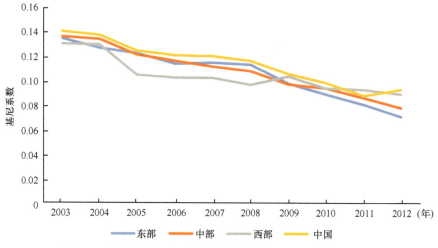

图 5-15　中国及其三大区域医师总体的基尼系数的时间序列图

由图 5-15 可看出，中国及其三大区域的医师总体的公平性均处于绝对平均水平，并且地域差异不大。

基于表 5-14 中所计算的各区域基尼系数时间序列，按照式 5-2 进行线性回归分析，其回归模型和计算结果如表 5-15 所示。

表 5-15　中国及其三大区域医师总体基尼系数的回归分析

区域	回归方程	P 值	R^2（%）	R^2 调整（%）
中国	$\hat{G}_9 = 11.77 - 0.005803 \times t$	0.000	95.6	95.1
东部	$\hat{G}_{10} = 13.74 - 0.006793 \times t$	0.000	95.3	94.7
中部	$\hat{G}_{11} = 13.03 - 0.006434 \times t$	0.000	98.9	98.7
西部	$\hat{G}_{12} = 8.451 - 0.004157 \times t$	0.001	76.7	73.8

由表 5-15 可知，由于 P 值均小于 0.05，所以自变量年份的系数 β 均是不等于零的。由回归方程可知，中国及其三大区域的年份系数均小于零，随时间的增长，基尼系数将逐渐减小，医师总体的公平性将逐渐增高。

5）执业医师的公平性与地理差异：执业医师代表了医师总体资源中的优质资源。由于病患对于三级医院的强烈偏好性，可以很自然地按照这个逻辑估计病患对于优质医师资源（尤其是三级医院的高级职业医师资源）具有同样的偏好，同理可以认为执业医师资源对病患而言属于更为稀缺、相对价值更高的资源类型，因此有必要对执业医师进行单独的资源公平性分析。

绘制 2003 ～ 2012 年中国及其三大区域执业医师的洛伦兹曲线，并计算基尼系数（表 5-16），给出对应的时间序列图（图 5-10）。

表 5-16   2003 ～ 2012 年中国及其三大区域执业医师的基尼系数

年份	东部	中部	西部	全国
2003	0.157437	0.149423	0.134825	0.159428
2004	0.150195	0.149731	0.133688	0.157297
2005	0.142067	0.138769	0.109744	0.144160
2006	0.134928	0.138152	0.110162	0.144106
2007	0.137505	0.135026	0.108570	0.143193
2008	0.132423	0.134401	0.104304	0.139552
2009	0.116013	0.122036	0.116241	0.129606
2010	0.107066	0.117386	0.099701	0.120647
2011	0.099763	0.111022	0.098812	0.114854
2012	0.095961	0.103206	0.095861	0.117326

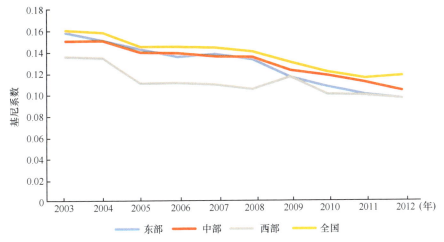

图 5-16   中国及其三大区域执业医师基尼系数的时间序列图

由图 5-16 可以看出，中国及其三大区域执业医师资源均处于绝对平均水平，西部区域内的执业医师公平性在中国是较高的。

基于表 5-16 中所计算的各区域基尼系数时间序列，按照式 5-2 进行线性回归分析，其回归模型和计算结果如表 5-17 所示。

表 5-17 中国及其三大地区执业医师基尼系数的回归分析

区域	回归方程	P 值	R^2 (%)	R^2 调整 (%)
中国	$\hat{G}_{13} = 10.37 - 0.005095 \times t$	0.000	94.7	94.1
东部	$\hat{G}_{14} = 14.04 - 0.006928 \times t$	0.000	96.2	95.7
中部	$\hat{G}_{15} = 10.38 - 0.005108 \times t$	0.000	95.4	94.9
西部	$\hat{G}_{16} = 7.789 - 0.003825 \times t$	0.002	72.4	68.9

由表 5-17 可知,由于 P 值均小于 0.05,所以自变量年份的系数 β 均是不等于零的。由回归方程可知,中国及其三大区域的年份系数均小于零,则随着时间的增长,基尼系数将逐渐减小,执业医师的公平性将进一步增高。

6)综合分析:由图 5-17 可知,医院资源(各级医院)的公平性整体上要高于优质资源(三级医院),并且地区差异较小。因而中国医院资源公平性的提高,重点应放于优质资源(三级医院)公平性的提高。由图 5-18 可知,医师资源(医师总体)的公平性整体上要高于优质医师资源(执业医师),并且地区差异较小。因而中国医师资源公平性的提高,可将重点放在执业医师公平性的提高。

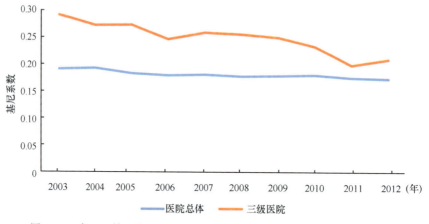

图 5-17 中国及其三大区域医院总体和三级医院的基尼系数的时间序列图

5.5.3 基于远程医疗的资源配置改善

由于医疗资源配置不平衡、配置结构不合理,造成了医疗资源的利用率偏低。大量的病患集中在数量较少的三级医院,造成排队堵塞、成本增加、床位匮乏、医患矛盾增加,相对轻缓的病患与危重疑难的病患通过合理或不合理的手段争夺三级医院的医疗专家智力资源,造成高端智力资源浪费在小病小患上,从而造成医疗资源的重大浪费。同时,中小型医院和基层医院诊治人次数过低,造成医师

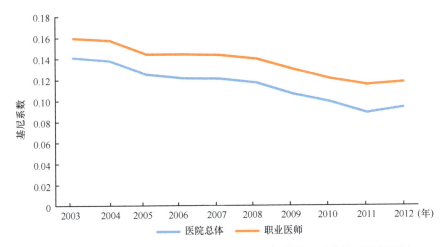

图 5-18　中国及其三大区域医师总体和执业医师的基尼系数的时间序列图

得不到职业技术提升和收入增加的保障，会逐渐造成人才流失及平均诊治水平下降。加上各级医院的技术业务水平和内部管理机制差别较大，上下级医院之间信息流通不畅，缺乏协调沟通，加剧了医疗资源的浪费及使用率的低下。

医疗卫生体制改革设计的目标是"小病在社区、大病进医院、康复回社区"。社区卫生服务机构是实现人人享有初级卫生保健目标的基础环节。而重装备、重人力资源配备的中心医院、大学医院应服务于"疑难急重症和突发公共卫生事件"，如何让各级医院各尽其职？也是重点需要解决的问题。其实，一、二级中小型医院及基层医院对于一般简单病患和常见病患完全可以以较低的成本提供有质量保证的诊治服务。据官方统计，在三级中心医院中有六成以上的患者可以在低等级医院进行诊治。若能够按照这种分级诊治的制度实行，全国每年大致可以为病患节约上千亿的支出费用，从而为社会、为国家带来更优的资源配置。针对这些制度性问题及市场认知问题，很多研究也提出了相应的对策，如遵循市场规律完成"小病在社区"、用制度保障资源分配公平、构建医疗联合体等。

近年来，在国际医疗发展趋势中，出现了一种由医疗服务的提供者和医疗机构组成、为公众提供预防－治疗－康复，全生命周期、全方位的医疗服务组织体系，这种模式被称为整合型医疗卫生服务体系（integrated delivery system，IDS）。IDS的三种形式：产权唯一（集团化开设多级医疗机构）、合资模式、契约合同制。根据我国的特殊国情和医疗卫生体制，IDS的第三种模式比较适合，即在不改变医院隶属关系、不改变产权关系和人员身份的前提下，通过搭建数字化信息系统平台、整合各级医疗卫生服务机构资源，将中心医院（大学医院）有机地融入区域医疗卫生服务，不同级别、不同种类医疗卫生相关组织机构、医务人员之间的功能、活动和运作通过拥有或结盟等形式进行协调整合，实现优势互补，发挥各自功能和作用,即国内提倡的医疗联合体模式。2013 年 1 月 17 日的全国卫生工作大会明确提出,将同一个区域内的医疗资源整合成纵向的医疗集团,由 1 ~ 2 家大型公立医院联合若干家二级医院和社区卫生服务中心组成医联体,使二级医院成为大医院的分院,社区卫生服务中心成为大医院办在社区的服务点、教学点,从而引导患者分层就医。医疗卫生服务共同体的建立,正是从社会需求出发,将政府、社区、居民、医院的需求和利益高度统一。整合型医疗卫生服务体系是将中心医院(三级医院)有机融入区域医疗卫生服务的新模式。中心医院(三级医院)定位于疑难急重症的诊治与研究和处理突发公共卫生事件的功能;一、二级医院(综合/专科)定位于常见病、多发病、普通病、慢性病和院内康复的功能;居民社区、功能社区医疗机构坚持"六位一体"的功能(预防、保健、医疗、康复、健康教育、计划生育技术指导),实现全人群、全生命周期、全方位的健康服务。这种医疗联合体是改善中国目前医疗体系中效率低下、资源浪费问题的一种潜在的行之有效的方法。

在医疗联合共同体内,通过搭建数字化信息平台,可在大医院和社区医疗机构之间实现双向转诊、预约检查、检验信息报告和处方共享、视频会议、会诊等功能。而远程医疗体系正是这样一种可以为医联体提供通联、提供业务流程改革的系统,是对于改善资源配置问题具有巨大潜力的一种创新型医疗体系。远程医疗通过视频会议、存储转发、远程影像等网络系统,将中心医院和地处偏远的基层医院、社区医院及病人连接在一起,形成如图 5-19 所示的虚拟医联体的构建基础。这样,病人、基层医院医生和中心医院医生都可以根据就近原则,使在基层医院和中心医院之间移动的时间和成本浪费最小化。从这个角度而言,远程医疗提供了医疗智力资源的共享,扩展了优势医疗资源的使用范围,对于资源的使用提供了改善途径。

对于病人而言,这种基于远程医疗的医联体可以方便基层医院医生和中心医

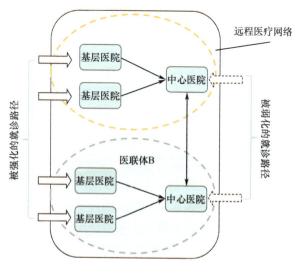

图 5-19　基于远程医疗网络的分级诊治医疗体系

院专家为其诊断,提供如同直接到中心医院进行挂号诊治相一致的健康恢复服务,同时可以大大减少病人的诊治费、交通费及等待时间。对于基层医院而言,远程医疗系统可以帮助将更多的病人留在基层医院,增加医疗设备的使用率,从而提高其总体收入水平。对于经治医生而言,提供了各种病情的临床培训,从而提高医生的医疗诊治水平和健康服务质量。而对于远程医疗系统中的中心医院而言,由于其在远程医疗系统中所起的关键作用,可以增强在区域范围内的权威性和领导力,进一步扩大中心医院自身的规模和影响,产生巨大的社会效益和经济效益,并且对区域范围内的协同医疗、急救管理及流行病监控发挥强大的改善作用。

本章小结

远程医疗系统的构建和运行具有显著的技术价值、经济价值和社会价值,将对我国医疗卫生体制改革和群众医疗服务质量产生积极有效的作用。本章在分析远程医疗系统的技术、经济和社会价值基础上,运用成本 - 效益理论分析了远程医学系统的实际运行价值,建立了基于角色分析的远程医疗价值分析框架,分析了远程医疗核心网络的成本效益,分析了我国医疗资源配置的问题,并探讨了远程医疗对医疗资源优化配置的改善价值。

参考文献

蔡雁岭, 翟运开, 侯红纳, 等.2014.基于远程医疗网络角色的成本—效益分析 [J].中国卫生经济, 33(10):8-10.
李艳, 邹卿云, 尹传东, 等.2009.农村边远地区远程医疗的社会效益和经济效益分析 [J].中国卫生经济, (12):53-54.
罗小芳.2011.基于省会城市的中国医疗资源递减配置及其制度分析 [J].创新, 5(2):33-36.
牧剑波, 孙兆刚, 赵杰, 等.2014.远程医疗的价值分析:基于河南省远程医学中心的实践 [J].中国卫生经济, 33(10):15-17.
谢明均, 肖金虎, 谢钢, 等.2011.区域协同医疗在公共卫生服务中的价值分析 [J].西部医学, 23(11):2285-2286.
徐伟, 丁云龙, 许鑫.2014.城市医疗资源优化配置的出路与选择—兼论摆脱制度吸纳资源的困境 [J].技术经济与管理研究, (1):96-101.
许朝晖, 徐卫国.2011.试论建立以医保总量为纽带的医疗联合体 [J].中国卫生经济, 30(9):54-56.
赵杰, 崔震宇, 蔡雁岭, 等.2014.基于远程医疗的资源配置效率优化 [J].中国卫生经济.33(10):5-7.
中华人民共和国国家卫生和计划生育委员会.2013.2012 年我国卫生和计划生育事业发展统计公报 [EB/OL].
    http://www.moh.gov.cn/mohwsbwstjxxzx/s7967/201306/fe0b764da4f74b858eb55264572eab92.shtml
中华人民共和国卫生部.2013.2012 年中国卫生统计年鉴 [M].北京:中国协和医科大学出版社.
Davalos M E, French M T, Burdick A E, et al. 2009. Economic evaluation of telemedicine: review of the literature and research guidelines for benefit-cost analysis[J]. Telemedicine and E-Health, 15(10):933-948.
Nouhi M, Fayaz-Bakhsh A, Mohamadi E, et al. 2012. Telemedicine and its potential impacts on reducing inequalities in access to health manpower[J] Telemedicine and E-Health, 18(8):648-653.
Taylor P. 2005. Evaluating telemedicine systems and services[J]. Journal of Telemedicine and Telecare, 11(4):167-177.
World Health Organization. 2010. Global observatory for E-health series[R]. Geneva: World Health Organization.

第**6**章
远程医疗服务助推分级诊疗的框架

6.1 分级诊疗概述

国际经验表明，建立科学的分级诊疗制度是提高医疗卫生服务效率、合理利用医疗服务资源、节约医疗费用的重要途径。近年来，我国学术界和医疗界逐渐达成共识：建立分级诊疗制度将从根本上解决我国"看病贵、看病难"问题。自2014年开始，分级诊疗作为一个热门话题受到广泛关注，十八大三中全会首次提出后，国家又相继在中央领导小组第十一次会议、《全国医疗卫生服务体系规划纲要（2015—2020年）》提出分级诊疗内容。

6.1.1 分级诊疗的内涵与意义

（1）分级诊疗的基本内涵

分级诊疗就是按照疾病的轻、重、缓、急及治疗的难易程度进行分级，不同级别的医疗机构承担不同的治疗，逐步将大中型医院承担的一般门诊、康复和护理等分流到基层医疗机构，以促进各级医疗机构分工协作，合理利用医疗资源，形成基层首诊、分级诊疗、双向转诊的就医新秩序。通俗地说，就是病人按照医疗分级体系就医，它强调根据患者病种和病情选择最适宜的医疗机构进行恰当诊治。

分级诊疗的内涵契合于医疗需求的本质。一般来说，人群的医疗需求为"正三角"结构，如图6-1所示。三角形底部代表人群普通病症的医疗需求，"普通"即疾病发生的普遍性，也指疾病治疗手段的普遍性，因此，通常意义上普通病症应在基层医疗机构予以解决；三角形顶部代表人群疑难重症的医疗需求，相较于普通病症，疑难重症疾病的发病率低且难于诊治，需要到拥有优质医疗资源的高等级医疗机构进行诊治，如我国医疗体系中的三级医院。这里需要强调的是，在非急诊情况下，疑难杂症的确诊应首先依靠基层医疗机构，也就是说个体患病后，所患疾病是否属疑难杂症，是否要到高等级医疗机构进行诊治，不是依赖于个体的自行判断和自主选择，而是依靠基层医师的诊断来确定。人群医疗需求的"正三角"结构决定了人群在就医过程中对基层医疗机构的利用率应高于高等级医疗机构；同时，疾病诊断的专业性也决定了人群就医应首先利用基层医疗机构，进而有针对性

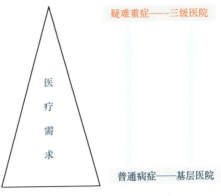

图 6-1　人群的医疗需求

地利用高等级医疗机构。由此，合理进行分级诊疗的基本内涵为：在非急诊情况下，居民对医疗服务利用应首先选择基层医疗机构，只有在基层医师诊断并确定必要的前提下，再进一步有针对性地选择高等级医疗机构，总体上居民医疗服务利用应呈现从基层医疗机构向高等级医疗机构逐级递减的趋势。

在分级诊疗模式下，患者的就医次序是：患者先到基层医疗卫生机构找全科医生（家庭医生）就诊，全科医生完成必要的诊疗，如果患者病情超出全科医生的诊疗能力，由全科医生将患者转诊到上级医院，由上级专科医生接收并进一步诊疗；患者疾病进入稳定期，再由上级专科医生将患者转回基层医疗卫生机构进行康复治疗；患者如果需要急诊服务，可以直接前往医院寻求诊疗服务，如图 6-2 所示。

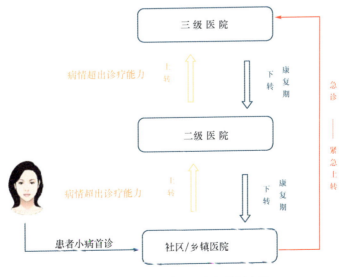

图 6-2　分级诊疗模式下患者就医次序

（2）分级诊疗的重要意义

开展分级诊疗工作是贯彻落实党的十八届三中全会关于全面深化改革决定的重要部署，是深化医改的重要内容之一，是缓解群众"看病难、看病贵、看病乱"问题的重大举措，是促进医疗资源合理利用、医保基金安全运用、政府投入最大效用的现实措施，具有重大的现实意义：第一，改善医疗服务模式。长期以来，许多地方大医院人满为患，群众看病难，分级诊疗的实施方便群众就近看病，使他们在身边的基层医疗机构就能获得便捷规范的诊疗，大大提高了医疗服务的可及性；第二，优化医疗资源配置。分级诊疗不仅能促进基层医疗资源充分利用，改善基本医疗服务资源配置与利用状况，还能使大医院回归对疑难重症患者的抢救治疗，促进优质医疗资源配置的优化，使患者真正受益；第三，降低医疗费用支出。由于基层医疗机构门诊和住院次均费用均比三级医院低，实施分级诊疗能够减少医疗费用支出，减轻患者医疗费用负担，缓解医保基金支出压力。总之，加强分级诊疗制度的顶层设计，明确开展基层首诊、双向转诊的路径和关键环节，将有利于优化医疗资源配置，有利于促进医疗技术的发展，有利于形成科学、合理的医疗服务体系结构，有利于形成合理的就医格局，有利于形成和谐的医患关系，从根本上解决我国"看病难"问题，逐步建立起"基层首诊、双向转诊、急慢分治、上下联动"的就医制度，形成"小病在基层，大病到医院、康复回社区"的就医格局。

6.1.2　国外分级诊疗模式

从全球范围来看，不论是发达国家还是发展中国家都在推进分级诊疗，可以说这是医疗体制改革的一个必然方向，在三医联动的背景下，分级诊疗更是串联医疗、医保、医药改革的有力主线。美国、英国、加拿大、德国、芬兰、日本等国家的分级诊疗制度经过多年探索，取得了一定成效，概述如下：

1）在美国，每个公民要选择一名家庭医生为其进行首诊，然后在需要的情况下由家庭医生将其转诊到上级医院。"家庭医生制度"被称为其医疗卫生体系的"守门人"制度，美国家庭医生数量占医生的80%以上，作为初级医疗服务承担者分流了大部分病人，一些普通常见病和慢性疾病通过家庭医生基本都能得到妥善治疗，但是当面对复杂的疑难病情时，家庭医生就会考虑将患者转给专科医生进行更进一步地诊疗。美国通过其完善的医疗保险体系，用不同的支付比例等方式引导患者转诊，主要体现在两个方面：第一，所就诊的医生和医院是否在保险覆盖的网络中；第二，患者是否通过自己的家庭医生进行了转诊。在加入一个保险计划时，一般情况下，保险公司会为受益者提供一份医院和医生的列表，列表中把医生和医院分为三类：核心网络（core network）资源、推荐网络（preferred network）资源和非推荐网络（non-preferred network）资源，三个类别的医生和医院对于患者来讲费用有明显差异：起付费用分别是 1000、2000、3000 美元，住院和门诊费用的自付比例分别 10%、20%、30%。另外，患者如果看心脏科、眼科等专科医生，必须通过本人的家庭医生进行转诊，否则，即使这些医院属于保险公司的"核心网络资源"，患者也要自付全款。虽然有些医院会给全自费患者打一些折扣，但是专科医生单次 15min 收取 300 美元以上的咨询费，对于普通病人来讲也是一笔很大的费用。因此，一般病人大多在家庭医生和社区服务中心就诊，当家庭医生将病人转给专科医生后，专科医生同家庭医生会保持密切联系，随时互通信息，必要时交换意见。

2）英国是实践分级诊疗制度最早、最严格的西方国家之一。英国国民卫生服务（national health service，NHS）体系建立了两级结构的医疗服务体系：①初级卫生保健体系即门诊服务。为 NHS 的主体，提供的医疗服务包括常见病的治疗、健康宣传、社会预防、家庭护理，甚至一些特殊的保健服务如戒毒与戒酒。门诊服务由全科医师提供，全科医师在 NHS 体系中充当"看门人"的作用，90% 的人在基层医疗服务体系接受诊断和治疗。②二级保健体系。包括综合性急性病NHS 托拉斯（大约 200 个）、小规模的社区医院（大约 400 个）和高度专业化的三级医院，不到 10% 的服务转到该医院服务系统。NHS 中有"守门人制度"，患者就医必须先到社区诊所就诊，由全科医生进行"首诊"，如有需要"转诊"到上一级地区医院就诊，不经全科医生上转不予支付，只能去高消费的医院。转诊的流程为：全科医生首诊→全科医生判断该患者需要转诊或患者自己申请转诊→全科医生填写转诊联络单（注明转诊理由等）并向患者推荐相应专科医生→转诊至综合医院进行门诊或住院治疗→全科医生定时监督巡查转诊患者→患者治疗后如需康复保健由专科医生填写转诊单（注明康复意见等）→患者返回社区医院，由全科医生提供后续服务。规范的全科医生管理制度、系统规范的培养、严格的考核、丰厚的薪金稳定了全科医生队伍。另外，为防止转诊不规范，英国制定出台了各类病种临床路径、转诊标准化，并建立了健康质量框架。

3）加拿大医疗机构主要有三种基本类型：大学医院和省级综合医院、社区医院、地区医院。其中，大学医院附属于各医学院校的医疗和科研机构。社区医院是承担基层医疗服务的主要医疗机构，一般设有 100～150 张病床，其主要功能是向居民提供各种门诊治疗、预防保健及各种护理工作；地区医院为地方一级医疗机构，有较齐全的临床科室和仪器装备，能承担各地区医疗保健服务和疾病治疗工作，大学医院和省级综合医院技术装备先进、医院科类齐全，能治疗各种严重疾病和疑难杂症，并能承担医学教学和临床实习工作。在加拿大医疗体系中，家庭医生处于中心位置，其作用被明确地界定为"为广大人民群众提供医疗预防服务的供应商和协调员"，大多数加拿大人都会选定一位家庭医生专门为自己服务，大部分病症都由家庭医生诊治，必要时介绍病人转诊去看专科医生，而专科医生也大多只诊治由家庭医生介绍来的病人，从而实现分级诊疗。另外，加拿大有些省份政府在试点建立第三方专科医疗机构，该机构唯一的职责是如果医生认为患者可以出院了，他们就协调患者，让患者及时地到社区医疗机构做康复，以实现双向转诊。

4）德国的医疗服务实行门诊和住院双轨制。门诊医疗服务由独立开业的全科医生或专科医生提供，这些医生与当地医疗保险医师协会签订合同，成为协会的会员，医师协会负责组织和管理各地门诊医疗服务，医院仅提供住院治疗，一般不开展门诊业务，由此，德国形成了一套严格的医疗分级体系，综合医院并不承担门诊医疗任务，大量的门诊患者必须首先到全科诊所或专科诊所就诊，如有必要，再由全科医生转诊到专科医院或综合医院。德国分级诊疗的实现依赖于三个方面：①德国对各级医疗机构的医疗质量管理一视同仁。医疗质量控制在德国备受重视，尤其是对从事门诊医疗服务的诊所开业医生，其执业资质均需要由各地签约医师协会统一进行审查管理。如果开业医生想要在诊所开展某项治疗或检查，必须事先向签约医师协会申请，并参加规定课时的专业学习，考试合格后才具备从事该项治疗或检查的专业资质，由此形成良好的促进和循环机制。②重视对诊所开业医生的继续教育。德国法律规定，开业医生有接受继续教育的义务，需参加各类学术培训活动，如定期参加学术研讨会及培训班等，同时获取继续教育学分。按规定，每位医生每 5 年要积满 250 学分，由当地的签约医师协会定期进行审核。③充分发挥"第三方付费"的主导作用。在德国，各医疗保险公司为医疗机构的医疗支出买单，充当"付费方"，掌握对各级医疗机构的奖惩权：如果在综合医院发现"小病"患者，则费用全部由医院承担，保险公司不予支付；同样，一旦发现诊所将"小病"转诊到大医院，保险公司也会对诊所采取诸如降低支付比例或扣款等严厉措施。因此，综合医院、私人诊所等各级医疗机构出于对自身利益的维护，"各尽其责，各行其事"，从而形成了"上下分明"的医疗体系和就医秩序。

5）芬兰的医疗服务体系是世界公认的高质量医疗服务体系，其医疗服务体系正是基于分级诊疗的模式。该国患者不可以自行选择医院，如要到二级医院看病，需要有初级医疗保健中心等医生的"提交"，才能到指定的二级医疗机构接受治疗。其"首诊"制度主要依赖于遍布全境的健康中心（Health Center），在健康中心工作的全科医生为当地居民提供各类初级的医疗卫生服务，包括传染病和非传染病的预防、内科门诊医疗、牙科医疗和各种公共卫生项目等。健康中心仅提供急症患者的短期住院服务及小型外科手术服务，一些需要进行大型手术或健康中心无法治疗的患者，会在医生的建议下转到联合中心医院或大学附属医院。2010 年，芬兰在全国划了 20 个行政区，同一行政区下属的自治市被划为一个医疗卫生区域，每个医疗卫生区域内的自治市集体出资，联合建设中心医院，并对辖区居民提供专科医疗服务。对于联合中心医院无法解决的疑难杂症，还有专业水平更高的 5 所大学附属医院可提供服务，这些大学附属医院汇集了顶级医疗专家。由此芬兰形成了"健康中心首诊 - 联合中心医院 - 大学附属医院"的分级诊疗体系。

6）日本通过建立三级医疗圈形成了区域医疗层级式分级诊疗。日本根据人口数量、地理环境、交通便利程度等因素，适度打破行政区划，设定了层级明确、功能协调的三级医疗圈，即一次（初期）、二次、三次医疗圈。一次医疗圈原则上以市町村（最低的行政层级）为单位，为居民提供便捷的门诊服务；二次医疗圈根据交通状况、人口密度、社会经济、患者流进和流出比例等要素设立，医院主要提供住院服务；三次医疗圈原则上以都道府县（除北海道、长野县有两个以上三次医疗圈外）为单位设立，区域中心医院主要提供高精尖住院服务（如器官移植，先天性胆管闭锁等罕见疾病的治疗、急性中毒等的治疗），除转诊外基本上没有门诊服务。日本分级医疗的实现依赖以下两方面：第一，1997 年日本医疗法第三次修订时启动地域医疗支援医院，即区域分级诊疗中心，专为转诊患者提供医疗服务，地域医疗支援医院要符合 14 项条件，其中 1 项为双向转诊率，即来院初诊的患者中凭诊所（或其他医院）介绍信转诊过来的患者比例达 80%以上，或向上转诊比例达到 60% 且向下转诊比例达到 30%，或向上转诊比例达到 40% 且向下转诊比例达到 60%。确定为地域医疗支援医院后，将获得相应的财政专项补助和医疗收费加算。第二，日本推出相应的经济层面的激励机制。医院方面，以治疗急性期疾病为主的医院需同时满足 3 项条件：门诊患者中转诊比率占 30% 以上，平均住院日小于 20 天，门诊患者和住院患者的比例小于 1.5（全国约为 1.9），则每床日最大可以加收 2500 日元。患者方面，除急诊外，患者都需要凭诊所医生的介绍信才能到上一级的医疗机构治疗，如果患者跳过一次医疗圈而直接选择二、三次医疗圈治疗，除全部自费外，还需缴纳一笔额外费用，一般为 3000 ~ 5000 日元（大医院甚至更高，且大医院不接受此类门诊患者）。因此，日本患者一般首选一次医疗圈作为初级医疗保健机构，再由一次医疗圈内的医疗机构开出转诊文书，向上级地域医疗机构转诊。

6.1.3 我国分级诊疗的发展轨迹和政策脉络

我国分级诊疗制度的发展经历了四个历史阶段，分述如下。

（1）计划经济时期（1949 ~ 1978 年）

在计划经济时期，各级、各类医疗卫生机构的服务目标定位明确，即以提高公众健康水平为唯一目的，而不以营利为目的。计划经济时期的医疗卫生服务体系是根据分级医疗的概念布局的，注重基层医疗服务机构的建设。在城市地区，形成了由市、区两级医院和街道门诊部（所）组成的三级医疗服务及卫生防疫体系，劳保医疗和公费医疗实行"分级就医转诊制度"，总体上"守门人"制度是有效的；在农村地区，形成了以县医院为龙头、以乡（镇）卫生院为枢纽、以村卫生室为基础的三级医疗预防保健网络，赤脚医生作为"守门人"提供初级医疗服务，曾得到世界卫生组织的赞誉。

（2）改革开放以后的初步探索阶段（1979～1998年）

改革开放以后在市场机制引导、政府管制和政策约束力下降等多重因素的影响下，医疗资源配置不公平的趋势非常明显，医疗资源配置"倒金字塔"问题开始形成。医疗资源误配的结果是：从患者角度，居民"看病贵、看病难"加剧；从医保方的角度，全民医保的实施使得医疗服务需求急剧增长，患者消费能力增强，同时，大医院的规模效应优势对初级医疗机构产生很强的挤出效应，这些都导致在宏观层面上卫生投入的整体效率降低，计划经济时期已经建立的有效的分级医疗服务格局被打破。在此背景下，卫生部门政策文件中开始出现重视基层医疗建设、建立基层首诊制的提法，试图稳住分级诊疗的医疗卫生服务格局。国家政策层面，我国于1997年开始探索发展社区卫生服务，在《中共中央、国务院关于卫生改革与发展的决定》（中发〔1997〕3号）中明确提出发展城市社区卫生服务，并提出要把社区医疗服务纳入职工医疗保险，建立双向转诊制度，但效果并不明显。

（3）1998年新的医疗保障制度建立至新一轮医改（1998～2008年）

1998年我国相继建立了3项主要的医疗保障制度，即城镇职工基本医疗保险制度、新型农村合作医疗制度和城镇居民医疗保险制度。这些医疗保障制度都没有强制的"守门人"政策，为方便就医而允许参保人可自由选择定点医疗机构就医。分级诊疗格局彻底打破、医疗资源配置及利用"倒金字塔"问题严重加剧。2006年颁布的《国务院关于发展城市社区卫生服务的指导意见》（国发〔2006〕10号）进一步强调建立分级医疗和双向转诊制度，其中首次提到"分级医疗"，探索开展社区首诊制试点，首次在国家文件中提出"要实行社区卫生服务机构与大中型医院多种形式的联合与合作，建立分级医疗和双向转诊制度，探索开展社区首诊制试点"。2007年，卫生部推出双向转诊分级诊疗制度作为缓解"看病难、看病贵"问题的措施，即小病先在社区医院诊治，大病由社区医院转向大医院，在大医院治疗完成后转回社区医院进行康复治疗。由此，分级诊疗的思路逐渐清晰起来。

（4）2009 年新一轮医改启动以来（2009 年至今）

2009 年新一轮医改提出了 5 项重点改革任务，即加快推进基本医疗保障制度建设、初步建立国家基本药物制度、健全基层医疗卫生服务体系、促进基本公共卫生服务逐步均等化、推进公立医院改革试点。至 2013 年，基本医保总体实现了全覆盖，城乡居民基本医保财政补助标准增加到人均 280 元；基本药物制度覆盖 80% 以上的村卫生室；28 个省份开展了大病医疗保险试点，启动了疾病应急救助试点，全面实施国家基本公共卫生服务项目。在此期间，一些省市结合公立医院改革进行分级诊疗的尝试，分级诊疗逐渐作为医改中的一项重要内容并开始试点推动。

在 2014 年 3 月 25 日召开的国务院常务会议上，李克强总理部署了 2014 年医改的 5 项重点工作，其中提到要继续深入推进医改，就是要合理把控公立大医院规模，优化医疗资源布局，完善分级诊疗与双向诊疗，为患者就近就医创造条件。刘延东副总理在 2014 年对青海省分级诊疗试点多次批示，并在 2014 年 3 月在北京召开的全国省部级干部深化医改研讨班上专门强调和部署。与此同时，一些省市开始进行整体设计和积极推动分级诊疗制度的建设，使改革进入一个新的阶段。

2015 年 3 月，国务院办公厅印发的《全国医疗卫生服务体系规划纲要（2015-2020 年）》指出：建立并完善分级诊疗模式，建立不同级别医院之间，医院与基层医疗卫生机构、接续性医疗机构之间的分工协作机制，健全网络化城乡基层医疗卫生服务运行机制，逐步实现基层首诊、双向转诊、上下联动、急慢分治。以形成分级诊疗秩序为目标，积极探索科学有效的医联体和远程医疗等多种方式。充分利用信息化手段，促进优质医疗资源纵向流动，建立医院与基层医疗卫生机构之间诊疗信息共享，开展远程医疗服务和教学培训的信息渠道。

2015 年 4 月，国务院办公厅印发《关于全面推开县级公立医院综合改革的实施意见》（国办发〔2015〕33 号），其中第二十九条明确指出"推动建立分级诊疗制度"，按照国家建立分级诊疗制度的政策要求，构建基层首诊、双向转诊、急慢分治、上下联动的分级诊疗模式。落实基层首诊，基层医疗卫生机构提供基本医疗和转诊服务，加强全科医生队伍建设，推进全科医生签约服务。建立县级公立医院与基层医疗卫生机构之间的便捷转诊通道，县级公立医院要为基层转诊患者提供优先就诊、优先检查、优先住院等便利。围绕县、乡、村医疗卫生机构功能定位和服务能力，确定各级医疗卫生机构诊疗的主要病种，明确出入院和转诊标准。对基层医疗卫生机构原则上能够诊疗的病种，综合考虑基层医疗卫生机构平均费用等因素，制定付费标准，实行按病种付费。医疗机构对为确定病情因需要上转的患者开具证明，作为办理上级医院入院手续和医保支付的凭证。

2015 年 5 月，国务院办公厅印发《关于城市公立医院综合改革试点的指导意见》(国办发〔2015〕38号) 提出推动建立分级诊疗制度，其中二十三条提出构建分级诊疗服务模式。推动医疗卫生工作重心下移，医疗卫生资源下沉。按照国家建立分级诊疗制度的政策要求，在试点城市构建基层首诊、双向转诊、急慢分治、上下联动的分级诊疗模式。落实基层首诊，基层医疗卫生机构提供基本医疗和转诊服务，注重发挥全科医生作用，推进全科医生签约服务。逐步增加城市公立医院通过基层医疗卫生机构和全科医生预约挂号和转诊服务号源，上级医院对经基层和全科医生预约或转诊的患者提供优先接诊、优先检查、优先住院等服务。到2015年底，预约转诊占公立医院门诊就诊量的比例要提高到20%以上，减少三级医院普通门诊就诊人次，完善双向转诊程序，各地要制定常见病种出入院标准和双向转诊标准，实现不同级别和类别医疗机构之间有序转诊，重点畅通患者向下转诊渠道，鼓励上级医院出具治疗方案，在下级医院或基层医疗卫生机构实施治疗。推进急慢分治格局的形成，在医院、基层医疗卫生机构和慢性病长期照护机构之间建立起科学合理的分工协作机制，加强基层医疗卫生机构与公立医院药品采购和使用的衔接。可由三级医院专科医师与基层全科医生、护理人员组成医疗团队，对下转慢性病和康复期患者进行管理和指导。推进和规范医师多点执业，促进优质医疗资源下沉到基层。二十四条提出完善与分级诊疗相适应的医保政策。2015年底前，试点城市要结合分级诊疗工作推进情况，明确促进分级诊疗的医保支付政策。对没有按照转诊程序就医的，降低医保支付比例或按规定不予支付。完善不同级别医疗机构医保差异化支付政策。适当拉开不同级别医疗机构的起付线和支付比例差距，对符合规定的转诊住院患者可以连续计算起付线。

2015年9月，国务院办公厅印发《关于推进分级诊疗制度建设的指导意见》(简称《意见》) (国办发〔2015〕70号)，《意见》指出，到2017年，分级诊疗政策体系逐步完善，医疗卫生机构分工协作机制基本形成，优质医疗资源有序有效下沉，以全科医生为重点的基层医疗卫生人才队伍建设得到加强，医疗资源利用效率和整体效益进一步提高，基层医疗卫生机构诊疗量占总诊疗量比例明显提升，就医秩序更加合理规范。到2020年，分级诊疗服务能力全面提升，保障机制逐步健全，布局合理、规模适当、层级优化、职责明晰、功能完善、富有效率的医疗服务体系基本构建，基层首诊、双向转诊、急慢分治、上下联动的分级诊疗模式逐步形成，基本建立符合国情的分级诊疗制度。

6.1.4　我国分级诊疗的具体路径

在我国，承担医疗服务的主体机构是基层医疗机构和医院。基层医疗机构包括社区卫生服务中心(站)、村卫生室、乡镇卫生院、街道卫生院、未纳入社区卫生服务机构和村卫生室范围内的各门诊部和诊所。《中共中央、国务院关于卫生改革与发展的决定》（中发〔1997〕3 号）《国务院关于发展城市社区卫生服务的指导意见》（国发〔2006〕1 号）《关于农村卫生改革与发展的指导意见》（国办发〔2011〕39 号）等国家相关政策文件对基层医疗机构的职能定位是：提供一般常见病、多发病的诊疗服务，开展健康教育、预防、保健、康复、计划生育技术服务。1989 年卫生部发布《关于实施"医院分级管理办法（试行）"的通知》（卫医字（89）第 25 号）和《综合医院分级管理标准（试行草案）》，将我国医院按功能、任务不同划分为一、二、三级。一级医院病床数在 100 张及以内，是直接向一定人口的社区提供预防、医疗、保健、康复服务的基层医院、卫生院；二级医院病床数在 101 ～ 500 张，是向多个社区提供综合医疗卫生服务和承担一定教学、科研任务的地区性医院；三级医院病床数在 501 张及以上，是向几个地区提供高水平专科性医疗卫生服务和执行高等教育、科研任务的区域性以上的医院。其中，基层医院为首诊机构，主要承担常见多发疾病诊疗和慢性疾病管理、康复治疗等，二级医院主要承担一般疑难复杂疾病的诊疗，三级医院主要承担疑难杂症和危重疾病的诊疗。分级诊疗的具体路径如图 6-3。

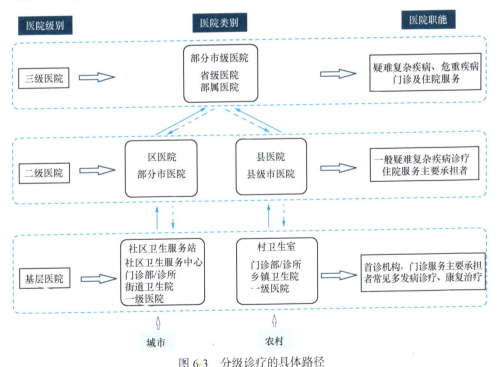

图 6-3　分级诊疗的具体路径

6.1.5 我国分级诊疗的实施情况及所面临的问题

（1）分级诊疗的实施情况

随着医疗改革的推进，各地积极响应中央号召，开展试点工作，作为医改的先行者，各试点地区不断探索和尝试，研究出台了相关政策，江苏、浙江、四川、青海等省分别以省政府名义或多部门联合发文印发了关于分级诊疗工作的专门文件，从资源配置、制度建设、保障措施、考核评价等方面对分级诊疗制度做出了相应规定，北京、上海、宁夏、重庆等地在医疗联合体、医疗集团管理相关政策文件中，对分级诊疗做出了制度安排，初步形成了分工协作机制，通过医疗联合体的构建、医保差异化支付、新农合限制病种等手段促进分级诊疗软着陆，取得了一定成效，一定程度上改善了医疗服务模式、优化了医疗资源配置、减少了医疗费用支出。试点城市分级诊疗情况见表 6-1。

表 6-1 试点城市分级诊疗情况

地区	模式	基本情况
浙江	医保差异化支付	调整门诊、住院和重大疾病报销政策；差别化设置不同等级医疗机构和跨统筹区域医疗机构就诊的报销比例，执行不同等级医疗机构不同起付标准的住院起付线标准等；同时，通过设定不同等级医疗机构的医疗服务价格，使不同等级医疗机构的医疗服务价格保持适当差距，引导患者分流就诊；而对于转诊患者，则采用累计起付线政策
镇江	"3+X"家庭健康团队服务和网格化管理	由社区全科医生、社区护士和预防保健人员组成"3"人基本团队，集团医院专家、护士、志愿者等作为人力资源支持"X"，共同组成家庭健康团队，建立健康服务、应急救治等网格化管理新模式
	联合康复病房	集团医院在托管社区开设联合康复病房，将康复期的病人转到社区治疗，集团医院选派专家和护理人员跟踪指导临床诊疗及护理工作
	社区首席健康顾问	通过定期门诊协助处理疑难杂症、社区查房、开展健康教育、保健咨询，同时协助医院与社区分工协作、双向转诊
四川	医疗联合体	三甲医院与县级医院通过"托管"的方式，建立紧密型医疗联合体，实现城市三甲医院的管理，技术、人才下沉，提升基层服务能力
青海	保基本、强基层、建机制	投入 33 亿元，改造建设了 1054 个基层医疗卫生机构，配备了常规医疗设备，全省 30 万以上人口的县医院均达到了"二甲"标准，通过公开考录为基层医疗机构和县级医院引进 3000 多名医学人才；建立四项转诊机制：分级诊疗程序、转诊审批程序、异地转诊程序和双向转诊机制；通过 9 项控费措施和 6 项监管措施为分级诊疗保驾护航

续表

地区	模式	基本情况
北京	老年病分级诊疗模式	三级医院专家到二级医院或社区查房会诊,并将分阶段制定覆盖医疗全程的治疗标准及实施方案;构建远程医疗信息平台,实现患者在不同医疗机构享有相同的医疗服务质量。
	朝阳医院医疗联盟	开通两个绿色通道:①建立患者双向转诊绿色通道。危重症转至朝阳医院,慢病管理和康复期患者转至二级医院和社区卫生服务机构延续治疗和康复;②开设化验检查直通车。
上海	家庭医生签约	引导居民主动、优先利用家庭医生服务,与家庭医生签约可以获得更加连续性的健康管理服务
	社区首诊制	对三类人群率先探索建立社区首诊制:新农合参保对象、居保参保对象(除中小学生和婴幼儿外)、医疗救助对象
	双向联动机制	由家庭医生转诊的患者将优先预约获得市级医疗机构专科门诊资源,并逐步实现优先就诊、优先就院;成立区域远程诊断、影像等技术中心
宁夏盐池	包干预付制	乡村两级门诊包干,包括经费测算和预拨、质量考核、经费结算和结余分配;县级住院包干,赋予县级医院住院"守门人"职责,鼓励县级医院通过提高其整体医疗水平,将能在县内住院治疗却到县外就医病例尽可能吸引回县内治疗,如确需转诊,由县级医院按照病情需要,帮助病人选择三级医院或专科医院转诊,其医疗费用从县级医院总包干预算中支出
重庆	医保杠杆促进分级诊疗	职工医保在职人员在一级医疗机构住院报销比例可达90%,二、三级医疗机构住院报销比例分别为87%和85%;居民医保一档参保人员在一、二、三级医疗机构住院报销比例分别为80%、60%和40%,二档在一档的的基础上分别多5%;参保人员在市内跨区县的三级医疗机构和市外住院,实行"先备后付制",即先向当地医保部门备案,未事先备案者,医保报销比例下浮5%,报销起付线提高5%
甘肃	新农合分级诊疗	初步确定县级医疗机构100个分级诊疗病种和乡镇卫生院(社区卫生服务中心)50个分级诊疗病种,并规定符合分级诊疗病种诊断的新农合患者原则上只能在参保地相应级别的定点医疗机构就诊,对私自越级转诊患者,新农合资金原则上不予报销;鼓励上级医疗机构将康复期患者转至下一级医疗机构继续康复治疗;对纳入分级诊疗范围的病种,实行单病种定额付费和总额预付相结合的支付方式
黑龙江	新农合"限治病种"制	急性化脓性扁桃体炎、高血压、偏头疼、冠心病等30种常见病在乡镇级新农合定点医疗机构住院治疗,心肌炎(急性期)、急性阑尾炎、脑梗死、脑血栓等50种常见病在县(市、区)级新农合定点医疗机构医院治疗,私自越级转诊将不了以报销

(2)分级诊疗面临的问题

虽然分级诊疗取得了一定成效,但也应看到,现行的分级诊疗仍存在短板,这也是患者心存疑虑的主要原因。目前在分级诊疗制度的建立过程中面临的问题主要有三类。

1）基层卫生机构服务能力较弱、服务水平不足：这是目前制约分级诊疗制度推进的核心问题、也是其根源所在。主要表现在以下几个方面：第一，优质医生缺位。主要在于人才结构不合理、素质不高及工作积极性不足，虽然国家对全科医生愈来愈重视，但我国全科医师数量仍严重不足，国家卫计委数据显示：目前我国全科医生占执业（助理）医师总数的5.6%，与欧美国家的30%～60%相比存在较大差距，截至2013年年底，我国共有全科医生14.6万人，其中注册人数为4.7万，取得合格证书人数为9.8万，每万人口全科医生1.07人。到2020年，要实现每万名城乡居民有2～3名合格全科医生的目标，需要约40万名全科医生，还存在25万人的缺口。另外，我国全科医生素质也无法与发达国家相比。在发达国家，无论是否建立分级诊疗制度，首诊一般由全科医生承担，而且对全科医生要求较高，一般要接受5年以上的医学院校教育，再经3年的全科医学培训，并通过考试，获得全科医生资格证书，才能成为全科医生开业行医。第二，卫生设施不足。根据《2014年中国卫生和计划生育统计年鉴》数据：2013年基层医疗卫生机构的床位数占床位总数的21.84%，万元以上医疗设备数占万元以上医疗设备总数的11.56%，万元以上设备价值仅占万元以上设备总价值的5.93%，比例均明显偏低。一直以来，我国医疗卫生资源呈倒金字塔结构，80%的卫生资源集中于城市，约80%的城市卫生资源集中在大中型医院，而基层卫生资源则严重不足，城乡医疗技术水平差异显著，从2013年卫生费用角度分析，城市人均卫生费用3234.1元，农村人均卫生费用1274.4元，城市人均卫生费用是农村人均卫生费用的近3倍。第三，药品种类有限。基层医疗机构和大医院在药品种类和数量上的差异，也是导致患者流向大医院的重要原因，很多患者因为基层医疗机构药品种类有限，不得已才舍近求远去大医院开药，而大医院若想下转患者到社区，也面临着药品种类无法衔接的问题。进而导致了群众缺乏在基层就诊的意愿，加大了分级诊疗推进的阻力。

2）群众缺乏在基层就诊的意愿：医疗服务具有安全性和质量要求高的特点，如果首诊医疗机构缺乏较高水平的医生队伍，则难以取得群众的信任。为了治好病、不耽误病情，人们一般愿意付出较高的代价，上大医院找名医。目前大多数居民对基层首诊的认可度不高，2013年，北京协和医院社会科学系对全国9省市45家医院的1820名患者问卷调查显示：仅四成多（42.1%）的人明确表示自己得了小病会首选基层就诊，39.7%的人称会视情况而定，两成的人则表示自己得了小病会首选到大医院就诊。丁香园一项13 288人参与的调查数据亦显示：平时看病，41.7%的受访者会选择去大城市大医院（三级），19.5%的受访者选择去县市区级医院（二级），仅27.6%的受访者选择去社区、乡镇等基层医院。此外，基层医疗服务的实际利用情况也反映了群众在基层的就诊意愿不足，《2013年中国卫生和计划生育统计年鉴》数据显示：2009～2012年，诊疗人次方面，基层医疗机构所占比重下降了 2.17 个百分点，而综合医院所占比重上升了 1.03 个百分点，患者向综合医院分流，基层医疗机构吸引力下降。另外，现有医保政策加重了无序就医，南京医科大学教授冷明祥表示："目前三级医院与一级医院住院医保报销差距并不大，花差不多的钱，患者当然会选择技术更好的医院。"

3）下转病人困难：目前很多人对基层医疗水平不信任，不愿意到社区住院康复。主要是因为：第一，基层医疗机构医疗设备落后，很多社区卫生服务中心只能进行最基本的检查项目，若下转患者因病情需要复查，社区很难完成。第二，医护人员综合素质参差不齐，缺少人才是社区卫生服务中心始终存在却又难以解决的难题，而在患者治疗过程中，医护人员的综合素质起着很重要的作用。第三，基层医疗机构药品配备问题，社区卫生服务中心实行基本药物制度，所有药品都是零利润，这虽然能替患者节省药费，但也存在药品种类少、药品档次低等问题，患者下转到社区后继续治疗的药物不全，甚至只能从上级转诊医院开药后回社区治疗，给后续治疗带来很大不便。另外，大型医疗中心与社区卫生服务中心之间缺乏有效的沟通和信任，直接导致患者由三级医疗中心下转至社区卫生服务中心的通道严重阻塞。

6.2 远程医疗服务助推分级诊疗的基本框架

十八届三中全会提出，要发挥信息化优势，加强区域医疗资源整合，带动优质医疗资源纵向流动，促进分级医疗模式的形成；2015 年 3 月，国务院办公厅印发的《全国医疗卫生服务体系规划纲要（2015—2020 年）》进一步指出：充分利用信息化手段，促进优质医疗资源纵向流动，建立医院与基层医疗卫生机构之间共享诊疗信息，开展远程医疗服务和教学培训的信息渠道。随着信息和通讯技术的飞速发展，远程医疗逐渐向发展中国家辐射，我国远程医疗事业不断落地开花，不少省份的区域性中心医院分别建设发展了各自的远程医疗网络，如浙江、河南、山东、四川等地，其中，作为河南省的区域远程医疗中心，郑州大学第一附属医院已经开始了面向偏远农村医疗资源共享的河南省远程医疗网络的建设，充分为省内偏远农村的医疗患者提供优质医疗服务，解决了省内优质医疗资源不足且分布不均的问题。这将有利于解决目前我国分级诊疗中面临的基层医疗机构服务水平不足、基层缺医少药等问题，推进分级诊疗。切实解决"看病难、看病贵"难题。

远程医学服务借助信息化技术，以其独特的优势实现优质医疗资源下沉，提高基层业务水平，促进基层首诊，畅通双向转诊，助推分级诊疗。远程医学服务助推分级诊疗的基本框架如图 6-4 所示。

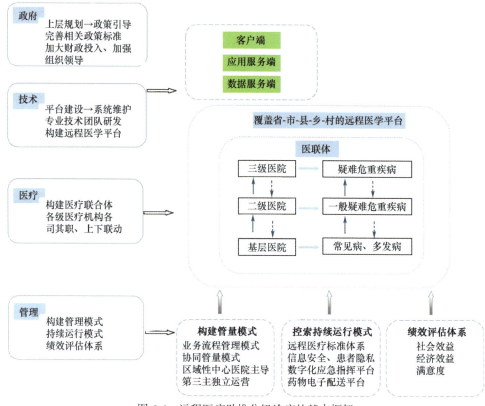

图 6-4　远程医疗助推分级诊疗的基本框架

6.2.1　政府政策引导

近年来，随着新一轮医疗改革的稳步推进，政府逐渐认识到信息化在分级诊疗中的重要作用，提出了借助远程医疗服务推动分级诊疗，但具体政策尚未落地。借鉴国外成功经验，结合我国实际国情，政府应积极组织团队，研究出台相关政策，推进医保参与远程医疗服务，开展试点，加大财政投资力度，让远程医疗落地开花，推进分级诊疗。

（1）完善相关政策和标准

1）完善远程医疗和分级诊疗相关标准和规范：建立合理有序的转诊流程，制定详细的各类转诊标准和指标，建立转诊的约束机制和激励机制，完善远程医疗责任认定机制，完善远程医疗操作、检测结果互认规范。

2）完善医保政策：充分发挥医保付费方式在引导和监管医疗服务行为上的机制效应，提高基层就诊医保报销比例，与城市三级医院之间保持合理差距，从而引导参保人员充分利用基层医疗卫生服务，促进基层医疗卫生机构和医院双向转诊制度的建立和发展。

3）完善价格政策：适当拉开不同级别医院的差价，包括乡镇卫生院与县级医院之间、城市社区医疗卫生机构与城市综合或专科医院之间的差价等；促进患者合理分流。

4）落实财政政策：把远程医学平台建设所需支出按规定纳入公共财政补偿范围，加大对城乡基层医疗卫生机构所需设备、人才培养等方面的投入，提高基层医疗服务能力。

5）完善药品配备政策：城乡政府所创办的基层医疗机构全部配备使用国家基本药物和省增补药物目录内的药品，从而巩固基本药物制度，优化基层药品配备，促进各级医疗机构之间的药品衔接。另外，试点出台相关政策，推进电子处方的发展，完善远程会诊。

6）完善编制管理：根据功能定位、工作量和现有编制使用等因素，合理确定各级医院远程医疗服务人员编制，尤其要重点解决基层远程医疗服务人员编制问题。

（2）加大财政投资力度，加强基层能力建设

加大对城乡基层医疗卫生机构人才、设备、设施建设的投入，加强卫生信息化建设，统筹规划建设区域卫生信息网络平台。要从分级分工、科学合理的医疗服务体系和居民在医疗服务体系中的合理就诊流程出发，统筹规划建设区域卫生信息网络平台，加强各级医疗卫生机构信息化沟通，建立互联互通的信息网络，及时沟通患者诊疗信息，运用信息化、网络化手段，方便双向转诊，最终健全基层远程医学服务设施、设备，形成省－市－县－乡－村（社区）的远程医学平台，实现互联互通，为远程医学服务助推分级诊疗奠定坚实基础。

（3）切实加强组织领导

远程医疗服务助推分级诊疗涉及一系列体系、体制、机制的建立和完善，需要多部门和全社会的共同参与，是一项十分复杂的系统工程，要以改革创新的精神，统筹谋划，进行积极探索立足于建立长期、稳定、健康、可持续的远程医疗服务助推分级诊疗机制。各级党委、政府和相关部门要切实加强组织领导，把远程医疗服务助推分级诊疗作为医药卫生体制改革和公立医院改革的重要任务纳入医改的总体工作安排，与其他医改工作同计划、同部署、同落实、同检查、同考核，建立或明确相关协调组织，全力推进。明确部门任务分工、工作职责：卫生部门要发挥牵头部门的作用，并制定完善远程医学服务助推分级诊疗相关规范标准；发展改革部门要把远程医学服务助推分级诊疗建设纳入经济社会发展规划和相关专项规划内容；财政部门要落实远程医学服务助推分级诊疗财政补偿政策，

加大对城乡基层医疗卫生机构的投入；人力资源和社会保障部门要完善各类医疗保险支付政策；物价部门要完善相关的医药服务价格政策，努力形成工作合力。

（4）政府协同医疗机构加强宣传教育

尽管"医改"是近几年的热词，但是传统就医模式已经持续了几十年，老百姓对新兴事物的接纳存在一个过程，政府应协同医疗机构加大宣传和引导，让百姓了解并参与到远程医疗服务助推分级诊疗这一重大民生工程。加强对社会公众的宣传教育，利用大众传媒广泛宣传疾病防治知识和合理选择医疗机构就医的必要性，树立公众的科学就医理念；同时，加强对各级医疗机构的宣传教育，使广大医务人员牢固树立社会责任意识，增强主动性，提高积极性，以创造性精神投身到这一机制的建设。

总之，各级政府和相关部门要切实加强对远程医疗服务助推分级诊疗工作的指导，帮助解决工作中的实际困难和问题，督促各地各单位积极推进工作；建立远程医疗服务助推分级诊疗的考核评价指标体系，建立考核评估制度；深入基层开展调查研究，发现和总结好的做法、经验，并及时加以推广；不断完善政策措施和工作方案，促进远程医疗服务助推分级诊疗建设的健康、可持续发展。

6.2.2 构建覆盖省-市-县-乡-村（社区）的远程医学平台

以大型三级医院为依托，通过远程医学系统，各省建立省级远程医学中心，构建区域化远程医学平台，区域内各级医疗机构实现多方面深度合作，全面建成覆盖省-市-县-乡-村（社区）的远程医学平台，实现远程会诊、远程影像、心电、病理诊断，并通过远程手术示教、远程教育培训，逐步提高分中心医务人员技能水平，推动分级诊疗。

（1）顶层设计、统筹规划

政府牵头，各级医疗机构参与，构建覆盖省-市-县-乡-村（社区）的远程医学平台，避免一个省区多个中心，重复投资、重复建设的情况，避免信息化建设中的"信息孤岛"现象，从技术和管理上勾画区域性远程医学中心。

（2）构建远程医学基础平台

远程医学基础平台包括全覆盖的网络基础设施、数据中心、交换平台、终端设施、系统软件和数据库软件系统。网络系统要求承载容量大、扩展性高、安全性好、组网便捷。考虑各级医疗机构的融合需求，制定统一的软硬件系统标准，灵活适应各类基础或高端的应用需求，建立兼容性、扩展性和稳定性良好的服务网络，形成覆盖省－市－县－乡－村（社区）的远程医学平台。省级远程医学平台应建设成开放性医学平台，并与国内其他远程医学系统互联互通。建立国家级远程医学服务平台，与国家卫计委和国家中医药管理局属委管医院接入，实现与各省级远程医疗服务平台的互联互通，同时实现与国家级区域卫生信息平台、中西医电子病历、应急指挥等信息系统的互联互通和资源共享。另外，严格审核远程医疗服务机构资质及服务范围，主要包括国内大型三甲医院设立的远程医疗服务机构和各省市具有代表性的远程医疗服务机构，向社会公布所有审核通过的远程医疗服务资源，建立统一的远程医疗服务监管体系，及时获取各远程医疗服务机构提供的远程医疗服务记录，并进行不同主题的数据分析，从而提供更好的远程医疗服务。

（3）构建远程医学应用平台

应用平台主要包括完成远程医学应用需求的远程综合会诊系统、远程影像系统、远程病理系统、远程心电系统、远程生理参数系统、远程电子病历系统、远程医学教育系统等临床应用系统，以及业务流程管理系统。应用系统的建设要满足以下原则：①整体性原则。应综合考虑各个业务的需求以及相关IT平台的设计，设计出满足业务要求的、各系统性能一致的信息化系统，保障良好的业务质量，避免瓶颈；②先进性原则。采用成熟、适用的计算机网络技术，同时需要考虑今后的技术发展趋势，适度超前，采用新技术、新装备，加强技术创新，以不断提高医院信息化建设和应用水平；③稳定性、可靠性、可用性原则。高可靠性是远程医疗系统的关键诉求，其可靠性设计包括关键设备冗余、链路/网络冗余和重要业务模块冗余、双中心冗余；④开放性、标准化原则。信息技术会不断发展更新，医疗体系会不断采用新的信息系统来提升效率、改善服务，设备也有升级换代、跨厂商设备兼容等需求，因此整个远程医疗系统平台必须具备开放性、标准化；⑤可维护、可管理性原则。远程医疗系统的可管理性是整个IT系统易于运维的基础。应提供低成本、简单有效的统一网管系统，对院内网络设备及其他所有IT设备进行管理，包括显示、状态监控、故障事件实时预警和告警、流量统计等。

6.2.3 医疗机构上下联动、分工协作

建立各级医疗卫生机构之间上下联动、分工协作机制是医药卫生体制改革的重要内容，是"保基本、强基层、建机制"的必然要求、是构建科学合理医疗服务体系的有效途径、对于优化配置资源、提高医疗卫生资源利用效率、发挥医疗

服务体系整体效益、方便群众就医、减轻群众医药费用负担具有重大而深远的意义。

以大型三级医院为依托，各级医疗机构按照"自愿平等、互利共赢"的原则，强化服务理念、创新服务模式，提高服务质量，提升服务水平，鼓励形成纵向联合体，比如成立医疗集团，加强基层医院能力，上下联动，形成密切的业务关系。以项目合作、技术帮扶、专科建设、学术交流、资源共享、科研开发等为纽带，通过管理协作、医疗合作、人才培养、科研协作、制剂研发、统筹采购、医技共享、信息化建设、公益性活动等，实行一体化管理，形成上下联动、双向转诊、分工协作的区域医疗协同运行模式。

（1）上下联动、分工协作机制的目标

发挥城市优质医疗资源的辐射作用，支持城乡基层医疗卫生机构和慢性病长期照护机构（老年病医院、护理院、康复机构等）的发展，构建分级分工、科学合理的医疗服务体系，形成基层首诊、分级医疗、急慢分治、双向转诊的诊疗模式，从而方便群众就医，减轻群众医药费用负担，提高医疗服务的协调性、连贯性、整体性，提高医疗服务体系的整体效益。

（2）建立分工协作机制的基本原则

建立分工协作机制必须把维护人民健康权益放在第一位，坚持"以病人为中心"，体现医疗机构的公益性和社会责任，坚持以下基本原则：①明确功能定位原则。建立分工协作的医疗机构要明确各自的功能定位及职责分工，严格界定医疗机构诊疗范围，依法执业。②因地制宜原则。二、三级医院与基层医疗卫生机构建立分工协作机制应充分考虑医疗机构地域分布、业务关系、合作意愿，以优化医疗资源配置为基础，合理统筹城乡医疗服务网络。③适当竞争原则。每个公立医院建立的分工协作群组之间应保持医疗服务能力的相对均衡，促进形成适当的竞争关系，并鼓励民办大型医院参与协作机制建设。④充分调动医务人员积极性原则。建立医疗机构之间分工协作机制，要充分调动广大医务人员的积极性，完善各项考核奖惩激励机制，加快卫生技术人才培养。

（3）探索分工协作机制的有效形式

大力发展区域协同模式，构建医疗联合体。由政府主导、部门牵头，使市、县（市、区）二级以上医院与所属区域内所有基层医疗卫生机构全面建立分工协作机制。在农村，以县级综合医院和中医院为龙头，与乡（镇）医疗卫生机构建立分工协作机制，二级医院与县级医院建立分工协作机制；在城市，以市辖区为单位，二级综合医院与社区卫生服务中心等基层医疗机构建立分工协作机制；三级医院与二级医院建立分工协作机制，最终形成覆盖省-市-县-乡-村（社区）、以技术支援为纽带、业务协作、双向转诊的分工协作机制。

6.2.4 远程医学服务助推分级诊疗的管理模式

（1）构建远程医学服务助推分级诊疗的管理模式

在远程医疗业务流程管理模式、协同管理模式的基础上，结合"区域性中心医院主导——第三方独立运营"的远程医疗运营模式，在实践中不断探索、完善远程医疗服务助推分级诊疗的管理模式：①分析远程医疗服务助推分级诊疗运行过程中的影响因素。通过文献分析、专家访谈等，结合基于远程医学服务助推分级诊疗的实际运行情况，分类整理可能存在的影响因素，用因子分析法对这些因素进行定量分析，剔除存在交互作用的因素及混杂因素，找出有价值的影响因素。②结合影响因素及实际情况，提出切实有效的解决办法，构建并不断完善远程医学服务助推分级诊疗的管理模式。

（2）探讨远程医疗服务助推分级诊疗的持续运行模式

远程医疗技术体系宏大，包括影像传输、数据交换、动态数据编码解码及其他硬件技术等，这类技术存在零散、发展水平不一致等问题，因此，需要逐步完善远程医疗运行模式：①明确各类疾病转诊标准，规范转诊流程，建立远程医疗各系统的标准体系，扩大远程医疗的辐射范围，推动分级诊疗。②完善远程医疗管理平台，保护患者隐私，保障数据安全。③建立与远程医疗相匹配的电子药物配送系统，摆脱基层医疗机构与区域中心医院之间药品衔接困境，保证基层患者及时购买到区域中心医院专家建议药物。④结合实践，协助相关政府部门完善远程医疗相关法律制度及医保制度，形成远程医疗助推分级诊疗的良好环境。⑤通过远程教育定期邀请知名专家讲课及远程手术示教等，提高基层医疗机构和医务人员技能水平，逐步实现"下行转诊"。通过以上多种途径，逐步完善已提出的第三方运营模式理论体系，建立一个良性的商业模式，让各方参与者均可从中获利，提高基层首诊，促进双向转诊，形成急慢分治、上下联动的医疗局面，从而实现远程医学助推分级诊疗的长效持续运营。

（3）建立远程医学服务助推分级诊疗的绩效评估体系

运行绩效标准及其评估方法是基于远程医疗的良性运行的基础，建立远程医学服务助推分级诊疗的绩效体系及其评估体系尤为重要。远程医学服务助推分级诊疗的长效运营，必须兼顾经济效益与社会效益，立足服务导向性评估，可以从以下几个方面构建指标评价体系：①远程医学服务助推分级诊疗产生的社会效益。可以从医务人员非业务性工作减少量、医疗质控广度和力度、医疗质量提高、患者康复周期、归因分值等方面进行评价。②远程医学服务助推分级诊疗产生的经济效益。远程医疗相对于传统医疗节约的费用,可以从节约上级医院下派专家所需费用、基层患者前往大医院求医所需费用,节约胶片和印刷品等耗材和物资费用,药品的库存周转率、运行过程的内耗减少量等方面进行评价。③利用率。可从远程教育资源的利用率,接受远程教育的人数,在线课件、视频及图书馆资源的点击率等方面,评估基层医务人员受教育情况;从远程会诊、远程诊断、远程手术等的利用率评估基层群众对远程医疗的接受度,反映基层首诊情况。④就诊率。通过各级医疗机构就诊率变化趋势,评估基层首诊提高率、三级医院资源有效利用率等。⑤满意度。包括接受远程医疗的患者和家属的满意度、申请会诊医师和远程会诊专家的满意度,可以从提供远程医疗服务的速度、质量等方面进行评价。

6.3 远程医疗服务助推分级诊疗的实施路径

远程医疗服务以其独特的优势可多方位全面助推分级诊疗。第一,远程医疗服务可通过远程会诊、远程诊断、远程手术等及时为偏远地区患者诊治病情,减少患者前往外地求医造成的时间、精力及资源浪费,使基层患者在当地即可享受到大医院的优质医疗资源,同时减少患者医疗服务费用的支出,避免下派专家造成时间的浪费,节约下派专家成本费用,实现优质医疗资源的下沉;第二,远程医疗服务可通过远程教育完善基层医生的再教育培训体制,通过临床教学、远程手术示教、继续教育及免费开放的电子图书馆向基层医生传输高可及性的医疗知识、诊治技能,逐步提高基层医生业务技能,同时,免去医生外出进修带来的一系列问题;第三,远程医疗可通过健康教育(如定期的远程讲座等)让群众接触到顶级专家的健康宣教,提高其对疾病的认识,形成预防意识,促进其到基层医院早期筛检,逐渐提高其对基层医院的信任度,推进基层首诊;第四,远程医疗服务可通过与医院联网的急救指挥车,使上级医院急救专家及时了解患者病情进展,指挥救治,并于急诊转运途中完善各项检查单据的开立,避免不必要的时间浪费,争取宝贵的救援时间,畅通转诊通道;第五,远程医疗服务可通过远程预约减少疑难重症患者转往上级医院的排队等候时间;第六,远程医疗服务可通过药物电子商务平台完成药物配送,缓解基层医院药物种类有限、无法与上级医院有效衔接的困境,完善远程会诊后续的治疗,促进康复期患者向下转诊,推进双向转诊;第七,远程医疗服务可通过与可穿戴移动监测设备的联网实现对群众的健康监测,及时发现健康问题,特别是慢性病,做到早发现、早诊断、早治疗,推进分级诊疗,构建患者、医生和政府三方均满意的医疗体系。远程医疗服务助推分级诊疗的实施如图 6-5 所示。

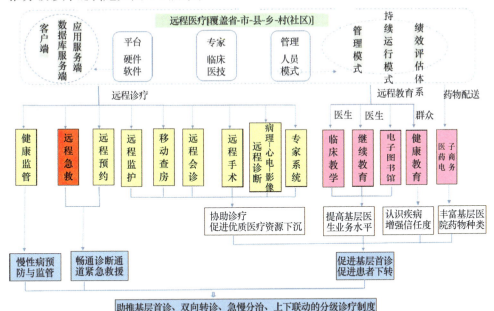

图 6-5　远程医疗助推分级诊疗的实施路径

6.3.1　远程会诊、远程诊断和远程手术促进优质医疗资源下沉

远程会诊是指通过计算机技术、通信技术与多媒体技术，同医疗技术相结合，旨在提高诊断与医疗水平、降低医疗开支、满足广大人民群众保健需求的一项全新的医疗服务。上级医院专家同基层医院患者主管医生通过远程技术手段共同探讨患者病情，进一步完善并制定更具针对性的诊疗方案。远程会诊主要用于医生与医生之间的信息、意见交流，有时也会用于病人与医生之间，可提供一种"面对面"的模式，给人以亲切感和真实感。依托远程会诊平台实现小病社区解决、疑难急重症通过远程会诊系统接受专家的服务，以真正达到资源共享的目的，促进优质医疗资源下沉，缓解因基层业务水平有限为基层首诊带来的压力。

远程诊断包括远程病理诊断、远程影像诊断、远程心电诊断等，如图 6-6 所示。正确的诊断结果对于疾病的确诊、下一步的治疗至关重要。其中，远程病理诊断是把传统切片进行数字化，集成显微影像处理、Web 图像浏览等技术，整合多年的病理经验、专家资源，利用远程病理检查工作站把患者的病理切片传到专家端，病理专家为患者分析病理组织图，专家在远端控制显微镜（聚焦、移动、放大和捕获图像），观察显微镜下的组织病理图片，并出具病理诊断报告，为医生与患者提供便捷、省时、省力与快速的专家咨询服务；远程心电诊断可通过专家远端调取申请患者心电检查结果，出具诊断报告；远程影像诊断主要是通过医学影像处理系统和远程医学影像阅片及讨论系统，利用影像数字化一体机将医疗机构内现有检查设备（X 线机、超声仪）生成的结果实现数字化转换，然后集中存储在一体机内，通过网络远程访问病历数据将患者的医学影像资料和病历资料无损地传递给影像诊断专家，从而获得专家的权威诊断。明确的诊断可帮助医生准确把握患者病程，对症对因治疗，达到最佳治疗效果，促进患者康复。

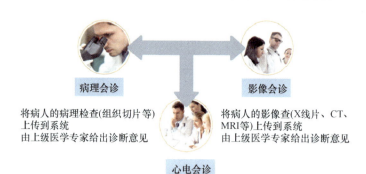

图 6-6 远程诊断

远程手术是通过虚拟现实技术与网络技术相结合，使医生亲自对远程患者进行一定的手术操作。医生可根据现场传来的影像，通过键盘、鼠标、"数字手套"等输入设备进行手术操作，其一举一动均可转化为数字信息传递至远程患者处，控制当地医疗器械的动作。

另外，远程重症监护可通过通信网络将远端的生理信息和医学信号传送到监护中心进行分析，实时检测人体生理参数，视频监控被监护对象的身体状况，通过数据自动采集实时分析监护对象的健康状况，若出现异常情况，向医疗中心报警以获得及时救助，远程监护技术缩短了医生和患者的距离，医生可以根据远地传来的这些生理信息为患者提供及时的医疗服务；远程查房则通过远程医疗信息传递及视频技术的应用，上级专家对县级及基层医院的病人进行远程查房，实现对病人病情的准确把握和针对性治疗。

6.3.2 远程教育提高基层医生业务水平

远程医疗服务可通过远程教育完善基层医生的再教育培训体制，通过临床教学、远程手术示教、继续教育及免费开放的电子图书馆向基层医生传输高可及性的医疗知识、诊治技能，逐步提高基层医生业务技能，同时，避免医生外出进修带来的一系列问题。远程教育可分为实时交互和课件点播两种培训模式。

（1）实时交互式远程教育

系统不仅支持远程专题讲座、远程学术研讨等基于课件的交互式远程培训，还支持远程教学查房、远程病案讨论、远程手术示教、远程护理示教等基于临床实际案例的实时交互式远程培训，并结合远程会诊的实际案例，在潜移默化中实现有针对性地施教，使得医护人员不用离开工作岗位就能接收到优质的培训，及时解决临床中出现的新问题和新情况，达到释疑解惑的目的，提高了基层医护人员获得优质继续教育的可及性，实现了低成本、大规模、高效能地提升基层医务人员的服务能力和水平。

（2）课件点播式远程教育

系统支持课件点播服务，实现文字、幻灯、视频等课件网上在线点播学习，具备新增、删除、上传、查询等课件管理功能。

6.3.3　远程健康教育增强基层信任度

医疗专家通过远程医学平台，面向基层群众定期开展远程讲座，传播疾病健康知识。一方面群众可通过基层医疗机构的服务终端，实现与远端专家的实时交互式学习，增强预防意识，促进其到基层医院早期筛检、了解基层医疗机构的服务水平，增强对基层医疗机构的信任度；另一方面，可通过远程医学网站在线点播，实现文字、幻灯、视频等课件网上学习。

6.3.4　远程急救、远程预约畅通双向转诊通道

随着通信技术的发展，无线网络传输正由价格贵、带宽窄的卫星通讯，向价格低、带宽容量大的 4G 和 Wi-Fi 等模式发展，这使得基于移动医疗车辆（digital mobile hospital，DMH）的移动医疗方式成为可能。经过信息化部署的急救车，在接到病人后的转运过程中对病人进行转运途中的医疗数据采集、施救指导、提前准备等。具体为：急救车接收病人→在急救车上通过卫星/4G 网络连接到急救中心的信息系统，输入病人基本资料→资料实时上传到系统中，并对施救的全过程进行视频录制存档→根据需要，安排急救专家进行现场指导，急救专家可通过视讯平台与急救车内进行实时的音视频互通（询问患者情况、与急救医生沟通），并可查看病人的实时体征数据，如心电、脉搏等→根据需要，急救目标医院提前

准备术前相关资源。通过以上紧凑的接诊流程，可更好地开展远程急救工作，节约宝贵的救治时间以挽救生命。

另外，对于基层医院的门诊疑难病人，由门诊医生根据病情需要，判断是否需要上转（前往）上一级（省级）医院，若病情需要，则门诊医生可以通过远程预约系统帮助病人进行挂号预约。系统可提供省级医院专门开放的专家出诊表和专家预约挂号情况供医生选择，预约完成后，平台自动进行处理，预约受理过程通过短信的方式通知医生或病人。支持基层医院完成预约挂号、预约检查、转院申请等操作，支持上级医院完成相关申请受理及信息反馈，减少疑难重症患者转往上级医院的排队等候时间，畅通转诊通道。

6.3.5　健康监管促进急慢分治

人口老龄化与慢性病是 21 世纪全世界共同面临的重大社会问题，而医护人员不足及医护手段落后导致护理不当、整体医疗质量降低及医疗费用进一步上升。我国于 1999 年进入老龄化社会，未富先老，老年人的数量庞大。多数老年人患有慢性病，对患慢性病老年人看护以家庭为主，但存在人批老年人独居现象。家庭看护缺乏必要的保健常识及医护介入指导。这与医护人员的不足，以及现有医疗体制有一定关系。

远程医疗服务可通过与可穿戴移动监测设备的联网，实现对群众的健康监测，及时发现健康问题，特别是慢性病。远程健康监管是医疗技术与通讯互联网技术结合的一种技术手段，老年人、慢性病人可以在家进行健康监测，实施远程保健，提高整体医疗效率。在慢性病的监管中，基层群众通过可穿戴设备将监测到的相关指标如心电、血压、血氧饱和度、体温等，发送到远程健康管理平台，护士进行例行指标判断，如果指标异常，将异常上报医生，使其对病人进行远程健康指导，医生 / 护士亦可通过视频跟踪走访慢性病病人，了解慢性病治疗情况，从而促进慢性病的防治，做到早发现、早诊断、早治疗，促进急慢分治，推进分级诊疗，构建患者、医生和政府三方均满意的医疗体系。

6.3.6　远程药物配送缓解基层药物种类匮乏

远程医疗服务可通过药物电子商务平台完成药物配送，缓解基层医院药物种类有限、无法与上级医院有效衔接的困境，完善远程会诊后续的治疗，促进康复期患者向下转诊，推进双向转诊。

本章小结

  本章从分级诊疗制度着手，概述了分级诊疗的内涵与意义、国外分级诊疗模式及我国分级诊疗的政策脉络，并分析了我国分级诊疗的实施现状及所面临的问题。由此引入远程医疗服务助推分级诊疗的探讨，远程医疗服务通过远程会诊、远程诊断、远程手术等及时为偏远地区患者诊治病情，促进优质医疗资源的下沉；通过远程教育提高基层医生业务水平；通过健康教育提高群众对疾病的认识，增强预防意识，促进其到基层医院早期筛检，逐渐提高其对基层医院的信任度，推进基层首诊；通过远程急救避免不必要的时间浪费，争取宝贵的救援时间；通过远程预约畅通转诊通道；通过远程药物配送缓解基层医院药物种类有限，促进康复期患者向下转诊，推进双向转诊；通过与可穿戴移动监测设备的联网实现对群众的健康监测，及时发现健康问题，特别是慢性病，做到早发现、早诊断、早治疗，推进分级诊疗，构建患者、医生和政府三方均满意的医疗体系。远程医疗服务必以其独特的优势多方位全面助推分级诊疗，这需要政府、医疗机构、技术支撑企业和管理团队的共同努力，最终实现基层首诊、双向转诊、急慢分治、上下联动的分级诊疗机制。

参考文献

超庚.2015.美国的分级诊疗 [J].祝您健康，（8）：57.

国家卫生和计划生育委员会，2014.2014 年中国卫生和计划生育统计年鉴 [M].北京：中国协和医科大学出版社，34-40、79-84.

黄德圣，潘小妹.2014.医院分级诊疗的现状及对策 [J].基层医学论坛，（34）：4727-4729.

李菲.2014.我国医疗服务分级诊疗的具体路径及实践程度分析 [J].中州学刊，（11）：90-95.

彭志丽，何洁仪.2005.我国卫生资源配置的现状、存在问题及改革的重点难点分析 [J].国际医药卫生导报，（19）：21-23.

饶克勤，刘新明.2007.国际医疗卫生体制改革与中国 [M].北京：中国协和医科大学出版社，155.

任苒，黄志强.2009.中国医疗保障制度发展框架与策略 [M].北京：经济科学出版社，132.

孙士东.2014.浅析目前分级诊疗体系的现状 [J].中国保健营养（中旬刊），（5）：2750-2751.

王虎峰，王鸿蕴.2014.关于构建分级诊疗制度相关问题的思考 [J].中国医疗管理科学，（1）：28-30.

魏鹏.2011.德国分级医疗体系管窥 [J].中国医疗保险，（9）：70.

张新庆.2014.分级诊疗 医患各自怎么看？[J].中国卫生，（10）：38-41.

郑晓曼，王小丽.2011.英国国民医疗保健体制（NHS）探析 [J].中国卫生事业管理，28（12）：919-921.

朱建文.2014.芬兰完善的医疗服务体系 [J].特区经济：经济与法治，（8）：62-63.

李国鸿.2008.加拿大医疗服务体系研究与启示 [J].国外医学：卫生经济分册，22（1）：5-11.

顾亚明.2015.日本分级诊疗制度及其对我国的启示 [J].卫生经济研究，（3）：8-12.

陈文贤，李蕾，王霞，等.2011.完善城乡医疗服务体系的几点思考 [J].中国卫生事业管理，（S1）：102-103.

Linden M, Gothe H, Ormel J. 2003. Pathways to care and psychological problems of general practice patients in a "gate keeper" and an "open access" health care system: a comparison of Germany and the Netherlands[J]. Soc Psychiatry Psychiatr Epidemiol, 38（12）：690-697.

第7章
远程医疗促进医疗控费的机制

7.1 中国基本医疗保险制度

医疗保险是将医疗保险费集中起来建立医疗保险基金，用于支付医疗保险合同中规定的医疗服务费用的一种保险形式。广义的医疗保险包括社会医疗保险和商业医疗保险，狭义的医疗保险仅指社会医疗保险。由于疾病的发生具有不确定性，一旦疾病发生在某个体身上，对个体带来的打击是巨大的甚至超出个体的承受限度，因此，通过建立医疗保险制度实现疾病风险分担是社会发展的趋势，世界上大多数国家都建立了本国的医疗保险制度。医疗保险制度是指一个国家或地区按照保险原则为解决居民防病治病问题而筹集、分配和使用医疗保险基金的制度，是社会保障制度体系的重要组成部分。中国的医疗保险制度又称为基本医疗保险制度，对于消除和化解居民的疾病风险、保护社会生产力、促进国民经济发展具有重要意义。

7.1.1 中国基本医疗保险制度发展历程

从 1949 年至今，中国基本医疗保险制度的改革与发展大致经历了三个阶段。

（1）第一阶段，改革前的中国基本医疗保险制度（1949 ～ 1994 年）

1949 ～ 1994 年，中国基本医疗保险制度以公费医疗、劳保医疗及农村合作医疗为主体。

公费医疗制度是对国家机关、事业单位工作人员等实行的免费治疗和疾病预防的一种医疗保险制度。1952 年，政务院颁布《中央人民政府政务院关于全国各级人民政府、党派、团体及所属单位的国家工作人员实行公费医疗预防的指示》，标志着公费医疗制度的建立。随后中国政府先后下发《关于公费医疗预防卫生支出预算包括内容及计算标准》、《国家工作人员公费医疗预防实施办法》、《卫生部关于公费医疗的几项规定》、《关于国家机关工作人员子女医疗问题的通知》和《为国家机关工作人员退休仍应享受公费医疗待遇的通知》，进一步明晰了公费医疗的经费来源、保障人群、服务范围和实施办法等，公费医疗制度逐渐完善。按照规定，公费医疗资金来源于政府拨款，实行专款专用，覆盖人群包括国家政府工作人员（含退休人员）、机关事业单位工作人员及其子女、伤残革命军人、高等学校在校生等。

劳保医疗制度（也称企业职工医疗保险制度）是中国对实行劳动保险的企业职工及其家属规定的伤病免费医疗及预防疾病医疗的保险制度。1951 年，中国通过《中华人民共和国劳动保险条例》，标志着劳保医疗制度的建立。劳保医疗资金来源于企业职工福利基金，覆盖人群包括全民所有制企业的全体职工、城镇部分集体企业的职工和退休人员。

农村合作医疗制度是一种农村群众的互助性医疗保障制度。1966 年，全国农村开始实施合作医疗制度，其主要筹资形式有集体投资、集体和个人共同出资和个人投资三种。到 1980 年，合作医疗覆盖了全国农村 90% 以上的生产大队，为我国农村的广大农民防病治病开辟了一条低投入、广覆盖的医疗保障途径。后来，实行联产承包责任制后，农村的合作医疗制度逐渐解体，农村地区的医疗保险处于"真空"地带。

公费医疗制度、劳保医疗制度和农村合作医疗制度曾经覆盖了我国 90% 以上的人口，对保护劳动力、促进生产发展起到了巨大的保障作用。三者共同构成了我国最初的医疗保险体系，也是我国现行医疗保险制度的起源。这些制度带有浓厚的福利特征，还不具有完全意义上的保险特征。

（2）第二阶段，改革试点中的中国基本医疗保险制度（1994～1998 年）

由于公费医疗、劳保医疗的医疗费用全部由国家和企业负担，缺乏合理的资金筹集机制和有效的费用约束机制，刺激了不合理的医疗消费，造成费用过快增长和浪费。需要建立一个费用约束机制，以防止医疗费用过快增长。在此背景下，1994～1998 年，中国进行了有计划、分步骤的医疗保障制度全面改革的试点工作。

1994 年，国家四部委印发了《关于职工医疗制度改革的试点意见》，并批准江苏省镇江市和江西省九江市实施医疗保险制度改革方案（后来被称为"两江试点"），实行"社会统筹与个人账户相结合"的管理模式，从此掀开了医疗保险制度改革的序幕。1996 年，在总结"两江试点"经验的基础上，国务院又选择了 58 个城市作为医疗改革试点，从而使改革试点遍及全国的 29 个省、自治区、直辖市。"两江试点"及 1996 年的扩大试点为全国职工医疗保险制度的改革积累了经验、创造了条件。这段时间的改革改变了计划经济时期的医疗保险模式，强调个人的责任。

（3）第三阶段，全面改革的中国基本医疗保险制度（1998年至今）

1998年至今，中国逐渐发展形成了现行的以城镇职工基本医疗保险制度、城镇居民基本医疗保险制度与新型农村合作医疗制度三大制度为主体的现代基本医疗保险制度。

城镇职工基本医疗保险制度是覆盖城镇就业人口的基本医疗保险制度。1998年12月，国务院颁布《国务院关于建立城镇职工基本医疗保险制度的决定》，标志着中国职工医疗保险制度改革进入了一个新阶段，以及城镇职工基本医疗保险制度的建立。其参保对象为城镇所有用人单位及职工；筹资模式为用人单位及其职工双方共同负担缴纳费用；基金实行社会统筹和个人账户相结合；按照属地管理原则实行基本医疗保险基金的统一筹集、使用和管理。

新型农村合作医疗制度是覆盖农村人口的医疗制度。2003年1月，国务院办公厅转发了《关于建立新型农村合作医疗制度的意见》，标志着新型农村合作医疗制度的建立。新型农村合作医疗按照农民自愿参加的原则实施。筹资方式是个人、集体和政府多方筹资，原则上以县为单位统筹资金，农民以家庭为单位参加。2006年新型农村合作医疗在全国推开。

城镇居民基本医疗保险制度是覆盖城镇非就业人口的基本医疗保险制度。2007年7月，《国务院关于开展城镇居民基本医疗保险试点的指导意见》（国办发〔2007〕20号）提出建立以大病统筹为主的城镇居民基本医疗保险制度。2008年10月国务院办公厅下发了《国务院办公厅关于将大学生纳入城镇居民基本医疗保险试点范围的指导意见》，文件规定按照自愿原则将大学生纳入城镇居民基本医疗保险试点范围。至此，包括中小学生、少年儿童、大学生及老年居民在内的城镇非从业居民已全部纳入基本医疗保险范围。城镇居民基本医疗保险制度于2009年在全国推开。

城镇职工基本医疗保险、城镇居民基本医疗保险与新型农村合作医疗三种基本医疗保险制度从政策上分别覆盖了中国城镇就业人口、城镇非就业人口和农村人口，共同构成了现代基本医疗保险制度，在保障中国城乡居民医疗服务方面发挥着重要的作用。图7-1展示了中国现行基本医疗保险制度的构成。

中国现行基本医疗保险制度在政策上覆盖了所有城乡人口。近年来尤其是2009年实施新医改以来，三大基本医疗保险覆盖范围和保障水平逐步提高。截至2014年12月，全国参加城镇基本医疗保险人数为59 747万；2012年全国参加新农合人数为8.05亿，参合率达98.26%，初步实现了全覆盖。但释放出的医疗需求和高昂的住院费用也使三大医保基金面临着保证供给和控制费用的双重压力。

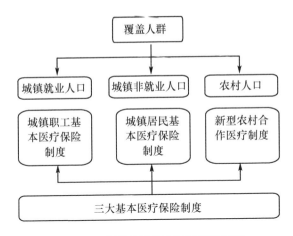

图 7-1　中国现行基本医疗保险制度

7.1.2　中国现行基本医疗保险制度面临的问题

（1）基本医疗保险制度的"碎片化"特征明显

城镇职工基本医疗保险制度、城镇居民基本医疗保险制度及新型农村合作医疗制度构成了我国基本医疗保险制度体系，从政策的角度覆盖了不同的参保对象。但三大基本医疗保险制度分属不同的经办机构，缺乏对接，导致整个基本医疗保险制度体系呈"碎片化"特征。城镇职工基本医疗保险制度、城镇居民基本医疗保险制度由国家人力资源和社会保障部门负责，新型农村合作医疗由国家卫生与计划生育委员会负责。这种"碎片化"特征不利于实现医疗保险制度的统筹互济功能，不利于实现健康公平。

（2）三大基本医疗保险制度差距悬殊

三大基本医疗保险制度在历史沿革、参保对象、筹资方式、保障水平、组织管理及统筹层次等方面存在明显差异。其中筹资机制是医疗保险制度的经济基础，对不同医疗保险参保对象待遇的差异影响较为深远，直接关乎参保对象是否能平等地获得健康公平权利。目前，三大基本医疗保险制度的筹资机制差异较大，具体包括缴费主体、缴费标准及统筹模式等方面差别较大，造成了分别被三大主体制度覆盖的人群获得基本医疗保险的待遇水平差距较大，无法实现真正的健康公平。从缴费主体来看，城镇职工基本医疗保险的缴费主体明确规定是由用人单位和职工共同负担；城镇居民的医疗保险则是个人缴费为主、政府给予适当补助；新型农村合作医疗缴费主体是个人缴费、集体扶持和政府资助三方共同承担。从缴费标准来看，城镇职工基本医疗保险地区统筹，用人单位和个人分别负担工资总额的 6% 和 2%；城镇居民基本医疗保险地区统筹，学生、儿童、老人、残疾人、困难人群等群体缴费不同；新型农村合作医疗个人缴费最低 90 元每人每年（2014年）。从统筹模式来看，城镇职工基本医疗保险基金实现"统账结合"模式，即由统筹基金和个人两部分构成，职工个人缴纳的基本医疗保险费全部计入个人账户，用人单位缴纳的基本医疗保险费分为两部分，一部分用于建立统筹基金，一部分划入个人账户；城镇居民基本医疗保险不设个人账户；新型农村合作医疗设立了个人或家庭账户，从目前的发展形势来看，个人或家庭账户将会逐步减少金额或予以取消。

城镇职工、城镇居民和农村居民偿付比例分别约为 70%、50% 和 30%，制度间待遇的不公平阻碍了国民健康公共消费的水平，降低了健康公平的程度。

（3）医疗费用过度增长

医疗费用过度增长，医疗支付面临压力，具体表现在三个方面。

一是卫生总费用逐年上升，上涨幅度高于国内生产总值上涨幅度。卫生总费用指一个国家或地区在一定时期内（通常指 1 年），为开展卫生服务活动从全社会筹集的卫生资源的货币总额，按来源法核算。它反映一定经济条件下，政府、社会和居民个人对卫生保健的重视程度和费用负担水平，以及卫生筹资模式的主要特征和卫生筹资的公平性、合理性。表 7-1 列举了 1978 年以来历年的中国卫生总费用。1998 年建立职工基本医疗保险制度之初，中国卫生总费用为 3678.72亿元，2013 年上涨至 31868.95 亿元，上涨幅度为 766.31%，高于同期国内生产总值上涨幅度。中国卫生总费用占国内生产总值的比例也由 1998 年的 4.36% 上涨到 2013 年的 5.57%。从全球范围来看，中国卫生总费用在全球占有份额逐年提升，由 1995 年的 0.98% 增至 2010 年的 4.50%，年均增长 10.70%。

表 7-1 中国卫生总费用

年份	卫生总费用（亿元）	个人卫生支出（亿元）	卫生总费用占 GDP 的百分比（%）
1978	110.21	22.52	3.02
1979	126.19	25.67	3.11
1980	143.23	30.35	3.15
1981	160.12	38.02	3.27
1982	177.53	38.43	3.33
1983	207.42	65.24	3.48
1984	242.07	79.00	3.36
1985	279.00	79.39	3.09
1986	315.90	83.32	3.07
1987	379.58	115.05	3.15

年份	卫生总费用（亿元）	个人卫生支出（亿元）	卫生总费用占 GDP 的百分比（%）
1988	488.04	152.66	3.24
1989	615.50	209.83	3.62
1990	747.39	267.01	4.00
1991	893.49	335.03	4.10
1992	1096.86	436.70	4.07
1993	1377.78	580.97	3.90
1994	1761.24	774.05	3.65
1995	2155.13	999.98	3.54
1996	2709.42	1372.15	3.81
1997	3196.71	1689.09	4.05
1998	3678.72	2017.63	4.36
1999	4047.50	2260.55	4.51
2000	4586.63	2705.17	4.62
2001	5025.93	3013.89	4.58
2002	5790.03	3342.14	4.81
2003	6584.10	3678.66	4.85
2004	7590.29	4071.35	4.75
2005	8659.91	4520.98	4.68
2006	9843.34	4853.56	4.55
2007	11573.97	5098.66	4.35
2008	14535.40	5875.86	4.63
2009	17541.92	6571.16	5.15
2010	19980.39	7051.29	4.98
2011	24345.91	8465.28	5.15
2012	28119.00	9656.32	5.41
2013	31868.95	10729.34	5.57

数据来源：《2014 年中国卫生和计划生育统计年鉴》。

　　二是中国三大基本医疗保险基金支出逐年上升。表 7-2 列举了 2005 年以来中国新型农村合作医疗和城镇基本医疗保险基金的支出情况。全国新农合基金支出由 2008 年的 662.31 亿元上涨至 2013 年的 2909.20 亿元，上涨幅度为339.25%；另根据中国人力资源和社会保障部数据，全国城镇基本医疗保险基金支出由 2011 年的 4431 亿元上涨至 2014 年的 8134 亿元。

　　三是个人卫生支出也呈逐年上升趋势。从 1998 年的 2017.63 亿元上涨至2013 年的 10729.34 亿元，上涨幅度为 431.78%。

表 7-2 中国新型农村合作医疗情况

年份	新农合参保率（%）	新农合基金支出（亿元）	城镇基本医疗保险支出（亿元）
2004	75.20	26.37	862
2006	80.66	155.81	1277
2007	86.20	346.63	1562
2008	91.53	662.31	2084
2009	94.19	922.92	2797
2010	96.00	1187.84	3538
2011	97.48	1710.19	4431
2012	98.26	2408.00	5544
2013	98.70	2909.20	6801
2014			8134

数据来源：《2014年中国卫生和计划生育统计年鉴》，2004～2013年人力资源和社会保障事业发展统计公报。

卫生费用的过快上涨会导致政府财政、企业和个人负担日益加重，因病致贫、因病返贫凸显，医患信任度降低，健康不公平等一系列问题。在保证医疗服务质量和居民健康水平的前提下，控制卫生费用的过快增长已经成为各国政府、卫生从业人员、卫生经济领域学者甚至普通居民关注的焦点。

7.1.3 医疗费用过度增长的影响因素

影响中国卫生费用快速上涨的因素总体可以分为合理因素和不合理因素两大类。针对不合理因素采取适宜的费用控制政策和措施有利于提高资源的配置效率和利用效益。

（1）合理因素

合理因素包括社会经济的发展、就医观念的改变、医学高新技术的应用、人口老龄化、疾病谱的改变如慢性病患者增加等。

随着社会经济的发展、居民收入水平的提高，人们对生活质量有了更高的标准，医疗观念也逐渐发生改变，对自身健康的关注度逐渐提升，愿意为自身健康增加更多的投入，自然引起医疗费用的上涨。同时，医学高新技术如磁共振、CT等的应用也是医疗费用上涨的原因之一。

随着年龄的增长特别是步入老年之后，生理机能开始老化，进入疾病频发期。中国于2000年65岁及以上人口比例已达到7%，正式迈入人口老龄化社会。中国卫生服务调查显示，65岁及以上人口的两周发病率最高，他们需要更多的医疗服务，需要支出更多的医疗费用。2012年，人力资源和社会保障部副部长胡晓义指出当前三大基本医疗保险的参保人员中占四分之一比例的退休人员需要60%的医疗资源。人口老龄化的不断发展进一步刺激着医疗费用的高速增长。

随着中国疾病谱的改变，慢性病逐渐成为我国居民健康的头号威胁。慢性病具有治疗有效性差、治愈率低、易复发、费用高等特点，疾病负担沉重。2008年中国慢性病死亡数占总死亡构成的83%，疾病经济负担占比由1993年的54%上升至2009年的69%。慢性病的高发必将伴随着医疗需求的上升和医疗费用的增长。

（2）不合理因素

不合理因素包括重治疗轻预防、不合理的支付方式、卫生资源分布不均衡及重复医疗导致的资源浪费等。

1）重治疗轻预防：国家"九五"攻关相关研究表明，在健康和疾病预防工作上投资1元钱，可以节省8.5元的医疗费和100元的抢救费。慢性疾病在中国疾病死亡谱上占据着越来越重要的地位，降低慢性疾病的发病率和死亡率，综合防治比个体临床治疗更有效。然而，目前我国大量医疗资源及投入都被用于疾病治疗而不是前期预防工作，据卫生部发展研究中心在天津和甘肃抽样调查结果显示，公共卫生与预防领域投入仅占卫生总费用的2%左右。这种防治倒置安排不仅不利于患者治愈疾病、恢复健康，还进一步加重了医疗负担。

2）不合理的支付方式：支付方式是指卫生服务付费方（政府、保险公司或病人）对卫生服务提供方（医院、医生）所提供服务进行费用补偿（结算）的方式，其作为一种激励手段影响着整个医疗服务体系各方的行为，进而影响着医疗费用的发生。支付方式种类繁多，总体可分为预付制和后付制。预付制包括按项目付费、按床日付费等；后付制包括总额预付、按病种付费、按人头付费等。各种支付方式优缺点见表7-3。

表7-3　不同支付方式优缺点比较

支付方式	支付单位	预付制/后付制	优点	缺点
按项目支付	每项服务	后付制	服务提供方积极性增加：对疾病的诊断治疗更加积极；愿意提供更多的服务；愿意提供高回报率的项目	诱导需求，资源浪费，医疗费用不合理增加，患者负担加重
总额预付	一定时期所有服务	预付制	服务提供方主动控制医疗费用意识增强：仅提供必要的、有效的服务项目，减少治疗时间	服务提供方积极性受限：选择病情较轻的患者，减少必要服务项目的数量和质量

续表

支付方式	支付单位	预付制/后付制	优点	缺点
按病种支付	病种	预付制	服务提供方会尽量节省医疗成本，减少治疗时间	服务提供方倾向接收病情较轻患者，诊断升级，人为分解住院，减少必要的服务项目，服务水平下降；避免采用耗资大的诊断、治疗新方法，一定程度上限制了临床医学的创新发展
按人头支付	一定时期特定人群每人的全部服务	预付制	服务提供方重视预防保健；主动控制医疗费用意识增强；仅提供必要有效的服务项目，减少治疗时间	增加患者/服务人口数量；选择低风险人群入保，推诿疑难重症患者；减少必要服务项目的数量和质量；服务质量被削弱

由表 7-3 可以看出，不同的支付方式具有不同的优缺点。以按项目付费为代表的后付制能够充分调动医务工作者的积极性，同时也会导致诱导需求。中国目前支付方式以按项目付费为主，虽然充分调动了医疗服务提供方的积极性，但是没有形成对医疗服务提供方的有效制约和费用控制机制，不可避免地带来因诱导需求、过度医疗导致的医疗费用的急速增长。在此背景下，中国多个地区探索并实践支付制度改革。如北京市于 2011 年 8 月起在朝阳医院等 6 家医院正式试点 DRGs 支付方式；上海市于 2004 年正式实行以总额预算为主，结合按服务项目付费、按单病种付费、精神病医院按床日付费等混合支付方式；福建省福州市出台政策探索实行按人头付费、按病种付费、总额付费三种方式的综合改革模式；安徽省自 2011 年 7 月起在全省 200 多所县级以上医疗机构全面实施新农合按病种付费试点，并逐步扩大按病种付费的病种数量、试点医疗机构范围。在此基础上，推行住院总额预算管理，尝试住院按床日付费等科学的付费方式；广东省东莞市的住院医疗费用采用总额预付，门诊医疗费用采用"按人头激励性总额付费"，就是每个结算周期根据服务区域的参保人数、门诊缴费金额确定该期的费用总额。理论和实践经验都表明，后付制是造成医疗费用上涨过快的重要原因之一，预付制在未来的支付体系中日益凸显出更加重要的地位。通过制定科学合理的预付标准来控制医疗服务提供方的总支出，可以促使医疗服务提供方精打细算、合理使用医疗保险资源，以达到控制费用的目的。

3）卫生资源分布不均衡：中国卫生资源分布不均衡，三级医院基本分布在大、中等城市，高素质的医务人员和高精尖的医学仪器设备大都集中在大型医院。对于地处偏远地区的患者，因当地医疗条件比较落后，急重症、疑难患者往往要被送到上级医院、异地大城市进行诊治，其就医成本明显高于属地治疗。同时，随着居民收入水平提高、对卫生服务质量的要求更高，更多患者更倾向选择高级别医院就医，并且目前我国对患者的就医流向缺乏有效的干预，多数患者未经转诊便直接到二级或三级医疗机构就诊，不仅不利于医疗资源的合理利用，也给患者本身带来沉重的经济负担。研究显示，目前我国三级医院中都有为数众多的门诊及住院患者可以在不影响诊疗质量的前提下，在二级或一级医疗机构就诊，每年节约的卫生费用可以达到数十亿元，鼓励患者利用基层卫生服务设施对于节省卫生费用的意义十分巨大。

4）重复医疗导致资源浪费：目前，由于卫生信息化建设缺乏顶层设计与规划，标准和规范应用滞后，各地信息系统发展不均衡，且各自为政，不能互联互通，最终形成了一座座闭塞的"信息孤岛"，严重阻碍了信息资源共享和利用。当患者需要到不同的医疗机构就诊时，由于不同医疗机构信息化尚未联通，患者往往被多次要求进行相关医学检查，导致重复检查、重复医疗现象，从而导致医疗费用的增加。

7.2　远程医疗在促进医疗控费中的作用

卫生资源分布不均衡进一步加剧了异地就医、无序就医现象，进而加剧了医疗费用的增加。远程医疗有助于推动优质医疗资源突破区域分布限制，以网络数据形式重新配置，促进有序就医，控制医疗费用的急速上涨。远程医疗发展的重要目标之一是降低医疗费用，下面将具体阐述远程医疗在控制医疗费用中的作用机制、产生的效果及目前存在的政策障碍。

7.2.1　远程医疗在促进医疗控费中的作用机制

概括来说，远程医疗涵盖四方面的医学活动内容：一是远程医疗服务，包括远程会诊、远程手术、远程护理、远程检测等医疗服务；二是远程保健服务，包括远程疾病预防、慢性病监控等预防服务；三是远程教育，包括远程医疗教学、远程学术交流、远程技能培训等；四是远程信息服务，包括远程医疗文献查询、远程医疗数据共享、远程卫生信息交流等。远程医疗在这四方面发挥作用。促进医疗控费。

（1）通过远程医疗服务促进属地诊疗，优化分级诊疗，减少医疗相关费用

远程医疗服务的运作模式：当地、州、市、县级医院遇到诊疗困难时，可通过远程医学中心的协调，由上级医疗机构相关专家给予优化的诊疗方案，使病人

留在当地医院继续治疗；疑难危重病例通过转诊流程转到上级医院进行及时救治。这样，通过远程医疗，基层的患者不出远门即可得到上级医院专家高水平的医疗服务，实现属地诊疗，进而减少医疗相关费用。

一方面，属地诊疗可以减少直接医疗费用。直接医疗费用主要包括门诊患者医药费和住院患者医药费两部分。在中国，随着医院级别的不断增高，门诊患者次均医药费、住院患者人均医药费均不断增高。这与高级别医院采用高新医疗技术比例较高有关。促使基层患者更多地进行属地诊疗而非赴异地上级医院诊疗，意味着更少的直接医疗费用。表 7-4、表 7-5 分别展示了中国公立医院、五级综合医院的住院患者人均医药费和门诊患者次均医药费，可以看出，这两项指标均表现为三级医院＞二级医院＞一级医院，中央属综合医院＞省属综合医院＞地级市属综合医院＞县级市属综合医院＞县属综合医院的特点。具体以 2012 年数据为例：三级医院的门诊患者次均医药费为 242.1 元，分别比二级医院、一级医院高出 53.82%、116.16%；三级医院的住院患者人均医药费为 11 186.8 元，分别比二级医院、一级医院高出 136.54%、240.54%；中央属、省属、地级市属、县级市属和县属综合医院的门诊患者次均医药费分别为 360.1 元、287.7 元、204.3元、161.4 元和 142.6 元，住院患者人均医药费分别为 18 818.7 元、14 369.8 元、9251.1 元、5618.4 元和 3877.5 元，均呈现阶梯式降低状。

表 7-4 中国公立医院的门诊、住院患者医药费情况（元）

指标	年份	三级医院	二级医院	一级医院
门诊患者次均医药费	2007	170.4	106.1	69.3
	2008	187.9	116.7	77.3
	2009	203.7	128.0	83.9
	2010	220.2	139.3	93.1
	2011	231.8	147.6	103.9
	2012	242.1	157.4	112.0
	2013	256.7	166.2	119.8
住院患者人均医药费	2007	8087.0	3294.8	2331.4
	2008	8969.1	3647.2	2550.4
	2009	9753.0	3973.8	2609.6
	2010	10442.4	4338.6	2844.3
	2011	10935.9	4564.2	3121.3
	2012	11186.8	4729.4	3285.0
	2013	11722.4	4968.3	3561.9

数据来源：《2012 年中国卫生统计年鉴》，2013、2014 中国卫生和计划生育统计年鉴。

表 7-5　中国五级综合医院的门诊、住院患者医药费情况（元）

指标	年份	中央属	省属	地级市属	县级市属	县属
门诊患者次均 医药费	1990	21.6	16.0	11.9	10.1	8.1
	1995	82.7	65.8	43.3	34.6	24.8
	2000	140.9	134.5	92.2	68.9	54.9
	2005	247.1	192.5	130.7	105.2	84.2
	2006	251.5	189.7	132.3	105.8	84.7
	2007	281.5	200.0	139.2	112.5	93.3
	2008	281.5	219.8	152.6	117.8	98.9
	2009	305.2	238.4	164.5	126.8	109.8
	2010	324.1	254.4	179.7	139.8	124.4
	2011	341.6	272.6	192.9	149.0	131.8
	2012	360.1	287.7	204.3	161.4	142.6
	2013	384.1	302.2	221.1	170.7	151.6
住院患者人均 医药费	1990	1321.6	1021.1	624.0	399.8	309.9
	1995	5026.5	3915.9	2205.8	1291.1	880.6
	2000	8584.2	6513.8	3718.0	2279.6	1592.3
	2005	12650.9	9871.2	5452.4	3380.9	2266.5
	2006	12434.2	9686.0	5351.6	3387.4	2241.3
	2007	13117.4	10200.6	5892.5	3774.9	2491.9
	2008	13980.7	11084.1	6557.1	4115.3	2712.0
	2009	15197.3	12121.6	7214.9	4381.1	2978.6
	2010	16383.6	12938.7	8100.0	4891.5	3261.8
	2011	17473.7	13783.0	8732.5	5328.5	3549.3
	2012	18818.7	14369.3	9251.1	5618.4	3877.5
	2013	19539.3	15246.3	9924.8	6054.9	4191.8

数据来源：2011、2012 年中国卫生统计年鉴，2013、2014 中国卫生和计划生育统计年鉴。

　　另一方面，属地诊疗可以减少间接医疗费用。间接医疗费用主要包括异地就诊交通费、食宿费、误工费、家属陪同费等。属地诊疗可以避免异地就诊交通费；基层医院所在地的食宿费一般要低于上级医院所在地的食宿费，属地诊疗可以减少患者及其家属因就医产生的食宿费；异地就诊时患者一般需要家属全程陪同，属地诊疗可以减少由此产生的误工费、家属陪同费等。

（2）通过远程保健服务促进疾病预防，减少疾病发生，减少医疗相关费用

　　当前，慢性病成为世界头号致死原因，疾病负担沉重，已成为 21 世纪危害

人类健康的重要公共卫生问题。随着中国人口老龄化的不断加剧、慢性病负担的日益增加，以慢性病和预防为主的医学模式逐渐成为主流，建立以全程健康管理为目标的医疗健康服务平台日益受到关注。远程医疗依托云平台的优势，通过开展远程保健服务，提供公众预防保健意识和自我健康管理能力，促进健康行为，减少疾病的发生、发展，通过大数据挖掘达到治病与不病的效果，最终减少医疗相关费用。

（3）通过远程教育提高基层医疗水平，减少相关培训经费

医务人员继续教育主要是对医务人员的知识和技能进行更新、补充、拓展和提高，进一步完善知识结构，提高创造力和专业技术水平。传统的医务人员继续教育方式包括临床进修、上级医生现场指导等，一般要求脱产，且花费巨大。但由于基层医务人员紧缺、每日工作量大，很难参加脱产培训。同时，很多基层医务人员培训费用由单位承担，医务人员参加相关继续教育和培训会受单位财政支出、编制等因素的制约。以远程医疗教学、远程学术交流、远程技能培训等为主要形式的远程教育改变了传统的医务人员继续教育方式。首先，医务人员不用离开工作岗位就能接受到基于临床案例的高质量培训，大大提高了基层医务人员获得优质继续教育的机会。其次，可以大大节约基层医务人员的进修培训费用以及由此产生的差旅、补助费等。根据医疗行业规定，各级医生在临床工作的同时要进行临床医疗技术继续教育，以适应医疗技术水平的发展要求，远程教育节约的医生进修费用将是一个庞大的数字。同时，远程教育有助于提升基层医疗水平，促进患者在属地诊疗，进而减少医疗相关费用。

（4）通过远程信息服务促进医疗数据共享，避免重复医疗，减少
　　　医疗相关费用

目前，由于卫生信息化建设缺乏顶层设计与规划、标准和规范应用滞后，各地信息系统发展不均衡、不能互联互通，导致信息资源共享程度较低，进而加剧了重复医疗，造成了医疗资源的浪费。例如，患者在基层医院就诊效果不佳时赴上级医院就诊，由于其诊疗信息并未在两方医院实行联通，往往会再次被要求进行相关医学检查，这无疑是一笔本可避免的医疗费用。远程医疗通过建立远程医疗数据管理平台，实现数据的存储、整合、共享和利用。使得通过转诊流程转到上级医院的患者在基层医院的诊疗信息传输至上级医院，促进了医疗服务和健康信息的共享和利用，避免了重复检查，进而能够减少医疗费用。

如上所述，远程医疗在控制医疗费用中的作用机制如下：一是通过远程医疗服务能够促进属地诊疗，属地诊疗的实现能够减少直接、间接医疗费用，从而减少医疗总费用；二是通过远程教育能够减少培训相关费用，同时提高基层医疗水

平，促进属地诊疗，进而减少医疗相关费用；三是通过远程保健服务能够促进疾病预防，减少疾病发生，进而减少医疗相关费用；四是通过远程信息服务能够促进医疗数据共享和利用，避免重复医疗，减少医疗相关费用；医疗费用的减少将有助于促使相关政策对远程医疗的支持力度进一步加大，进而促进远程医疗的进一步开展，如此形成良性循环。图 7-2 展示了远程医疗在控制医疗费用中的作用机制。

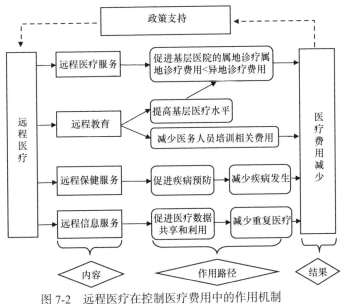

图 7-2   远程医疗在控制医疗费用中的作用机制

7.2.2   远程医疗在促进医疗控费中的作用效果

远程医疗在控制医疗费用中的效果主要体现在三个方面，分别是降低区域总体医疗费用、增加基层医院卫生收入和降低个人医疗负担。

（1）远程医疗能够降低区域总体医疗费用

首先，远程医疗通过促进属地诊疗可以减少直接医疗费用。假如某县级市属医院的患者通过远程医疗被留在当地诊疗而不是转院至省属医院，若以 2012 年数据为例，仅这名患者就节省 8751.4 元的医药费。以河南省远程医疗服务中心数据为例，目前该中心年远程会诊量约为 15 000 例，其中大约有 95% 的患者被留在县级医院继续接受诊治，以此计算，河南省远程医疗服务中心远程会诊的开展每年将为河南区域节省直接医疗费用支出达 1.25 亿。随着远程医疗的继续发展和远程会诊量的日趋增多，这一数字还将继续增长。其次，可以减少异地就诊交通费、食宿费、误工费、家属陪同费等间接医疗费用，这些费用更是不可估量。

（2）远程医疗能够增加基层医院卫生收入

对于基层医院而言，远程医疗将一批患者留在基层医院，大大提升了经治医院的收入水平。同样以河南省远程医疗服务中心数据为例，以 2012 年中国县级医院住院患者人均医药费为 5618.4 元进行估计，仅这一年为县级医院带来 8000 多万元的收入增长。

（3）远程医疗能够降低个人医疗负担

首先，远程医疗通过促进患者属地诊疗，可以降低患者的直接、间接医疗卫生费用，降低个人医疗负担。其次，中国各地现行医保政策大多通过适当拉开不同级别医疗机构的起付线和补偿比例，合理分流病人，引导病人到基层医疗机构就诊。基层医院的医保报销起付线低于上级医疗机构，报销比例高于上级医疗机构。因此，属地诊疗可以提高患者的医保报销费用，减少患者自付医疗费用，从而降低个人医疗负担。以河南省为例，表 7-6 是河南省新型农村合作医疗的住院报销起付线和补偿比，随着医疗机构级别的增高，起付线增高，补偿比例降低。同样以 2012 年河南省某县级医院的患者通过远程医疗被留在当地诊疗而不是转院至省属三级医院为例，为便于计算，将该名患者的医疗费用全部纳入医保补偿范围计算，根据表 7-6 的住院补偿比，这名患者的自付医疗费用将降低 6353.9 元，与同年河南省农村居民家庭人均纯收入相当。

表 7-6　河南省新型农村合作医疗的住院补偿比

医疗机构级别		起付线（元）	纳入补偿范围的住院医疗费用	补偿比例（%）
乡级		200	200 元＜医疗费用≤ 800 元部分	70
			医疗费用＞ 800 元部分	90
县级		500	500 元＜医疗费用≤ 1500 元部分	60
			医疗费用＞ 1500 元部分	80
市级	I 类	700	700 元＜医疗费用≤ 3000 元部分	50
			医疗费用＞ 3000 元部分	70
	II 类	1000	1000 元＜医疗费用≤ 4000 元部分	50
			医疗费用＞ 4000 元部分	70
省级	I 类	1000	1000 元＜医疗费用≤ 4000 元部分	45
			医疗费用＞ 4000 元部分	65
	II 类	2000	2000 元＜医疗费用≤ 7000 元部分	45
			医疗费用＞ 7000 元部分	65

医疗机构级别	起付线（元）	纳入补偿范围的住院医疗费用	补偿比例（%）
省外	2000	2000 元＜医疗费用≤ 7000 元部分	45
		医疗费用＞ 7000 元部分	65

各级医院包含的范围：乡级指乡镇卫生院；县级指县级二级（含二级）以下医院；市级Ⅰ类指市级二级（含二级）以下医院；市级Ⅱ类指市级三级医院；省级Ⅰ类指省级二级（含二级）以下医院；省级Ⅱ类指省级三级医院。

数据来源：《河南省新型农村合作医疗统筹补偿方案指导意见（2014 年版）》。

各地实践经验表明，远程医疗能够降低区域总体医疗费用、降低个人医疗负担、增加基层医院卫生收入。何鹏飞等研究发现远程会诊患者的平均治疗费用比直接转院至异地就诊患者少 22 691.71 元；汪晓珊研究发现喀什地区每一例远程会诊患者将减负约 5504.40 元；2013 年 4 ～ 12 月新疆喀什某院远程会诊服务平台共使 2260 名患者留在属地医院诊治，平均为每位患者减少直（间）接医疗费用分别为 5323.41 元和 264.56 元，共计为当地减少直（间）接医疗费用 1203.09 万元和 59.79 万元；2009 ～ 2013 年，远程会诊为新疆地区包虫病患者节约总住院费用 1478 万元，平均每例节约 6272 元。

7.2.3　远程医疗在促进医疗控费中的政策障碍

理论和实践均表明远程医疗以其独特优势在促进医疗控费中发挥重要作用。然而，目前远程医疗在促进医疗控费方面仍然面临着服务价格缺乏统一标准、服务项目尚未纳入医保、利益分配和激励机制尚未形成，以及公众对远程医疗的认知度不足等政策障碍。

（1）远程医疗服务项目及费用标准尚未明确

目前，中国远程医疗服务项目及费用标准尚未明确，对各地开展远程医疗实践工作的指导作用十分有限。

《全国医疗服务价格项目规范（2012 年版）》将远程会诊纳入医疗服务项目；2014 年《国家卫计委关于推进医疗机构远程医疗服务的意见》指出远程医疗服务项目包括远程病理诊断、远程医学影像（含影像、超声、核医学、心电图、肌电图、脑电图等）诊断、远程监护、远程会诊、远程门诊、远程病例讨论等项目；但是目前仍然缺乏远程医疗服务项目的具体目录。从各地实践情况来看，目前开展的远程医疗服务项目主要以远程会诊、远程诊断、远程咨询和远程教育等为主。

同时，关于远程医疗服务收费标准，1997 年卫生部颁布的《关于加强远程医疗会诊管理的通知》中规定远程医疗的收费标准由各省级卫生行政部门与物价部门共同制定，然而至今尚无明确的远程医疗服务收费标准。从实践看大体存在两种模式：一是开展远程医疗的地区自主定价，根据具体情况收取几百至上千元的单例远程会诊费。如北京市根据会诊级别、病例及影像资料的动态实时性等施行 280～2000 元不等的单例会诊费；上海市根据是否会诊、是否指定专家及会诊专家数施行 250～900 元不等的单例会诊费；福建省根据会诊类型施行 150～550 元不等的单例会诊费；云南省则采用规定单次会诊最高限价的方式。二是为了吸引患者进行远程医疗服务，实施完全免费模式，主要费用由财政支持。在模式一中，远程医疗服务费用超出了中层收入家庭的支付能力，而且由于缺乏合理的定价依据，患者对收费存在疑虑，不利于远程医疗的普及和发展。在模式二中，远程医疗完全依靠政府拨款维持运行，发展的可持续性有待考量。

（2）远程医疗服务项目尚未纳入医保统筹

目前，仅青岛市等个别地区结合当地情况将部分远程医疗服务项目纳入当地医保统筹，绝大多数探索实践地区尚未将远程医疗服务项目纳入医保统筹，远程医疗服务费用主要由患者自付或财政统一拨款支付。无论是患者自付还是财政拨款支付，都不利于远程医疗服务的普及和可持续发展。加快远程医疗服务和医保的对接、降低患者使用远程医疗服务的经济负担是未来远程医疗发展中的重要环节。

（3）远程医疗的运营机制尚未建立

目前，远程医疗服务合理的运营机制尚未建立，主要表现为利益分配与激励机制尚未形成。具体表现为两个方面，一是政府、医院、相关技术支撑企业三者间的责权利未明晰；二是远程医疗服务涉及的服务申请医院、服务提供医院、医生等多方之间的利益分配机制尚未形成。

医疗行业本身是体系复杂的社会福利性事业，仅靠行业自身实现发展和转变，动力不足，目前仅依靠政府的力量、行政指令，很难将远程医疗工作展开并实现高效运转。远程医疗中的网络通讯、数据服务环节等非医疗业务模块由医疗机构建设和维护的现实意义不大、效率不高，适宜由相关技术支撑企业统一建设并维护管理。相关技术支撑企业等第三方介入是探索远程医疗的持续健康发展、常态化运营的有效手段。然而目前关于，政府、医院、相关技术支撑企业三在远程医疗中的责权利划分尚处于探索阶段，有待明晰。

远程医疗服务的开展涉及服务申请医院、服务提供医院、医生等多个方面，医院是否愿意实施远程医疗、医务人员是否积极配合、患者是否接受、多方之间合理的利益分配与激励机制是否明晰等直接关系到远程医疗能否持续稳定的开展。如何确定各方合理的利益分配、如何调动各方的积极性是开展远程医疗服务需要明确的重要问题。

（4）公众对远程医疗的认知度不足

远程医疗利用远程信息化技术手段为患者提供服务，实现了对传统医疗服务方式的突破，在提高医疗效率和质量、控制医疗费用方面表现出诸多优势。远程医疗的开展需要医生改变原来的诊疗习惯，患者改变原来的就诊习惯，克服传统医疗习惯的强大粘性将是实现远程医疗推广和持续健康发展的前提。目前对远程医疗的宣传范围有待扩大，宣传力度有待加强。部分医务人员不熟悉新的诊疗模式，在提供远程医疗服务时存在顾虑；部分医务人员墨守成规，不肯接受新生事物，怕请会诊丢面子，不愿意轻易请教大医院专家。患者不清楚远程医疗能够给他们带来的巨大好处，在申请远程医疗服务时存在顾虑，不愿轻易尝试这种新型医疗服务方式。

7.3 远程医疗促进医疗控费的实施路径

远程医疗具有独特的优势，有助于控制医疗费用。针对目前远程医疗在促进医疗控费方面的政策障碍，结合我国远程医疗发展的实际情况，从政府和开展远程医疗服务的各级医疗机构两个层面提出远程医疗促进医疗控费的实施路径，如图 7-3 所示。

7.3.1 政府层面

（1）明确远程医疗服务项目及收费标准

在国家层面出台关于远程医疗服务项目、服务价格管理的指导意见。各省级卫生行政部门与发展改革物价部门，结合本省情况，按照《全国医疗服务价格项目规范（2012 年版）》及有关要求，参考提供远程医疗服务的主体——医疗机构的相关建议，制定远程医疗服务目录及收费标准，建立收费目录清单。开展远程医疗服务应以体现公益性为宗旨，也应在保护患者合法权益的前提下兼顾医疗机构和医务人员的劳动价值。同时制定远程医疗服务项目及价格管理办法，确定远程医疗服务项目及价格管理形式和管理权限，并实行动态调整。

（2）将远程医疗纳入医保统筹管理体系，明确费用报销政策

人力资源社会保障部门应尽快出台相关政策，逐步将远程医疗纳入医保报销范畴。可先以相对简单、操作成熟的远程医疗服务项目为试点，再逐步扩大范围，将远程医疗纳入医保统筹管理体系，以促进远程医疗的推广和持续健康发展。制定费用报销政策，确定合理的医保报销标准和比例，减轻广大患者的经济负担，

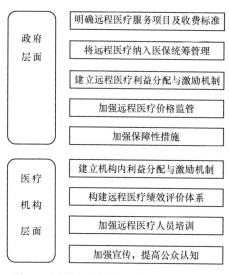

图 7-3　远程医疗促进医疗控费的实施路径

维护人民群众的健康权益。探索分级远程医疗的激励报销政策，加强对患者分级远程医疗的合理引导，促进有序就医，帮助更多的边远地区患者得到更好的远程医疗服务。

（3）探索建立远程医疗的利益分配与激励机制

在国家层面出台关于远程医疗利益分配的指导意见。各省级卫生行政部门结合本省情况，在符合价格规范的基础上，探索建立服务申请医院、服务提供医院、医生和远程医疗平台运营方四方参与的合理利益分配机制，研究制定远程医疗服务收入分配办法，充分调动各方积极性，促进远程医疗服务的推广和持续健康发展。现有实践经验提示：①专家会诊费等各种医疗服务费可由服务申请医院、服务提供医院、医生和远程医疗平台运营方四方参与收入分配，以调动医院和医生的积极性，同时保证远程医疗的长效运营。②远程教育类收入，可由提供教学资源的医院和远程医疗运营方参与收入分配。

（4）加强远程医疗价格监管，建立高效透明的价格监管机制

卫生主管部门应该建立远程医疗管理机构，加强远程医疗服务项目的价格监管，建立高效透明的价格监管机制。一是建立健全远程医疗价格监测体系，促进远程医疗价格信息透明，全面推行价格公示和明码标价制度。对价格与国际价格、不同地区间价格存在较大差异的，要及时研究分析，必要时开展成本价格专项调查。二是加大价格监督检查和执法力度，依法严肃查处不正当价格行为。必要时各级价格主管部门可以组织开展远程医疗价格专项检查。三是强化社会监督，可发挥 12358 全国价格举报管理信息系统的作用，建立全方位、多层次的价格监督机制。

（5）加强保障性措施

要实现远程医疗促进医疗控费，远程医疗的高效持续发展与运行是必要前提。为促进远程医疗的高效持续发展与运行，政策层面还需加强相关保障性措施：统一远程医疗相关技术信息标准和诊疗操作标准，规范远程医疗基本功能和业务流程，建立完善远程医疗技术和服务体系，完善远程医疗法律法规，制定远程医疗

第三方运维机构准入退出标准和医疗机构远程医疗服务准入标准，建立和完善远程医疗人才保障、资金保障等相关配套政策，建立患者隐私保护机制等。

7.3.2 医疗机构层面

（1）探索建立医疗机构内部远程医疗的利益分配与激励机制

各级医疗机构是远程医疗服务项目的实施主体，应该在国家卫计委和各地卫生行政部门指导下，在符合价格规范和政府关于远程医疗利益分配原则的基础上，探索医疗机构内部院方和医生之间的合理利益分配机制，促进远程医疗服务在医疗机构内部的持续健康发展。同时，各级医疗机构应该完善医院内部远程医疗收入分配激励机制，健全以服务质量、数量和患者满意度为核心的分配机制，做到多劳多得、优绩优酬、同工同酬，体现技术服务价值。收入分配可向临床一线、关键岗位、业务骨干、有突出贡献等人员倾斜，并适当拉开差距，充分调动医务人员参与远程医疗服务的积极性，确保远程医疗服务质量。

（2）构建远程医疗的绩效评价体系

运行绩效标准及其评估方法是远程医疗服务系统良性运行的基础，构建远程医疗绩效评价体系在促进医疗控费中尤为重要。开展远程医疗的各级医疗机构应构建兼顾公平和效率的远程医疗绩效评价体系，并整合医疗机构绩效考核体系，公平合理地进行绩效分配。可以从以下几个方面构建指标评价体系：第一，远程医疗促进医疗控费产生的社会效益。主要从基层医院上转控制率、上级医院病床经济收益率、基层疑难重症患者病情延误改善率等公益性的实现情况反应。第二，远程医疗促进医疗控费产生的经济效益。主要包括远程医疗服务的成本和收益、医保费用控制、基层患者自付医疗费用控制等方面。第三，远程医疗服务开展情况。主要包括远程医疗服务提供以及基层医疗机构远程医疗服务利用的数量、质量和效率等。第四，远程医疗服务的社会满意度。主要体现在患者和家属满意度，可以通过开展第三方评价进行评估。

（3）加强远程医疗相关人员培训，提升远程医疗服务质量

加强医疗机构管理者，特别是远程医疗主管领导的培训，增强其远程医疗相关知识储备，实现科学决策。引进远程医疗专业技术人员，加强本机构远程医疗专业技术人员的培训，由其负责远程医疗系统的日常操作和维护工作，保证系统正常运转。加强对参加远程医疗的医务人员的培训，使其了解远程医疗的工作职责、熟悉具体的操作流程。

（4）加强宣传，提高医生、患者对远程医疗的认知

公众对远程医疗较高的认知度是促进远程医疗持续健康发展的重要保障。开展远程医疗服务的各级医疗机构应加大关于远程医疗服务优越性、可靠性及诊疗流程等方面的宣传力度。一是以广大患者为主要宣传对象，加强远程医疗服务特点、优点等方面的宣传，使患者了解远程医疗的意义以及能够给他们带来的好处。一旦患者了解其价值，远程医疗的患者需求就会增加。二是以医院内部医务人员为主要宣传对象，加强远程医疗服务理念和诊治流程等方面的宣传，使其逐步熟悉、接受并习惯新型诊疗模式。当医务人员了解并认可远程医疗服务模式后，也将有助于他们对患者进行合理性引导。

在开展具体宣传工作时，为提升宣传效果，可以建立宣传队伍，为顺利完成远程医疗各项宣传任务、推动远程医疗活动深入开展奠定扎实基础；制定宣传方案，明确宣传工作重点；借助新闻媒体力量开展宣传，及时组织协调开展远程医疗新闻报道，在医疗机构网站开设远程医疗宣传专栏；加强环境宣传，在公共区宣传栏及时刊发远程医疗重大活动、会议的宣传专报，在公共区 LED 显示屏、电视屏播出远程医疗宣传口号，营造良好的活动氛围。

本章小结

控制卫生费用的过快增长成为社会各界的关注焦点。远程医疗有助于推动优质医疗资源突破区域分布限制，促进分级诊疗，实现有序就医，并通过远程医疗服务、远程保健服务、远程教育方面、远程信息服务，最终达到降低区域总体医疗费用、降低个人医疗负担的效果。然而目前远程医疗在促进医疗控费方面仍然面临着服务价格缺乏统一标准、服务项目尚未纳入医保、利益分配和激励机制尚未形成、公众对远程医疗的认知度不足等政策障碍。针对这些政策障碍，结合我国远程医疗发展的实际情况，从政府和医疗机构两个层面，提出了远程医疗促进医疗控费的实施路径。

参考文献

蔡琳 .1996. 权利与义务统一公平与效率兼顾——论我国医疗保险制度的改革与发展 [D].
寸洪斌 .2014. 基本医疗保险一体化制度研究 [D]. 南开大学 .
董黎明 .2011. 我国城乡基本医疗保险一体化研究 [D]. 东北财经大学 .
范晓妹，平智广，翟运开，等 .2014. 我国远程医疗服务的价格探讨 [J]. 中国卫生经济，（10）：11-14.
费朝晖 .1996. 抓住契机深化改革——兼评"两江"医疗保险制度改革试点 [J]. 中国卫生经济，（1）：20-23.
国家卫生和计划生育委员会 .2013. 2013 中国卫生统计年鉴 [M]. 北京：中国协和医科大学出版社 .

何鹏飞，蒋振国 . 2014. 远程医疗会诊系统应用的效果分析 [J]. 中国病案，15（1）：48-49.

黄柳 . 2015. 院省合作助力远程医疗顶层设计 [J]. 中国医院院长，（6）：46-48.

姜小明，魏栋，李勇，等 . 2012. 远程医学运行机制的探讨 [J]. 中国医院管理，32（1）：69-70.

孔灵芝 . 2012. 关于当前我国慢性病防治工作的思考 [J]. 中国卫生政策研究，5（1）：2-5.

雷海潮 . 1999. 中国卫生总费用的未来趋势及相关政策思考 [J]. 中国卫生事业管理，（3）：23-26.

李军山 . 2009. 我国医疗费用增长的影响因素与控制研究 [D]. 南京航空航天大学 .

李勇，邵英梅，赵晋明，等 . 2014. 远程医疗在新疆包虫病防诊治体系中的临床应用与分析 [J]. 中国医疗
    管理科学，30（4）：54-57.

梁丹 . 2008. 我国远程医疗的影响因素分析及其对策研究 [D]. 华中科技大学 .

刘琨 . 2007. 医疗保险制度分析 [D]. 西南财经大学 .

刘涌 . 2012：2015. 医保基金支出压力大医疗控费紧迫 [Z].

路阳，汪晓珊，邹小广，等 . 2015. 新疆地区远程会诊系统应用的经济效益案例分析 [J]. 中国卫生经济，
    （4）：71-73.

人力资源和社会保障部 . 2015. 2014 年度人力资源和社会保障事业发展统计公报 [Z].

人力资源和社会保障部 . 2012. 2011 年度人力资源和社会保障事业发展统计公报 [Z].

任凯 . 2006. 建设农村远程医疗系统的意义和实现 [J]. 江苏卫生事业管理，（4）：35-36.

孙彦，邓小虹，张大发，等 . 2011. 医疗服务支付方式改革利益相关者分析 [J]. 中华医院管理杂志，27（11）：
    813-816

汪晓珊 . 2014. 喀什地区远程医疗的社会经济效益分析研究 [D]. 石河子大学 .

王倩 . 2013. 中国与全球卫生资源的比较研究 [D]. 北京协和医学院 .

王文清 . 2006. 中国医疗费用快速上涨问题研究 [D]. 中央民族大学 .

王晓京，朱士俊 . 2006. 医疗费用支付方式的比较 [J]. 中华医院管理杂志，（7）：481-483

王永刚 . 2013. 劳动法社会功能与应用研究 [M]. 山东：山东人民出版社 .

向日葵保险网 . 2015. 福州实行医保付费方式改革 [Z].

杨朝晖 . 维护健康要纠正重治轻防（上）[N]. 科技日报，（4）.

杨琳 . 2014. 基于物联网的口腔远程医疗与健康管理系统 [J]. 医学信息，（2）.

张亚林 . 2011. 总额预付的实践回答——东莞市医疗保险付费制度分析报告 [J]. 中国医疗保险，（10）：34-36.

郑树忠，张超，梁鸿 . 2011. 上海市医保支付方式改革的探索与实践 [J]. 中华医院管理杂志，27（7）：
    526-529.

朱凌志 . 重治轻防不利医疗减负 [N]. 医药经济报，（2）.

朱士俊 . 2006. 我国远程医疗发展现状、难点和对策分析 [J]. 中国信息界，（4）：60-63.

吴辉，桂立辉，张合喜 . 2013. 城乡一体化背景下的河南省基层医疗机构卫生人力现况调查研究 [J]. 中国
    全科医学，16（36）.

第8章
远程医疗服务流程分析

8.1 基于服务管理理论的远程医疗服务属性分析

8.1.1 服务的概念与内涵

自 20 世纪 60 年代初，世界主要发达国家经济重心开始转向服务业，服务业在国内生产总值和就业结构中所占比重不断加大，全球产业结构呈现出"工业型经济"向"服务型经济"转型的总趋势。服务业的高速发展是现代经济的重要特征，服务业已经成为许多发达国家经济发展中最有贡献的产业。美国一权威研究机构的调查资料表明，目前服务业已经占据了各国国民经济收入的半壁江山：发达国家服务业平均水平为 65%～75%，发展中国家也有 45% 左右，且这一比例随着社会经济发展仍不断攀升。2014 年中国服务业增加值占 GDP 比重达到 48.2%，比上一年提高了 1.3 个百分点。

什么是服务？各种文献资料中都有各自的表述，服务是一个比较宽泛的概念，关于服务的定义比较多，总结相关研究从服务管理、服务营销、服务科学等角度对服务的概念进行界定，具体见表 8-1。

表 8-1 科学研究者从不同研究角度定义服务的总结表

研究角度	研究者	服务定义
服务管理	Fitzsimmons	服务是一种顾客作为共同生产者、随时间消逝的、无形的经历
	Earl Sasser	服务是无形的且易消失，创造与使用同时或者几乎同时发生
	Hill	服务是由一个得到许可的经济实体对另一经济实体的人或物产生的某种状态或条件的变化
	Zeithaml	服务就是行动、过程和绩效
	Gronroos	服务是客户问题解决方案中的一个或一系列活动
	Gadrey	服务就是供应商与客户协同工作以转换某对象（如实体商品、信息、组织）的状态，这些对象与客户存在某种隶属关系

续表

研究角度	研究者	服务定义
服务营销	Philpkotler	服务是一方能够向另一方提供的基本上是无形的任何活动或利益，并且不会导致所有权的产生
	Adrian Payne	服务是一种涉及某些无形性因素的活动，包括与顾客或他们拥有财产的相关活动，不会造成所有权的更换。服务产出可能或不可能与物质产品紧密相连
	AMA	服务可以从销售中购买，也可以随产品购买
服务科学	IBM	协同创造和获取价值的供应商/客户交互行为。服务是一门科学，是管理，是工程
	叶天正	服务是一种关系，是一个系统

不同角度界定的服务定义有不同的侧重点。服务管理包括生产管理、传递管理、运营管理，其研究的服务是一种与有形产品相关联的服务，强调从服务的特性入手分析服务，研究所运用的理论大多数也是从有形产品管理中引入的。服务营销研究的服务强调服务与实体的联系，以及服务的相关特性（主要是无形性和所有权不可转移性）。服务科学是研究管理与被管理关系的，旨在形成二者良性互动的和谐关系。

根据以上服务的定义，可以知道服务具有以下鲜明特征：①无形性。无形性是服务与实物产品最基本的区别之一。从服务营销和服务管理的角度来看，服务是一种活动、行为、体验，是客户通过感知而获得的一种满足，不具有实物形态。②易逝性。服务具有很强的时效性，不像实物产品可以存储，一旦服务结束，产品立即消失。所以，服务的易逝性也是服务的不可存储性。③顾客参与性。服务的生产和消费是同时发生的，顾客是服务的消费者同时也是服务的共同生产者。这个服务过程需要客户直接参与，或者需要服务提供者和客户的交互。IBM 的定义突出了服务中供应商和客户的交互行为这一特征。④服务是一种关系，是服务提供者与客户之间的互动。服务的提供者和服务对象是个体及公司、政府、机构等各类组织。服务关系的存在是服务提供者与客户之间存在某种期望的均衡状态。当双方的期望达到某种均衡时，服务关系将继续发展下去；当双方的期望值达不到均衡时，服务关系就会被破坏。

总之，服务是被服务的人和提供服务的人在一定的技术、资金、设备等的基础上互动、以合作创造价值并获取价值的情形，它能给企业带来新利润，同时也能够使在服务行业工作的人获得新技能。例如，在远程医疗服务中，在医生与病人的互动过程中，双方都能从中获益——这在服务中称为"获取价值"。医生获得诊金，病人获得健康检查并（希望）康复，他们共同生产价值并在生产过程中双方创造并获取价值。同时，它是一个以人为核心的系统工程。当然，这里的"人"指的不仅仅是个体，还包括集体、机构、公司、政府等各类组织。

8.1.2 远程医疗的服务框架

　　服务是指为他人做事，并使他人从中受益的一种有偿或无偿的活动。不以实物形式而以提供劳动的形式满足他人某种特殊需要。远程医疗（telemedicine）是指使用远程通信技术、全息影像技术、新电子技术和计算机多媒体技术等现代信息技术发挥大型医学中心医疗技术和设备优势，为医疗卫生条件较差的地区及特殊环境提供远距离医学信息和服务。将服务应用于远程医疗活动中形成的远程医疗服务（telemedicine service）是一方医疗机构（以下简称邀请方）邀请其他医疗机构（以下简称受邀方），运用通讯、计算机及网络等技术（以下简称信息化技术），为本医疗机构诊疗患者提供技术支持的医疗活动。医疗机构运用信息化技术向医疗机构外的患者直接提供的诊疗服务也属于远程医疗服务。远程医疗提供的服务项目包括远程病理诊断、远程医学影像（含影像、超声、核医学、心电图、肌电图、脑电图等）诊断、远程监护、远程会诊、远程门诊、远程病例讨论及省级以上卫生计生行政部门规定的其他项目。

　　远程医疗是网络技术与医疗技术结合的产物，主要包括三部分的内容：医疗服务的提供者，即医疗服务源所在地，具有丰富的医学资源和诊疗经验；远地寻求医疗服务的需求方，可以是当地不具备足够的医疗能力或条件的医疗机构，也可以是家庭患者；联系两者的通信网络及诊疗装置。这三部分涉及的各主体间相关协作为患者提供便捷优质的医疗服务。远程医疗服务过程涉及的用户主要可以分为行政监管用户、系统运行维护管理用户、服务运营用户、业务实施用户、患者五大主体。远程医疗具体服务过程及各服务主体间的相关作用如图8-1所示。

　　在远程医疗服务提供的过程中，首先由远程医疗服务的目标对象"患者"提出远程医疗服务的诉求，然后各服务主体间相互协作提供优质的远程医疗服务。各服务主体相互协作的过程中，系统运行维护用户负责远程医疗服务仪器、设备、设施、信息系统的定期检测、登记、维护、改造、升级，确保远程医疗服务系统（硬件和软件）处于正常运行状态，保障远程医疗信息系统正常高效运行；服务运营人员包括由各级医疗机构指定的机构内部的运营服务管理员、服务调度员或指定的第三方服务提供商，主要通过系统负责远程医疗服务的日常管理及各合作方间的协调工作，进行服务资源和时间安排，及时反馈给远程医疗业务实施方，保障远程医疗资源和业务按时开展。在系统运行维护用户和服务运营用户为远程医疗服务提供设备条件后，远程医疗服务的业务实施用户，包括远程医疗邀请方用户和受邀方用户，则对远程医疗服务申请进行审核安排，提供远程医疗服务。其中邀请方用户负责提交远程医疗申请，并准备远程医疗相关资料，参与到远程医疗过程并获得远程医疗结果报告，将远程会诊的诊疗意见及时告知患者及其家属；而受邀方用户接到远程医疗邀请后，审核远程医疗申请资料，给出应诊专家和应诊时间，提供诊断治疗意见等。在整个远程医疗服务过程中行政监管用户系统开展远程医疗服务的监督管理工作，监管完善服务流程，保障远程医疗服务优质高效。

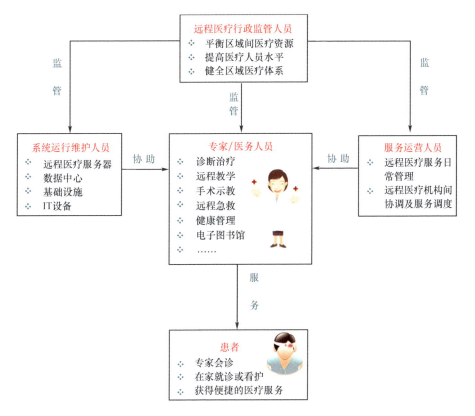

图 8-1　远程医疗信息系统用户间的相互作用

8.1.3　远程医疗服务的特征分析

　　远程医疗是信息技术和远程医学服务的有机结合，是利用远程通信技术和计算机多媒体技术，提供打破时间和空间阻隔的医学服务活动，让边远地区和基层老百姓能够享受优质服务，提高优质医疗资源的可及性，有助于解决卫生事业发展中不平衡、不协调、不可持续的问题。目前远程医疗的应用也随着信息技术、网络通信、多媒体技术不断提高，由当初的电视监护、电话远程诊断发展到利用高速网络进行图文一体、语音和高清晰图像同步传输、双向交流阶段，并继续向着更多更新的项目发展，逐步走进社区，走向家庭，更多的面向个人，提供个性化服务。远程医疗服务是一种有别于传统的全新的医疗服务模式，具有强大的医疗服务功能。传统的医学模式是患者到拥有医师、医疗设备及药品等医疗资源的医院或诊所就医，病人向医院单方流动。生物医学模式的发展、人们需求的变动导致医院功能的扩展及变化，病人到医院就诊，医务人员也走出医院到社区为病人服务，医务人员与病人双向流动。随着信息化社会的发展，远程医疗服务系统将医院与医院、医院与病人、医院与专家、专家与病人联系在一起，完成医疗保健服务工作，增加了医疗资源与病人的联络方式，形成了一种新型的医疗服务模式。

远程医疗服务具有多方面的优势：①推动医疗服务的公平。优质医疗资源集中于大城市，这是一个世界性的问题，即便在发达国家也同样存在。这种不公平性的存在，有其客观原因：大城市经济发展更好，拥有先进的医疗设备，能够吸引优秀的人才；与此同时，人口越集中，医生看病阅历越丰富，其诊治水平就越高，医疗资源越能够充分利用等。但是，通过远程医疗服务可以在医疗资源仍然集中在大城市的前提下，在一定程度上实现农村人口直接享受城市医疗服务，从而推动医疗服务的公平。②降低医患双方的成本，挽救更多的生命。远程医疗服务既可以降低医生外出就诊的各种成本，也可以降低患者尤其是偏远农村患者往返奔波于住所与医疗机构的各种费用。据英国官方公布的一项调查报告（2008～2009年），与常规医疗服务相比，远程医疗服务具有多方面的优势：降低患者死亡率45%，减少急症住院20%，减少急诊门诊15%，减少计划住院14%，减少住院天数14%，减少孕妇在整个怀孕期间的检查费用的95%。因此，如果在恰当的场所和家庭医疗保健中使用远程医疗，可以极大地降低医患双方的时间和成本。③提高基层医疗服务质量，优化医学资源的配置。远程医疗服务可以通过远程专题教学与培训的方式，利用优质医院的学科权威资源，组织学科带头人对所有合作科室医生，通过实时收看、录像收看、网络点播等多种方式，接受远程培训教育，充分为合作医院提供与各学科学术带头人相互交流的平台与机会，从而提高当地医院医护人员的业务及技术水平，有效提高基层医疗服务质量。此外，远程医疗可以优化医学资源的配置，实现医学信息资源的共享，这也备受医患双方的青睐，目前在国内外各医院逐渐被普及与推广。远程医疗服务的应用有其明显的优势，但也有显见的不足之处，比如，医生与病人之间缺乏面对面交流；医生与病人的联系借助于远程医学会诊系统，增加了一个环节，在扩展了用途的同时，也就多了一个出错的环节；会诊的质量受到远程医疗会诊系统、远程医学会诊专家及系统操作人员水平等方面的限制。目前，在国际上远程医学也还未形成一套完整的质量控制和法律理论体系，因而进行远程医学的质量控制、探索有效的管理方法是一项重要而艰难的任务。

8.2 远程医疗的服务流程与管理

8.2.1 流程管理的基本理论及其在医院管理中的应用

（1）流程管理的基本理论

流程管理（process management，PM）又称业务流程管理或企业流程管理（business process management，BPM），是 20 世纪 90 年代企业界最早提出并应用于企业管理的一种新的管理思想和方法。作为现代企业管理的重要方法和技术，流程管理在提升企业业绩和客户满意度方面发挥着越来越大的作用，一经产生便受到管理学者及企业界的普遍关注。目前，国内一些医疗机构也开始尝试应用流程管理的理念改善服务和管理。深刻理解和思考流程管理的理念和内涵是医院成功运用流程管理的基本前提和重要保证。

所谓流程，是指企业以输入各种原料和客户需求为起点到企业创造出对顾客有价值的产品或服务为终点的一系列活动。流程管理是以规范化的构造端到端的卓越业务流程为中心，以持续提高效率为目的的一种系统化管理方法。强调"规范化、流程、持续性和系统化"，形成一套"认识流程、建立流程、优化流程、流程自动化、运作流程"的体系，并在此基础上开始一个又一个"再认识流程"的新循环。通过对"过程"的控制和专业化管理，从而达到预期目的和效果。一个组织要想应用流程管理这种管理理念，首先需要进行一些发现核心流程、改进核心流程的工作。图 8-2 表示组织在应用流程管理的初始阶段的一些步骤，从图中可以看到流程管理方法论是一种循环的、可持续的方法论，这一点非常符合流程管理持续性的要求。也就是说，流程管理不是一步到位的，需要不断地进行循环、反复，才能始终保证企业的业务流程是卓越流程，才能保持企业的核心竞争力。

为了详细描述流程管理的方法论，研究者黄艾舟和梅绍祖引用一种国际上比较流行的阶段 - 活动框架（S-A）来说明这个方法论模型。引入的 S-A 框架见图 8-3。这个框架的每个阶段都分配了多种活动。可以用 S_iA_j 来代表具体的某个活动。在这里，S 代表阶段，i 代表数目，S_i 就代表某个阶段，如 S_2 就代表第二阶段；同理，A 代表活动，A_j 就代表某个阶段的某一个活动，如 S_2A_1 就代表第二阶段的第一个活动。

流程管理的内容包括三个方面：规范流程、优化流程与再造流程。在整个医院流程管理中，要打破各职能范围之间的障碍，对于比较优秀且符合卓越流程观点的流程进行规范；对于存在冗余或消耗成本环节的流程进行优化；对于完全无法适应现实需要的流程进行再造，从而减少医院管理层次，剔除无效环节，缩短流程时间，提升医院品牌和竞争力。流程管理的步骤包括：界定核心流程 →评价核心业务流程状况→找出核心流程的薄弱环节→优化流程→建立流程团队→设立

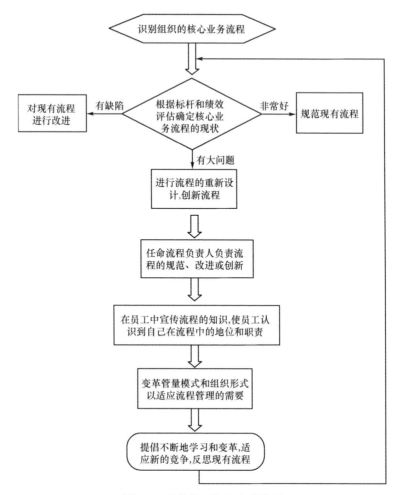

图 8-2 流程管理的方法论模型

团队负责人→绘制流程图→流程试运行→流程正式运行→负责人督导执行流程，保证流程正常运行→再次评估流程，发现问题。如此循环，并根据顾客需求不断优化流程。

（2）医院流程管理的应用

流程管理是现代医院管理的一个崭新视角，将流程管理理论引入医院管理，优化医院管理和医疗服务流程，有利于为患者创造更多价值，提高医疗服务质量和医院管理效能，提升医院综合竞争力。医疗服务流程是医院业务流程的核心，与医疗服务工作的质量和效率有着直接的关系，也影响着医院的形象和效益。目前，流程管理在医院管理中的应用主要分为医院服务流程、疾病诊治流程和行政管理流程三个方面。

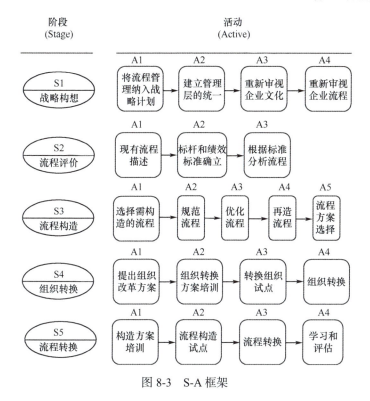

图 8-3　S-A 框架

1）医疗服务流程：指医院向服务对象提供各种医疗及其相关服务的先后次序，是与病人关系最密切、最直接的流程，是医院最核心的流程。医疗服务流程也有核心流程和辅助流程之分，医院的门诊、急诊和住院等流程都是核心流程。现行医疗服务流程中的问题是分工过于细致使就诊环节多，病人多次排队，多次来回往返，浪费时间。流程管理就是要求从病人角度出发，对所有诊疗服务活动进行最合理安排，每个医务人员把自己的工作作为流程中的一个环节，提供最高效的服务。

2）疾病诊治流程：这类流程主要由医务人员执行，直接影响医务人员的工作效率和医疗质量，如某病种的诊疗流程和临床护理流程等。临床路径是诊疗流程的直接表现，过去的医疗过程都是根据医生个人的知识和经验来掌握，很难做到保证质量和效率。流程管理就是要求制定出最合适的诊疗路径，使医疗工作具有统一的诊治标准和流程，使医疗行为更加规范。

3）行政管理流程：由医院管理人员执行，影响管理效率和质量。行政管理流程遍布于临床科室和职能科室，属医院内部管理流程，相对于医疗服务流程来说，行政管理流程只能作为辅助流程，主要有质量控制流程、医疗费用管理流程和药品管理流程等。从流程的视角加强质量、费用的管理，能够达到控制成本、提高质量、提高效率的效果。

综上所述,医院的一切活动都可视作一个流程或流程中的一个环节,医院管理者要善于从整个医院流程上系统地改进管理,将所有的工作都纳入流程化管理。流程管理也要求员工及时、准确地满足病人的各种需求,这就要求员工要以病人需求为导向,提高诊治效率和效果,减少病人等候时间,降低医疗成本。

8.2.2 远程医疗服务流程框架

远程医疗业务包括基本业务、高端业务和延伸业务。其中基本业务包括远程会诊、远程影像诊断、远程心电诊断、远程中医经络诊断、远程中医体质辨识、远程医学教育、远程预约、远程双向转诊等;高端业务包括远程重症监护、远程病理诊断、远程手术示教、远程宏观微观舌相诊断等;延伸业务包括各医疗专业远程应用和面向患者个人、家庭等医疗机构之外的医疗健康服务。各种远程医疗服务的基本流程框架如下所示:

1)具备基本条件:医疗机构具备与所开展远程医疗服务相适应的诊疗科目及相应的人员、技术、设备、设施条件,可以开展远程医疗服务,符合远程医疗相关卫生信息标准和信息安全的规定,满足医疗机构开展远程医疗服务的需要。远程医学分中心应指定专门部门或人员负责远程医疗服务仪器、设备、设施、信息系统的定期检测、登记、维护、改造、升级,确保远程医疗服务系统(硬件和软件)处于正常运行状态,若管理人员工作调动,应办理交接手续。

2)签订合作协议:医疗机构之间开展远程医疗服务的,要签订远程医疗合作协议,约定合作目的、合作条件、合作内容、远程医疗流程、双方权利义务、医疗损害风险和责任分担等事项。

3)患者知情同意:邀请方(远程医学分中心)根据病情需要提出远程医疗会诊申请前,应当向患者充分告知远程医疗会诊的目的,并征得其书面同意,不宜向患者说明的,须征得其监护人或近亲属书面同意。邀请方会诊后应将会诊结果记入病程记录,并向患者或其亲属通报远程医疗会诊结果。

4)提供远程医疗服务:受邀方应当按照相关法律法规和诊疗规范的要求提供远程医疗服务,并出具由相关医师签名的诊疗意见报告;邀请方和受邀方要按照病历书写及保管有关规定共同完成病历资料,原件由邀请方和受邀方分别归档保存。例如,提供远程会诊服务时,分中心需要严格执行会诊基本流程:提交会诊申请→病例资料上传(准备)→会诊预约→材料接收→材料审核→会诊安排→启动设备→申请医师汇报病例病情病史→专家诊断→会诊病例讨论→形成诊断方案／治疗方案→会诊结束(材料整理备案)。

为提高优质医疗资源的利用率和基层医疗水平,便于基层特别是广大农村地区群众得到方便、及时、有效、优质的诊疗服务,减轻病人经济负担,促进远程医疗会诊工作健康有序地开展，远程医疗服务涉及的各用户（行政监管用户、系统运行维护管理用户、服务运营用户、业务实施用户、患者）需紧密配合、有效沟通，并且远程医疗服务需严格按照服务流程依规进行。下面以远程医学会诊、远程医学教育为例具体阐述其服务流程框架。

（1）远程医学会诊

远程会诊是申请方向专家端申请远程会诊，受邀方接受申请，开展远程会诊并出具诊断意见及报告的过程。在远程会诊过程中，上级医院专家同基层医院患者主管医生通过远程技术手段共同探讨患者病情，进一步完善并制定更具针对性的诊疗方案。依托远程会诊平台，实现小病社区解决，必要时进行远程医学会诊，通过远程会诊系统接受专家服务，解决疑难急重疾病，以真正达到资源共享的目的。其服务流程框架如图 8-4 所示。

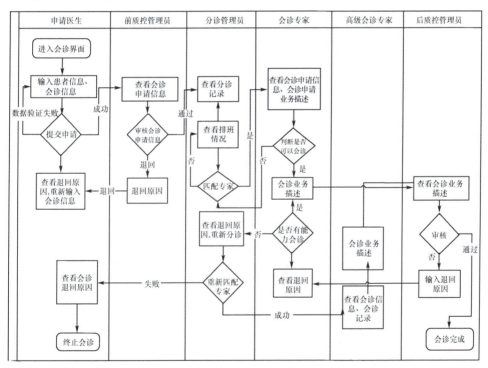

图 8-4　远程会诊流程

（2）远程医学教育

远程医学教育可分为实时交互和课件点播两种培训模式。

1）实时交互式远程培训：系统不仅支持远程专题讲座、远程学术研讨等基于课件的交互式远程培训，还支持远程教学查房、远程病案讨论、远程手术示教、远程护理示教等基于临床实际案例的实时交互式远程培训，并结合远程会诊的实际案例，在潜移默化中实现有针对性地施教，使得医护人员不用离开工作岗位就能接收到优质的培训，及时解决临床中出现的新问题和新情况，达到释疑解惑的目的，提高基层医护人员获得优质继续教育的可及性，实现低成本、大规模、高效能地提升基层医务人员的服务能力和水平。实时交互培训支持授课专家音视频与课件播放同步；支持培训参与方实时交互；支持对培训过程的录像，并保存为通用文件格式存储在远程会诊中心，还支持流媒体课件的制作、整理、归类。

2）课件点播式远程培训：系统支持课件点播服务，实现文字、幻灯、视频等课件网上在线点播学习，具备新增、删除、上传、查询等课件管理功能。

远程医学教育的服务流程如图8-5所示。

8.2.3　远程医疗服务流程管理和质量控制

远程医疗服务打破了以往医生与病人一对一的格局，取而代之的是多对一的服务模式，多名服务人员联合作业为一名病人服务，其中有请求会诊方的医生和接收会诊的专家、双方会诊中心的技术人员及通讯保障人员等，因此，管理显得尤为重要。管理的内容按远程医疗会诊系统的运行模式可分为两类，即会诊业务管理与系统功能管理。

（1）会诊业务管理

会诊业务管理包括8项：会诊站点的查询与选择，会诊专家数据库的维护、查询与选择，申请远程会诊，会诊预约管理，实施会诊，视频会议，会诊资料处理，会诊计费。

实现远程会诊主要有4个要素，即会诊专家、会诊信息、会诊辅助操作人员和会诊系统；按会诊过程的时间序列分为会诊前、会诊和会诊后3个阶段。在远程医疗服务的实施中应分阶段全程控制服务质量。

1）会诊前阶段：会诊的专家由所在医院推荐具有高级技术职务的专业技术干部，经资格审查确认为有会诊能力及专业水平者方可会诊。病人方提供的会诊信息应有会诊所需的足够的图文、影像等资料，且结果准确可靠。会诊专家要预先审看会诊信息。参加会诊的辅助操作人员具有医学基础知识，经培训合格能正确操作远程会诊系统。负责远程会诊的科室负责预约专家、安排会诊时间，对可能涉及的多科的疑难病症预先安排其他专家共同会诊。

2）会诊阶段：病人或经治医师（病人不能到场时）简要汇报病史，会诊专家问诊并逐项核对会诊信息资料，对涉及诊断治疗依据的关键性资料要现场调阅，双方用共享方式共同确认。在此基础上，专家独立分析，提出会诊意见。会诊结

果由专家手写或计算机录入签名后连同会诊资料传输给病人方，供当地医院医师
用作诊断治疗参考。

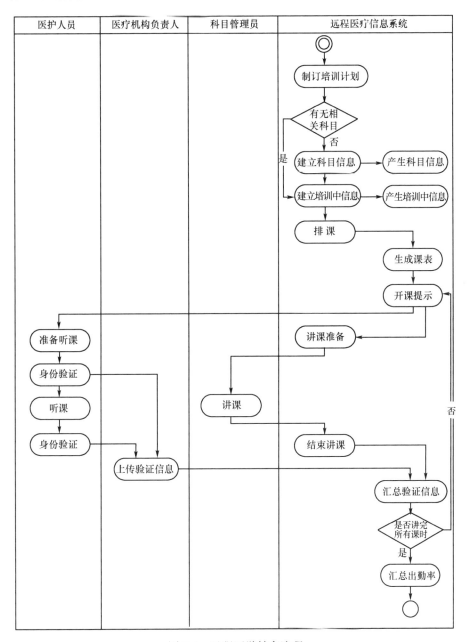

图 8-5　远程医学教育流程

　　3）会诊后阶段：分类建档，保存会诊资料，包括病人方提供的会诊信息，
会诊过程中形成的声音、影像、图文等资料，以供查阅、研究和总结。

（2）系统功能管理

系统功能管理包括 4 项：审核新建站点、审定入网专家资格、转诊管理、会诊综合信息统计。应用远程医疗会诊系统要使专家的医疗水平得到充分发挥。申请会诊方的工作必须达到以下标准：①提供给专家的检查结果要全面、系统、准确；②提供给专家的各种影像资料要清晰可辨；③对会诊站点的设备进行良好的维护，操作技术熟练。

病人通过远程医疗网得到异地专家的远程医学服务，其各种检查图文资料存在于网上各类数据库中，有一定的公开性，保护病人的隐私权不受侵犯十分重要。在会诊系统的研制中，应充分考虑病人资料保密这一因素，可以采用"防火墙"技术，保证网络资源不受外来"黑客"的侵扰，采用加密技术保证只有病人预约的专家才有权调阅查询该病人资料。当会诊或诊疗工作完成后，应及时下载全部有关信息，专盘专人保管，该方法较好地解决了病人资料的保密性问题。

实施远程医疗服务要十分重视有关规章制度的建设，制定相应的制度可起到规范远程医疗服务行为的作用。以上各项管理中，会诊专家数据库的维护是一项长期工作，需不断更新和补充，会诊必须了解专家、熟知各专业的学术权威，才能保证会诊效果。为此，在网上建立多学科专家体系数据库供病人和临床医生选择，是医疗卫生系统需要联合协作的一项重要工作。

远程医疗服务是在远程条件下做出的，所凭借的资料有限、时间有限。远程医疗服务提供的诊疗意见仅具有指导性、参考性，对病人医疗决策及实施应由病人所在当地医院的经治医师负责。当医院与病人发生医疗纠纷时，应由双方协商解决，若分歧较大，可暂由上一级卫生行政部门的医疗事故鉴定委员会仲裁解决。在发展远程医疗过程中，对医疗事故要预防在先，努力避免引起新情况下的医疗纠纷。

8.2.4 基于价值链的医疗流程优化

精益原则已经被广泛应用到组织来优化流程，从而节约成本并提高组织的总处理能力。Rhonda R. Lummus 等就研究过一个小型医院的流程优化，基于精益原则建立了一个针对该小型医院目前效率低下问题的新系统，在不增加人员和设备的前提下，明显降低病人等待时间，增加病人的总处理量并减少员工的压力。该医院位于美国中西部的一座人口量约为 15 000 的小城市，其服务半径涉及周边城镇，共服务于 30 000 人口。医院有 12 名水平相当的医生，可以看各种疾病。该医院目前面临的问题主要是：①财政上的压力；②医护人员起伏不定的工作负载及人才的流失：每天早上病人数为 0，在这一天结束时病人必须都看完，所以医生通常早上比较空闲，工作负荷集中在下午，并且由于病人过多经常性延迟下班；③病人等待时间过长：观察的值班医生花费在每个病人上的时间平均为15min，所有病人都要排队。

从图 8-6 可以看出，病人在这个系统中是被提前几天制定并且没有得到及时反馈的安排表推动的。在看诊过程中，病人与医生的接触时间可能长达 45min，这种情况导致病人积压不可避免，并且当医生突然被叫去急诊室时，积压情况将更加严重。

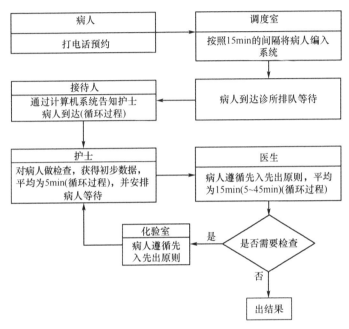

图 8-6   医院现行流程

流程优化之前，应该注意的是：①对于急诊病例要有直接通道，这样才能保证救治及时；②在没有病人到来的时间里，医生是无法创造价值的；③所有的病人都要在一天结束前会诊完毕；④在系统中，医生的时间是一个瓶颈，笔者认为平均时间为 15min 是精确的。

研究假设，50% 的病人是做后续检查（后续病人），他们愿意花更长的时间来等待之前的那位医生；另外 50% 的病人初次到来（初次病人），为了节约时间他们对医生没有特别的要求；另外，医生接触每位病人的时间为 15min。

病人也被分成了三类：急诊病人、普通病人（直接进入医院的病人）和预约病人。其中急诊病人很少，普通病人和预约病人各占总人数的 50%。

每个医生每天用于预约病人的时间应该不超过其可用时间的 50%，也就是说，安排医生看诊的循环周期为 30min，并且安排应该是均匀的。预约病人相对

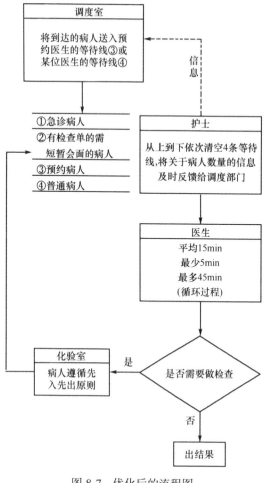

图 8-7　优化后的流程图

于所有在等待的普通病人有优先看诊权。

在新的医疗流程中，病人候诊处有 4 条等待线：①急诊病人；②曾被某个医生看过或有检查单，只需要再和医生有一个快速的后续会面；③预约病人；④普通病人。4 条线上病人的顺序就是医生看诊的顺序，当前一条线的病人空了之后，才开始看下一条线上的病人，为了防止④的长时间等待，①②③线上病人的数量是有限制的。各条线内的病人按照先入先出原则。当由于过长的会诊时间导致病人积压时，护士会通知调度部门不要再把新进来的普通病人安排给这个医生（即图 8-7 中的信息）。

图 8-7 所展示的优化后的流程能通过计划表来平稳病人流，在不增加人员设备的条件下，提高了系统的处理能力，让各个类型的病人都能得到尽快地治疗，降低了总体的等待时间，并且降低了医生的压力，进而可以改善病人的护理水平。

8.3　远程医疗服务的流程分析

8.3.1　基于远程医疗的会诊

远程会诊是远程医疗技术应用最广泛的领域，参加会诊的专家会根据病人的医疗健康信息、检查图像信息和初步诊断结果进行交互式讨论，进而为远端医生提出诊断治疗建议，帮助远端医生诊治病人。远程会诊的实施可以节省病人的时间和路费及不必要的住院费用，减少因为医疗资源分布的地区差异、贫富差别等造成的医疗水平不平等，在会诊过程中，也可以让落后地区的医生获取更多的医疗信息和医学教育。

在查阅文献的过程中，笔者看到多种着重点不同的远程医疗会诊流程。

（1）电子病历

电子病历（electronic medical records，EMR）是基于计算机的个人电子健康信息记录，理论上可以在不同的卫生保健机构间进行共享。电子病历包含一系列的数据，如病史、药物过敏史、免疫状态、检查结果、用药信息、放射学图像、生命体征、年龄、体重等个人体征及计费信息。

基于电子病历的远程会诊可以实现远距离会诊、共享优秀资源，同时可以节省时间和财力，这种远程会诊方式的一般流程如图8-8所示。

当病人或其家属有需要时，可以联系距离最近的远程医疗技术控制中心，管理者根据病人的需要与相关医师约好会面时间并通知病人，将病人的电子病历发送给相关医师，医师通过研究病人的电子病历可以决定是否与病人进行远程视频会面，然后将诊断和处方反馈给病人。

当然，具体的会诊过程可能要更加复杂，根据已有文献，我国远程会诊的一般流程如图8-9所示。该流程以主治医师提出远程会诊申请开始，会诊管理部门会对申请进行审查，审核通过后，由主治医师选择会诊的类比及所需的会诊专家，将病人的电子病历发送给会诊专家，由专家出具诊断意见，主治医师综合会诊结果后判断是否可以得出会诊结果，或者是否需要二次会诊。

（2）远程会诊管理中心

远程会诊中心的作用在于使会诊申请医院（远端医院）与中心医院沟通，便于信息的畅达。其工作包括会诊申请审核模块、会诊病例查阅日志模块、系统用户管理模块，以完成获得整个会诊过程的调控和安排。会诊申请审核模块用于审核远程会诊申请，依据会诊要求安排会诊，包括时间、专家、录制权限设置、会诊直播设置等。会诊专家管理模块用于维护会诊专家目录信息，包括姓名、照片、职称、科室、专长等。会诊病例查阅日志模块显示会诊病例的所有查阅日志，包括什么用户、什么时间、查阅了哪个病例，提供搜索和统计功能。系统用户管理模块主要管理系统用户，包括系统管理员及可查阅会诊病例的用户，并设定用户的权限，包括浏览、下载权限。

如图8-10所示，远程会诊的一般流程是病人首先需要咨询会诊咨询管理中心，申请其所期望的医院并提交会诊咨询申请资料，管理中心查看病人的申请预审资料是否完整，如果不完整则需要与病人电话沟通让病人补充资料。此时会诊咨询管理中心会把病人的会诊申请转发给远程医疗中心，请求安排专家及会诊时间。远程医疗中心会将会诊安排反馈到Web服务器，会诊咨询管理中心和病人都可以登录服务器来查看会诊安排，远程医疗中心将患者资料发送给参与会诊的专家，使其熟悉患者情况，同时专家也可以要求需要更多的患者资料。接下来专家和病

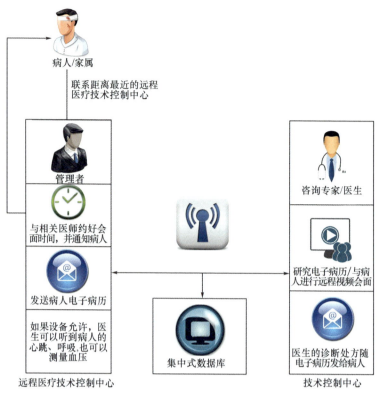

图 8-8 基于电子病历的远程会诊的一般流程

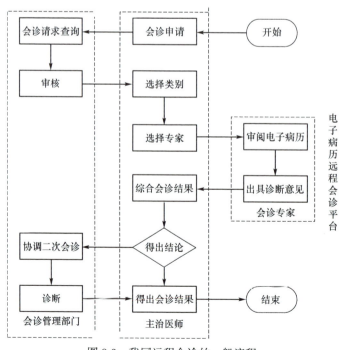

图 8-9 我国远程会诊的一般流程

人就可以通过视频会议系统进行接触，专家书写诊断咨询报告并上传到 Web 数据库，病人就可以登录 Web 服务器来查看并下载诊断咨询报告。在这个过程中病人提出会诊申请至远程会诊中心，将会诊安排反馈到 Web 服务器需要 12 个工作小时，视频会议会持续 30min，会议结束 4 个工作小时内专家会上传诊断咨询报告。

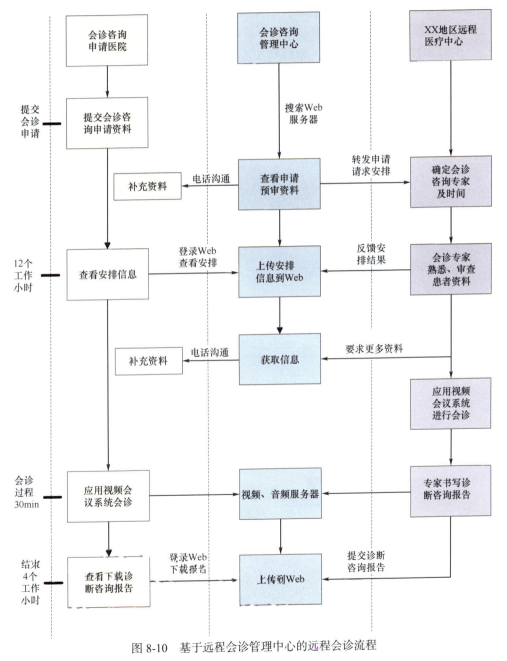

图 8-10　基于远程会诊管理中心的远程会诊流程

8.3.2 基于远程医疗的急救

传统的急救流程在救护车赶回医院的途中医生无法和医院进行信息交流。救护车上有限的条件限制了医生进行深入地治疗，医院不了解患者病情也不能指导急救工作。当将远程医疗技术应用于急救过程中时，可以在救护车回医院的途中将患者的相关数据同步传回医院，这样医院的医生可以提前了解病人的病情，对于病情严重的患者尽快确定治疗方案，这种急救方式对于心脏病等突发病非常有效。

在图 8-11 中，心脏病病人由急救中心派车送去医院，医生会在接到病人后对其实施必要的急救措施，并尽快将病人护送至医院，在这个过程中患者的心电信号会被传送到医院，医院内部的医生可以提前了解病人的病情，进而提前制定治疗方案，加快救治速度。

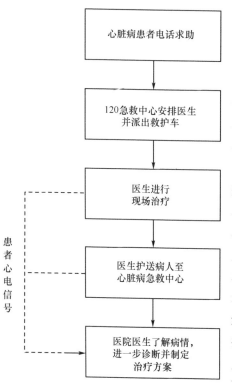

图 8-11　应用远程医疗的急救系统

目前，我国也有基于远程医疗设计的完整的急救系统，以广州军区广州总医院所采用的急救医疗物联网为例，这种急救系统将现代医学技术同信息网络化技术相结合，实现了医学专家对远程急救现场的具体诊疗指导，提高了急救抢救成功率。

图 8-12 所描绘的系统即基于远程医疗的急救系统，需要到中心医院进行紧急救治的患者，中心医院启用配备了远程急救系统、车载呼吸机、心脏临时起搏器、人工心脏按压机、主动脉球囊反搏仪等急救设备的救护车，可以在转运途中将与患者息息相关的信息通过 3G 或卫星信道持续实时传送到医院胸痛中心，最大限度地提高急危重症病人转运的安全性。这种按照监护室标准配置的救护车被称为"移动 ICU"。移动 ICU 的率先实践彻底改变了急性心肌梗死合并心源性休克患者必须就地抢救的传统观念，使得更多的该类患者可以转运到具有急诊介入治疗条件的医疗机构进行抢救，大大提高了救治成功率。广州军区广州总医院的救护车还配备了 GPS 定位跟踪管理系统，不仅可以知道车辆的位置信息，还可以将救护车 GPS 跟踪管理系统与急救电子病历相关联，随时可以了解救护车上病人的生命体征。

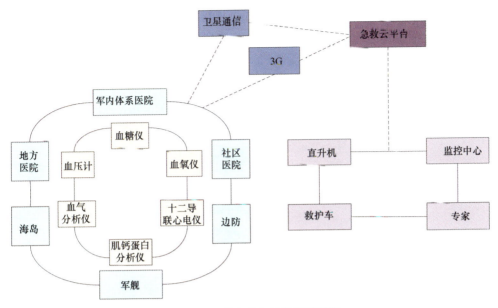

图 8-12   远程急救与健康管理系统

8.3.3   基于远程医疗的监控

远程监控主要是基于开发出来的监控软件系统及各种生命数据采集仪器。在远程医疗监控系统中，监控软件的用户角色分为系统管理员、病人及家属、医生，不同的角色登录系统需要执行不同的任务和功能，图 8-13 给出了各种角色登录后所能执行的任务和功能。

系统管理员成功登录后需要做的是网络通信服务器管理，病人、医生和用户信息管理，历史数据管理；病人及家属除了可以通过客户端软件实时监控病人生理状况外，还可以在线自选医生；医生主要完成对病人的实时监控、在线诊断、对监控终端的远程控制等功能。

从图 8-14 可以看出，病人身边有生理数据采集终端，随时监控着病人的生命数据情况，这些生命数据通过智能手机发送至网络通信服务器，网络通信服务器对数据进行转换、分析、转发和告警判定，储存在数据库服务器，这样远端的客户端软件和监控中心软件就可以进行记录查询、诊断查询等，医生也可以通过分析病人生命数据进行在线答疑、告警、急救通知等。

在指挥中心有多个显示器实时显示病人的生命体征、高分辨率的射线图像查看器、可进行电话会议和视频会议的设备及病人完整的电子病历。虽然近年来重症监护病房的床位数一直随着人口老龄化和病人数量的增长而增长，但其仍然是一个非常稀缺的资源。远程医疗在重症监护病房的应用提高了医生工作的及时性和服务质量，降低了重症监护病房的成本，提高了患者的吞吐量。实施远程医疗技术的重症监护室也比较容易形成一个整体模式，方便管理和交流。

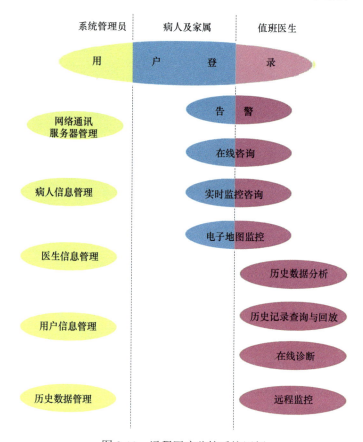

图 8-13　远程医疗监控系统用例

图 8-15 展示了重症监护室应用远程医疗技术后的基本沟通模式，重症监护室远程医疗单元的核心部是重症监护室远程医疗监控中心，它联系着省部级中心医院、社区医院及市县级医院的重症监护室，使他们之间能够建立联系、方便沟通。另外，省级医院内部的重症监护室也可以通过远程医疗监控中心进行交流。

图 8-16 主要介绍了重症监护室在应用远程医疗技术时的相关组件，重症监护室内有彩色、高频率、远程中心监控的、可倾斜和缩放的摄像机、音频设备和远程遥控监控设备，重症监护室的护士工作站中配有热线电话、监控设备和 X 线扫描仪等，这些设备可以将病人数据实时传送到医院的电脑网络系统，从而可以在医院的信息服务系统查询病人的检查数据结果和病人的电子病历。同时，医院数据将通过广域网加密快速传送给配有医生、急救护理护士及管理和技术支持人员的远程医疗监控中心，在监控中心医生可以通过相关的计算机应用进行视频会议、临床数据查看。

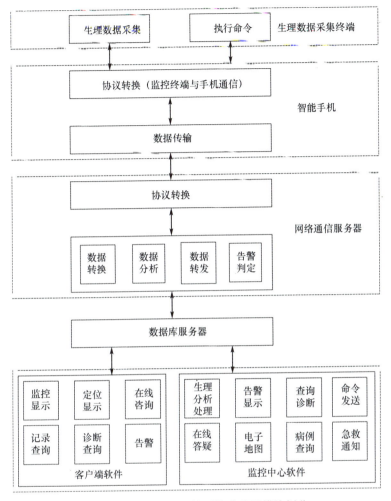

图 8-14　远程医疗监控系统流程及模块划分

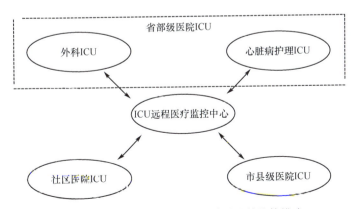

图 8-15　重症监护室远程医疗单元及其整体模式

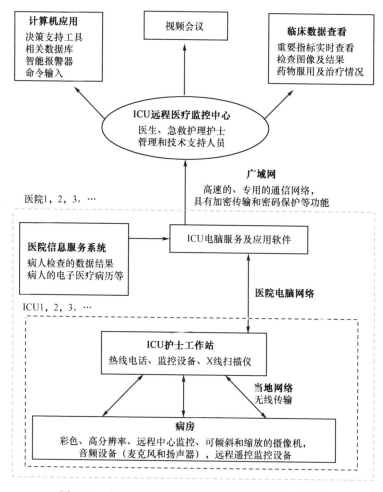

图 8-16　应用远程医疗技术的重症监护室的相关组件

8.3.4　基于远程医疗的手术

（1）远程会诊与手术规划

实施基于远程医疗的手术时，首先应该通过外科信息系统让中心站点和远端站点的医生对病人的资料做出详细的分析和研究，当中心站点和远端站点的医生同时认为远程手术对病人更有利时才能决定实施远程手术。手术过程中，位于中心站点的执刀医师能随时调用病历资料，并且可以和相应的同事、专家进行在线讨论。另外，需要准备远程手术的代替方案。

（2）手术实施

应用远程医疗技术的手术过程：通常是由中心医院的医生规划手术流程，操纵机械手臂在地方医院实施手术。以骨科手术为例，地方医院将患者的骨骼资料信息传送至医疗水平高的骨科中心，骨科中心的专家通过计算机对患者伤情信息进行分析，规划手术流程，然后将规划好的信息通过网络传输回去，骨科机器人根据指令进行精准的手术操作，让患者得到更加优化的治疗，具体流程如图 8-17所示。

远程手术实施过程中，中心医院的执刀医师通过遥控位于远程站点的机器人或智能机械手对由患者信息数据再现出的虚拟病人进行手术，因此位于中心站点的虚拟手术和远端站点的实际手术是同时进行的。为了再现虚拟病人，首先会应用虚拟现实技术和精密传感技术将远端患者的状态、姿态信息及必要的生命数据传送至中心站点并准确地显示给执刀医师，执刀医师通过虚拟现实装置对虚拟的患者手术部位进行虚拟手术操作。

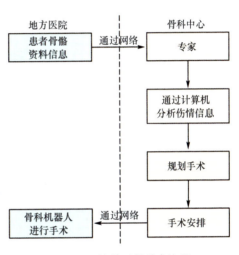

图 8-17　骨科远程手术流程

为了完成基于远程医疗的手术，需要开发出精密的远程传感器技术、远程控制技术、远程实时图像传输技术。远程手术的重点在于手术的精确度和安全性，发展目标是将优秀的外科医生资源应用到更加广泛的地区。

8.3.5　远程医疗的其他应用

（1）基于远程医疗的咨询

虚拟医疗咨询是医疗卫生行业的创新和重要发展方向。这种医疗方式是远程医疗的一种现实实现，允许病人通过实时和安全的通信工具，利用音频或视频向医生咨询。虚拟医疗咨询节省了病人的旅途时间，可以让偏远地区的病人得到较高质量的医疗服务，反应迅速，降低了医疗成本，提高了医生的效率。

图 8-18 是人们进行虚拟医疗咨询时的一般流程。当人们感觉不舒服时，可以通过两种途径来获取虚拟医疗咨询，第一种是拨打完全免费的电话，协调人员会对病人进行初步的评价，进而判断病人通过虚拟咨询能否获得合适的治疗方法，如果可以协调人员会把电话转给医生，让医生与病人进行专业交流；第二种途径

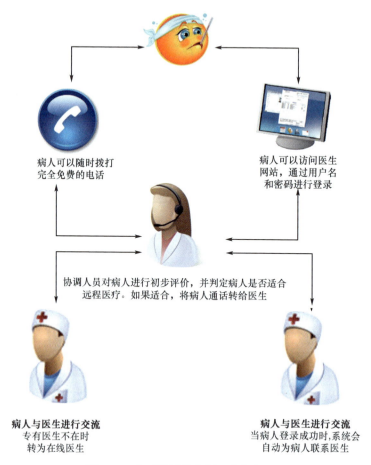

图 8-18 全球通用的虚拟医疗咨询流程

是病人登录虚拟咨询网站，协调人员也会对病人进行判断，之后系统会自动为病人联系相关医生。

（2）基于远程医疗的病情评估

全球有近 3 亿人患有糖尿病，其中近一半的患者会产生不同程度的糖尿病性视网膜病变，如果这种病变能在早期发现，那么失明的可能性将下降 65%。该糖尿病视网膜筛查项目始于 2005 年 8 月，该项目的目的是开发一个灵活的、模块化的，并且可移动的个人筛选系统，将被用于各种医疗和社区设置中。

2005 年 11 月和 2006 年 2 月分别在两家医院安装了眼底成像系统，该系统可以有效地收集医疗信息，将信息传输到数据库，视网膜图像也将被传入数据库，专家可以在空闲时进行检查。因此，系统包括四个独立软件，其功能分别为登记、成像、分级和跟踪 / 报告。

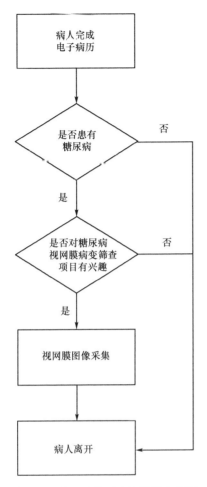

图 8-19　基于远程医疗的糖尿病人视网膜病变筛查流程之病人流

基于远程医疗的糖尿病人视网膜病变筛查流程如图 8-19 所示：到达医院的病人完成基础的电子病历后，会被询问是否患有糖尿病，对患有糖尿病的患者会被询问是否对糖尿病视网膜病变筛查项目感兴趣，如果病人感兴趣，医生会采集病人视网膜图像，然后病人就可以离开了。

图 8-20 是进行视网膜病变筛查时相关数据的传送流程，病人的电子病历和视网膜采集图像会被传送至中央服务器，这些资料经专家研究分析后，专家会得出诊断结果，给出眼部护理建议并对病人进行跟踪和后续治疗。

专家通常会根据病人的视网膜图片分析其视网膜病变情况，并给出病人何时应该看眼科医生的建议。在研究过程中，共收录了 706 名病人，其中 85% 都能被准确评级，有 6 位病人被建议尽快去看眼科医生。该项目鼓励糖尿病人进行年度检查，对于没有视网膜病变的病人，医生也给了一年以后的建议，其处理病人的时间仅为 12.88min。

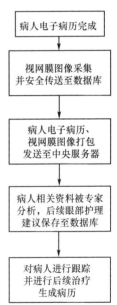

图 8-20　基于远程医疗的糖尿病人视网膜病变筛查流程之数据流

糖尿病人视网膜病变筛查项目的未来发展趋势是开发完整的企业应用程序，这将涉及更加复杂的工作，如信息系统、图像系统、图像档案和专门的图像浏览软件的开发，这些工作也是远程医疗发展中必经的过程。

8.4　远程医疗的服务传递及其影响因素

8.4.1　服务传递的基本理论

20 世纪 80 年代，关于服务传递的研究诞生于北欧的服务营销理论，格鲁诺斯在《服务营销》中曾将服务传递描述为："在特定的地点与特定的时间，服务人员或服务企业把握住机会向顾客展现自己的服务质量"。秦远建也曾指出，在服务企业中，前台员工接受顾客的服务请求，然后将该服务请求传递给后台员工，后台员工收到请求后将顾客要求的服务传递到前台区域，前台员工再将服务传递给顾客，如图 8-21 所示。

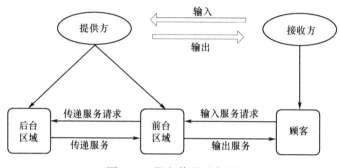

图 8-21　服务传递示意图

美国著名的服务管理学家肖丝丹克认为：服务传递系统可以用一个可视图来描述，并可进行服务设计，即服务传递系统可以用服务蓝图表示。目前，国际上流行使用服务蓝图对服务传递过程进行描述，这是服务过程设计的一种标准工具，它能通过可视的方式有效描述服务传递的过程。服务蓝图包括顾客行为、前台员工行为、后台员工行为和支持过程四个部分，以及外部相互作用线、可见性线和内部相互作用线三条分界线，如图 8-22 所示。

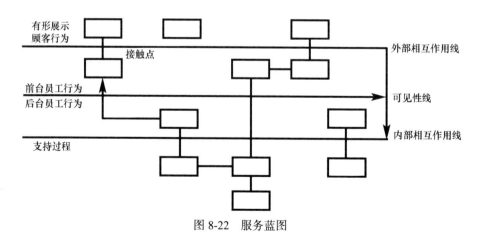

图 8-22　服务蓝图

顾客行为包括顾客在预订服务、消费服务和评价服务过程中的各种行为。顾客在进行这些行为过程中与服务提供方的某些员工接触，这些与顾客直接接触的员工叫作前台员工，他们在为顾客提供服务的过程中所产生的行为叫作前台员工行为，该行为围绕着前台员工与顾客之间的相互关系展开。而那些发生在幕后，不与顾客直接接触，只提供服务，使得前台与顾客的交互行为能够发生，即支持前台行为的雇员行为称作后台员工行为。

在三条分界线中，最上面的一条线是"外部相互作用线"，它代表顾客与服务提供组织间直接的接触和互动，一旦有垂直线和它交叉，说明顾客与服务提供方直接发生了接触，产生了一个服务接触点；中间的一条水平线是"可见性线"，通过分析发生在"可见性线"以上及以下的服务数量，一眼就可看到为顾客提供服务的情况，并区分哪些活动是前台接触员工行为，哪些活动是台后接触员工行为；第三条线是"内部相互作用线"，用以区分服务提供方员工的工作和其他支持这些员工的各种活动，是"内部顾客"和"内部服务人员"之间的相互作用线，如有垂直线和它交叉则意味着发生了内部服务接触。

服务蓝图与其他流程图最为显著的区别是包括了顾客及其看待服务过程的观点。用服务蓝图对服务传递系统进行描述：第一步，要确定顾客在消费服务产品的过程中同服务组织发生的每一种相互作用（前台部分）。这些相互作用以顾客可能接受的基本服务为基础。第二步，规划基本服务所对应的服务后台流程。基本服务的划分以顾客可能接受的服务为根据，应以顾客和服务前台的角度为出发点。在服务组织中，服务前台仅仅是将服务传递给顾客，服务后台才是真正的服务生产者。基本服务的实现需要后台的支持。第三步，整合服务前台和后台的工作，即从全局的角度安排整个服务流程。

8.4.2　远程医疗服务传递模型的构建

（1）服务传递的机制

在服务企业的服务传递模型中，服务提供者借助各种设施及技术，以产品为依托向企业内部顾客与外部顾客提供各种服务解决方案，此时状态的改变、信息与能量的增加、其他刺激物以相同或不同的服务形式向顾客转移，这些服务接受者最终感知这些刺激或变革，并产生质量评价以评价该服务。事实上，顾客所接收的在服务传递过程中的服务就是整个传递过程累积的结果。

假设单次服务的传递具有方向性，是从后台向前台的单向服务传输。服务传递中前台与后台的最远距离是 l，而传递中各环节相距的距离为 l_1, l_2, l_3, $\cdots$, l_n，则 $l=l_1+l_2+l_3+\cdots+l_n$。服务在各环节的传递速度分别为 v_1, v_2, v_3, $\ldots$, v_n，服务依次从后台传递到前台所用的时间是 t，则 $t_1=\dfrac{l_1}{v_1}$，$t_2=\dfrac{l_2}{v_2}$，$t_3=\dfrac{l_3}{v_3}$，$\cdots$，$t_n=\dfrac{l_n}{v_n}$，如图 8-23 所示。

用函数 $S=f(t)$ 来分析服务传递过程所产生的效果。设服务在后台初始状态的效果是 S_1，服务传递整个过程中各环节的效果函数是 $S_i=f_{i-1}(t_{i-1})$，则

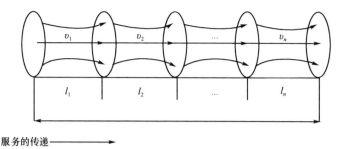

服务的传递——→

图 8-23　服务传递的机制

$$S_2 = S_1 + f_1\left(\frac{l_1}{v_1}\right)$$

$$S_3 = S_2 + f_2\left(\frac{l_2}{v_2}\right)$$

$$\dots$$

$$S_i = S_{i-1} + f_{i-1}\left(\frac{l_{i-1}}{v_{i-1}}\right)$$

$$\dots$$

$$S_n = S_{n-1} + f_{n-1}\left(\frac{l_{n-1}}{v_{n-1}}\right) = S_1 + \sum_{i=1}^{n-1}\sum_{i=1}^{n-1} f_i\left(\frac{l_i}{v_i}\right) \tag{8-1}$$

根据公式（8-1）可知，前台顾客所接收的服务实际上会受到多个变量的影响，主要包括传递模式中各环节的相距距离 l，服务在各个环节的传递速度 v，及在各个传递环节的效果函数 $f(t)$。这三个变量刚好是服务传递模型中软件要素及硬件要素的体现，要提高远程医疗服务的服务效果，就要从以上三个变量着手来进行相应改善。

（2）构建服务传递模型

作为一种新的生产运作模式，针对远程医疗服务传递的运作模式也不同于以往的服务传递模式。在运作模式方面，模型在传递过程中不但要关注如何实现医疗需求方的价值，也应着眼于如何实现各个管理环节上的价值，取得医疗需求方价值与医疗提供方价值双赢的目的是为满足患者的医疗服务需求。在服务传递中，顾客并非单指有医疗需求的患者，还应该包括医疗服务提供方向医疗服务需求方提供服务过程中，与之相互合作的企业及相关员工。在整个服务传递过程中，顾客被融入到需求开发、提供服务及消费的过程中，企业可以借此感知到顾客主观化、个性化的需求，实现与客户合作，从而更有效地满足顾客的服务需求。

服务传递过程是指将后台的无形资源和有形资源通过特定的处理加工方式，输出为前台的无形服务和有形产品交到顾客的手中。首先确定了模型内部的关键服务要素，分别从远程医学会诊管理、远程医学教育管理，以及远程电子图书管理这三个医疗服务反馈入手，结合远程医疗服务的关键服务要素，构建河南省远程医学中心远程医疗服务传递模型，如图 8-24 所示。

远程综合会诊是远程医疗服务中一项至关重要的服务类型，根据远程医疗服

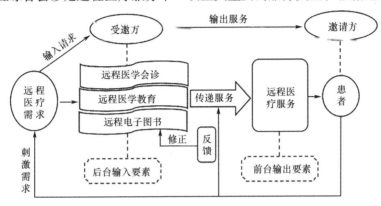

图 8-24　远程医疗服务传递模型

务过程的程序，以及服务传递模式与运营管理模式的关系，构建出远程综合会诊服务传递模型，如图 8-25 所示。

关键服务要素识别远程医疗服务的传递过程可以分为四个关键步骤：

1）远程医疗服务申请：各远程医疗分中心负责人提出远程医疗服务申请，按要求规范填写远程会诊申请表，充分准备需会诊病例的相关检查资料，经主管领导（科室负责人）审核签字提交至医务科审批备案。

2）远程医疗服务审核安排：负责分诊的人员核实会诊申请信息，确保信息准确无误。根据分中心患者病情、拟申请科室、期望会诊时间、专家特长等信息，与不同科室专家联系沟通，确定会诊时间安排。采用电话通知、短信平台或系统推送信息的形式，通知会诊时间安排信息，并确认会诊申请端和专家已收到会诊通知。系统录入会诊信息，以便接诊人员和会诊负责人查看。因分中心网络、医师、患者或专家未能按时参与会诊，导致会诊信息变更时，及时通知申请分中心负责人、申请医生或会诊专家，并核实其是否收到相关信息，保证会诊信息的准确无误。接诊人员登记专家信息，及时查看会诊时间安排，并根据会诊分配负责人安排，接待专家到指定会诊室。会诊分配负责人负责诊室动态分配、会诊时间安排动态更新及网络设备维护。会诊室负责人负责通知专家及基层医院及时参加会诊工作、会场切换及动态控制、登记专家诊断信息、录入专家诊断意见和专家建议。

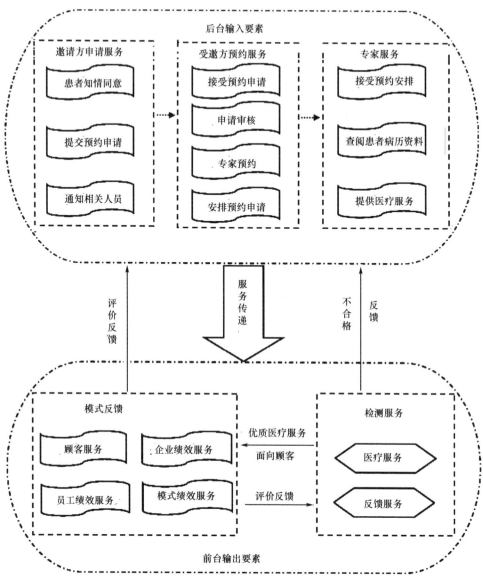

图 8-25 远程综合会诊服务传递模型

3）专家会诊：远程会诊医师应具备以下条件：取得执业医师资格并注册；具有副主任医师及以上专业技术职务；会诊、咨询内容与本人执业范围、专业技术相一致。专家会诊时，各分中心申请医生应言简意赅阐述病例病情和会诊目的，并回答专家问题，会诊专家根据患者病情及检查结果、治疗方案，对申请会诊的患者提出相关意见或建议，结合临床和分中心医生对申请病例进行深入讨论。

4）服务质量回访：定期对远程医疗分中心负责人、申请会诊医生及患者进行回访，了解远程医疗服务的效果，以及在服务过程中存在的问题、有待进一步改进和完善的地方。

8.4.3 远程医疗服务传递的关键影响因素分析

整个服务传递过程可以分为间接传递过程和直接传递过程两个部分。其中间接传递过程发生在服务提供方内部，是指服务由后台员工传递到前台员工的过程；而直接传递过程发生在提供方和接受方之间，是指服务由提供方的前台服务人员直接交付给接受方即顾客的过程。这两个过程都将受到硬件和软件两个影响因素的影响。

（1）硬件影响因素

1）生产服务的基础设施：提供远程医疗服务的基础设施是影响间接服务传递过程的重要因素，包括生产服务的资金、生产服务所需要的机械设备、支持服务生产过程的信息系统等。远程医疗系统构建是一个融合多学科知识与技术的系统工程，其主要支撑技术包括远程通信技术、医学信息学技术、音视频传输技术、物联网技术和云计算技术，这些支撑技术是提供远程医疗服务的前提。作为服务提供方，为了生产服务，需要购置原材料、生产设备，因此需要一定的生产资金，这是能够提供服务的第一起点。

2）服务基础设施的布局：服务基础设施的布局是否合理，将会直接影响到服务提供方的生产成本，以及顾客获得所需服务的速度和满意度。一个良好的服务设施布局，首先要考虑患者获得远程医疗服务的便利性，由于远程医疗服务生产过程需要分诊、会诊等多个不同部门协作完成，如何对这些部门进行合理规划，使提供远程医疗服务的过程最短，最大限度地提高服务传递速度？是服务提供方需要慎重考虑的问题。

3）信息沟通渠道：信息沟通渠道不同于支持服务生产过程的信息系统，它要求多个服务生产者之间进行信息沟通。良好的信息沟通渠道能使服务生产环节中的各个不同生产者及时把握生产进度，并及时对生产过程中产生的偏差进行纠正，保证服务传递过程中传递对象的质量和传递的正确性。在远程医疗服务中各责任人，包括分诊人员、接诊人员、会诊分配负责人、会诊室负责人之间只有及时有效地沟通，才能提供优质的服务，从而换取会诊医院与专家的满意。

4）医疗机构投入与重视程度：近年来，信息技术迅猛发展，尤其是物联网、智能设备的发展大大丰富了远程医疗的内涵，为远程查房、远程门诊等业务的并展提供了条件。但由于没有持续投入和长效运营机制保障，大多数参与远程医疗的机构并没有更换基础设施的积极性，技术设备闲置陈旧、业务量少，导致业务开展的并不深入，社会效益也并不显著。

5）远程医疗政策标准规范：目前，政府部门对远程医疗尚未建立一个比较完善的标准化体系，远程系统建设缺乏统一的医疗规范和技术标准，各家医院远程系统信息传输的通讯信道不同、应用软硬件不一致，使得医疗信息不能有效共享，要实现全国远程医疗单位的开放性交互式联网较为困难，对远程医疗业务大规模开展造成了一定影响。

（2）软件影响因素

1）企业文化：是一个组织的员工在工作中逐步形成的一种思想和行为规范，是指导企业制定组织结构、企业目标和顾客政策的宗旨。良好的企业文化会对员工的精神面貌产生至关重要的影响，会使员工对服务提供方所确定的目标更加明确，能将员工的事业心和成功的欲望转化为具体的行为，成为员工的精神动力。

2）组织结构：是关于组织在运行中涉及的目标、任务、权力、操作及相互关系的系统。组织结构是集权还是分权应根据不同的行业而定。在服务传递过程中，集权将会使服务传递过程更易管理，但灵活性会变差；分权将会使员工的灵活性增强，但整个过程的管理将会更加复杂。远程医疗服务各职能部门组织结构设置是否合理将会影响到服务传递能力的大小。

3）员工素质：员工个人素质的高低也将影响到服务传递能力的大小，在服务业中尤其明显，员工素质包括知识水平、工作技能、发展潜力、组织忠诚度、团队意识及社交能力等。在远程医疗服务传递过程中，需要根据每一个员工自身优势，把员工安排到最适合他们的岗位，实现人尽其才、才尽其用。

4）服务流程标准：是影响服务传递过程的重要因素，其本质要求是科学管理。在服务传递过程中要遵循生产作业标准化、工时利用科学化的原则，用科学的操作方法和标准的服务流程传递服务，在这个过程中要确定远程医疗服务的操作规程，确定劳动时间定额，完善科学的操作方法。

5）患者对远程医疗的认知度：远程医疗利用高科技技术手段为患者提供服务，在诊断质量、治疗时间、寻医途径等方面有诸多优点。然而，我国对远程医疗的宣传局限于医疗单位，忽视了向广大患者宣传和推广远程医疗的优越性和可靠性，患者不清楚远程医疗能够给他们带来的巨大好处，这导致患者在申请远程医疗服务时顾虑较大，不愿轻易尝试这种新的服务方式。

为推进远程医疗在我国的发展，针对以上影响远程医疗开展的相关因素，可以从以下几个方面入手改进，以保证远程医疗服务健康发展：①增加投入并对其进行效益分析。医院要真正理解远程医疗的作用，从长远利益出发，树立科学发展观，加大远程医疗服务投入，引入多种运营模式，建立长效运行机制，确保远程医疗持续发展。为了让远程医疗投资价值显现出来，需要对其进行投资效益论证和经济评价，从数量上分析这种新型服务模式会给医院带来多少效益，能够取得多高的投资回报率。②进一步制定和完善远程医疗标准规范、管理办法、法律法规及运营机制。如制定符合当地经济水平的远程医疗收费标准，探索远程医疗服务纳入医疗保险的报销范围，完善远程医疗功能规范和业务流程等，为远程医疗业务开展提供政策保障。③加大公众宣传力度，提高社会认知度。一是更新思想观念，挖掘内部潜力；二是扩大对外宣传，让更多的人了解和选择远程医疗，扩大业务范围，提高业务量，形成社会效益。④加强远程医疗专业人才培养，为远程医疗服务提供优质的服务过程，促进远程医疗事业的发展。同时，医院还应大力引进专业技术人员，加大对本院专业技术人员、医护人员等相关人员的培训。只有做好远程医疗的基础设施准备、人员培训、专业人才的引进等基础性工作，才能从根本上保障远程医疗的顺利开展。

提高服务传递能力是企业拥有核心竞争力的一个有效途径，远程医疗在我国有较大的发展潜力，并非昙花一现，应不断发掘其潜在需求。远程医疗的成功开展受到多方面因素的影响，包括医患双方、管理部门、法律法规、标准规范、资金投入等。针对以上影响因素，首先，应加大远程医疗服务投入，从而保障远程医疗服务的基础设施构建和运行。其次，从加强远程医疗服务流程管理、降低风险、提高远程医疗质量、统一标准规范、以标准规范为依据和保障完善法律法规，明确医疗责任等方面进行改进，以提供优质的远程医疗服务。最后，加大远程医疗服务流程的宣传，激发患者的潜在需求。通过多方协同合作促进远程医疗服务健康有序地进行。

本章小结

本章简单地介绍了服务的概念和内涵，由此引入远程医疗服务，并对远程医疗服务的框架及其特征进行分析。进一步介绍了流程管理的基本理论及其在医院管理中的应用，在此基础上以远程会诊和远程医学教育为例介绍远程医疗服务流程框架，并对远程医疗服务流程管理的质量控制过程进行系统阐述。最后介绍了服务传递的基本理论、远程医疗服务传递模型的构建，并且从硬件和软件两方面系统阐述了远程医疗服务传递的关键影响因素，针对特定影响因素提出建议和意见，从而促进远程医疗服务健康有序开展。

参考文献

陈静，王玉琼．2008.医院管理引入流程管理理论的探讨［J］.护理研究，（1）：11-12.

陈敏，李道苹．2008.医疗服务流程的瓶颈问题及优化方法［J］.中华医院管理杂志，24（7）：469-472.

丁宁．2012.服务管理［M］.第2版.北京：清华大学出版社／北京交通大学出版社，284.

杜金玲．2011.饭店服务传递中的一线员工角色压力分析及启示［J］.现代企业教育，（22）：142-143.

菲利普科特勒．1997.营销管理［M］.第八版.上海：上海人民出版社．

贡欣扬，苏婷，杨崑，等．2015.我国远程医疗发展现状调查研究［J］.中国卫生信息管理杂志，（2）：160-164.

国家卫生和计划生育委员会．2014.远程医疗信息系统建设技术指南［R］.

黄艾舟，梅绍祖．2002.超越BPR—流程管理的管理思想研究［J］.科学学与科学技术管理，23（12）：105-107

黄艾舟，梅绍祖．2003.流程管理原理及卓越流程建模方法研究［J］.工业工程与管理，8（2）：46-50

吉农．1998.远程医疗服务的管理及质量控制［J］.中华医院管理杂志，（9）：55-58.

李力平．2010.企业服务传递系统的优化［J］.企业改革与管理，（7）：75-76.

李明子．2005.现代管理的新理念——流程管理［J］.中华护理杂志，（12）：956-958.

李默风．服务科学暗藏巨大商机同线起跑中国现状喜忧参半［N］.IT时代周刊，（63-65）.

梁丹．2008.我国远程医疗的影响因素分析及其对策研究［D］.华中科技大学．

刘尚亮，沈惠璋，李峰，等．2010.服务科学研究综述［J］.科学学与科学技术管理，31（6）：85-89

刘树清，张怀亮，刘冠田，等．2000.远程医疗服务模式的现状与发展［J］.北京军区医药，（5）：324-325.

栾瑞，王立成，张海莉．2013.我院远程医疗会诊情况分析与思考［J］.中国医院管理，（12）：49-50.

马鸿飞，徐宝宇．2014.黑龙江省汽车制造业服务传递模式研究［J］.科技与管理，（6）：6-12.

秦远建，邵红玲．2009.服务传递能力的影响因素研究［J］.商业时代，（2）：26-28.

王培林．2008.服务科学研究与分析［J］.图书馆杂志，（3）：2-7.

王玉荣．2008.流程管理学［M］.北京：北京大学出版社，10-25.

王志博，王九生．2012.远程医疗主要功能及发展战略前瞻［J］.中国卫生信息管理杂志，9（6）：32-34，40

徐绍史．2015.去年服务业增加值占GDP比重达到48.2%［Z］.

杨亚萍．2007.流程管理理论在医院管理中的应用探讨［J］.中华医院管理杂志，23（6）：421-423.

赵宁志，宁兰文，曾学云，等．2011.医院流程管理理论的实践应用探讨［J］.东南国防医药，（5）：465-466.

Payne. 1998.服务营销［M］.郑薇译．北京：中信出版社，287.

Blankson. C，Kalafatis S P. 1999. Issues and challenges in the positioning of service brands：a review［J］. Journal of Product & Brand Management，2（8）：106-118.

D S W E O. 1978. Management of service operations［M］. Boston：Allyn and Bacon.

Fitzsimmons J A，Fitzsimmons M J. 2001. Service management：operations，strategy，and information technology［Z］. Boston：McGraw-Hill/Irwin，c2001.

Gronroos C. 1990. Service management and marketing：managing moments of truth in service competition［M］. Lexington，MA：Lexington Books.

J G. 2002. The misuse of productivity concepts in services：lessons from a comparison between France and the United States［Z］. Cheltenham，UK：Edward Elgar.

Lummus R R，Vokurka R J，Rodeghiero B. 2006. Improving quality through value stream mapping：a case study of a physician's clinic[J]. Total Quality Management, 17 (8): 1063-1075.

P H T. 1977. The Review of Incomeand Wealth[J]. On goods and services, 23 (4): 315-338.

Steventon A, Bardsley M, Dixon J, et al. 2012. Effect of telehealth on use of secondary care and mortality: findings from the Whole System Demonstrator cluster randomised trial[J]. BMJ (Online), 344 (7865).

Zeithaml V A, Bitner M J. 2000. Services marketing: integrating customer focus across the firm.[Z]. Boston: McGraw-Hill, c2000.

第**9**章
远程医疗服务商业模式及其创新

9.1 商业模式及其创新的理论分析

9.1.1 商业模式概念的界定

商业模式一词于 1957 年首次出现在论文中。1998 年 Timmers 对商业模式概念进行了系统定义，认为商业模式可以作为由产品、服务和信息构成的有机系统，是一个产品、服务和信息流的框架，其要素包括产品、服务、信息、商业参与者、价值及收入来源等。此后，商业模式的研究越来越受到重视，许多学者从不同视角和不同层次诠释商业模式的本质，使商业模式的理论体系逐渐得以完善和发展。

Mrrris 等在考察众多商业模式定义的基础上提出的定义较有代表性，他们认为商业模式旨在说明企业如何对战略方向、运营结构和经济逻辑等一系列具有内部关联性的变量进行定位和整合，以便在特定的市场上建立竞争优势。在此基础上，Osterwalder 等认为，商业模式是一种建立在许多构成要素及其关系之上，用来说明特定商业逻辑的概念性工具，可用来说明企业如何通过创造顾客价值建立内部结构，以及与伙伴形成网络关系开拓市场、传递价值、创造关系资本、获得利润并维持现金流。同时，许多学者将商业模式作为企业获得利润的一种逻辑。例如，Sterwart 等认为，商业模式是企业能够获得并且保持其收益流的逻辑表达。从企业盈利方式视角，Hawkins 将商业模式描述为企业预期产品和服务间的商业关系，构造各种成本和收入流的方式，通过创造收入来使企业得以生存。也有学者认为，商业模式是一种新经济范式下的价值创新模式，是企业或商业系统创造价值的逻辑。Amit 等以价值创造为出发点，基于电子商务市场，考虑参与者之间的交易关系，开辟了全新的商业模式研究视角，他们认为商业模式应作为一种整合多种企业理论和战略管理理论的全新分析单元，并对商业模式在企业价值创造的每个环节所起的作用进行了讨论。

随着商业模式研究的日益深入，商业模式的创新与变革成为商业模式研究的另一个重要方向。在变革的研究中，学者们多以价值链理论为基础，将商业模式看作是企业通过内部流程和基本构造设计来创造价值的过程。Timmers 运用 Porter 的价值链理论，对参与电子商务各方的价值链进行解构和重构，所使用的系统分析方法得到后来研究者的广泛认同，而基于价值链对商业模式进行分类的方法，也为商业模式创新提供了一般性的思路。Magretta 将商业模式创新与价值链理论相结合，认为新的商业模式是对现有价值链的调整，即对价值链中与制造和销售有关的两类基本活动的创新。Gordijn 等较好地抓住了商业模式变革的本质，把企业实施商业模式变革的过程视为对自身价值模型进行解构和重构的过程，为商业模式变革研究的深化提供了很好的研究框架和理论基础。商业模式对于企业与战略有着类似的功能，有些学者采用综合观点，其中以创业理论和战略理论为支撑，采用类似于战略规划的方法对商业模式变革展开研究，认为企业在实施商业模式变革时，必须重点考虑顾客创造的价值以及如何实现该价值。商业模式的功能也是帮助企业显现、确定、分析、储存和传播关于价值创造逻辑方面的知识，因此商业模式变革也可以看作是企业实施知识管理的过程。

从上述研究可以看出，由于商业模式涵盖了目标客户、客户流程、业务流程、产品和服务、分销渠道、物流管理流程等几乎一切关键的经营活动，其研究涉及经济学、战略学、创业学、社会学等理论，是一个正在形成与发展中的理论和体系。

近年来，国内学者也开始致力于商业模式的研究，积累了一些成果。例如，罗眠等以经济学理论为基础，利用经济租金理论分析企业商业模式的创新行为，认为商业模式是一个组织在明确外部假设条件、内部资源和能力的前提下，用于整合组织本身、顾客、供应链伙伴、员工、股东或利益相关者获取超额利润的一种战略创新意图，从理论上解释了企业商业模式创新行为的驱动力。翁君奕把商业模式界定为由价值主张、价值支撑、价值保持构成的价值分析体系，提供了商业模式创意构思和决策的一种思维方法，得到国内学者的普遍认可。高闯等从价值链创新理论视角对多企业商业模式进行了界定，即在明确外部假设条件、内部资源和能力的前提下，商业模式是企业价值链的一个函数，并可以将其看作是一种基于价值链创新的企业价值活动，以及对这些价值活动所涉及的全体利益方的优化整合。王伟毅等认为，商业模式的发展过程是创意的开发过程，是创业者利用资源与个人享赋创业的过程。由于商业模式涵盖企业各个方面，其实际应用潜力巨大。原磊对商业模式体系进行深入研究，提出了商业模式的"3-4-8"构成体系，认为依据模块化的思想，商业模式变革可以遵循的 3 种基本路径为基于价值模块、基于界面规则、基于二者混合。

通过对商业模式相关研究的回顾可以发现，国内对商业模式的研究还处于国外研究成果的援引和借鉴阶段，主要侧重于商业模式的内涵、组成要素及构成体系等方面。研究成果偏重于商业模式理论层面，对商业模式的创新机制和创新路径等深层次的问题研究较少。

9.1.2 商业模式创新概念的界定

如果将商业模式简单地定义为为企业赚钱的方式，那么，同样可以简单地将企业应用新的有效的方式赚钱界定为商业模式创新。但由于商业模式概念的多样性和复杂性，特别是考虑到商业模式各项构成要素的变化程度与变化关系，如何界定商业模式创新存在很多需要深入分析探讨的问题，学术界也存在一些不同的观点。

Mitchell 等认为，并非所有商业模式的变化都是商业模式创新，如果只是模式的某一个构成要素发生改变，即使这种改变能够显著增强公司当前的销售、现金流或竞争力的方式，这也只能称为是商业模式的一种改进，而不是商业模式创新；只有当相对于竞争对手，至少 4 个以上的商业模式构成要素都有所改进时，才应该被界定为商业模式创新。

然而，商业模式改进和商业模式创新之间的边界是模糊的，根据发生改进的要素数量来区别商业改进与创新显得过于简单。不能说有 4 个要素的改进就一定是商业模式的创新，而 3 个要素的改进就不是。因此，判断商业模式创新的标准应该是以商业模式作为一个整体是否发生变化为依据，而不应以单独的要素变化程度或发生要素变化多少为依据，要应以多个要素的协同变化作为判断依据。

因此，综合前面提出的商业模式的概念，给出商业模式创新的概念。商业模式创新是指企业商业模式作为一个整体所发生的变化或改进，它可以是由一项或几项关键要素的改变所引发，但其最终结果一定是对于企业商业模式的各个方面产生影响，并使商业模式作为一个整体发生改变。

根据商业模式创新概念的界定，可以发现，实现企业商业模式创新需要具备一些基本条件：企业可以提供全新的产品或服务、开创新的产业领域，或者以前所未有的方式提供已有的产品或服务；或者是商业模式的多个要素发生改变，并与竞争对手产生明显的差别；再有就是由要素引发的商业模式改进应该能够为企业带来显著的经济效果和业绩回报，能够明显地提升企业的竞争力。

9.1.3 商业模式创新的主要特征

商业模式的创新实际上是企业较高层次的创新，与产品创新、技术创新、观念创新、制度创新这些传统意义上的创新类型有很多的不同。传统创新更多的注重从企业本身，或者企业经营活动的某一方面来进行创新，而商业模式创新是企业以顾客需求为中心，从内到外的一种高层次的资源、制度、模式等的整合创新，涉及企业的各个方面。相对于传统创新类型而言，商业模式创新有以下几个明显特征：

1）整体性：是商业模式创新区别于企业其他创新的本质特征。商业模式创新与企业的产品创新、技术创新、组织创新和流程创新等创新活动的本质区别就在于其具有整体性。商业模式创新可能是由单一要素引发，但并不仅限于单一要素的变化，而是表现为多项要素相互协同变化。它同时涉及模式的多个要素的变化，需要企业做较大的战略调整，是一种集成创新。商业模式创新往往同时伴随产品、工艺或组织结构与运作流程的创新，反之，则未必能够构成商业模式创新。技术创新通常是对有形实物产品的生产来说的，如开发出新产品或新的生产工艺，就是通常认为的技术创新。但如今是服务为主导的时代，世界发达国家服务业在国民经济所占的比重已接近70%，对传统制造企业来说，服务也远比以前重要。因此，商业模式创新也常常体现为服务创新，表现为服务内容及方式、组织形态等多方面的创新。

2）外向性：商业模式创新更注重从市场和客户的角度出发，从根本上思考设计企业的行为，视角更为外向和开放，更多的是注重和涉及企业经济方面的因素。商业模式创新的出发点是如何从根本上为客户创造和增加价值。因此，它的逻辑思考的起点是客户的需求，即根据客户需求考虑如何有效地满足他们。所以企业价值主张的改变常常是商业模式创新的起点，这也是为什么有专家认为商业模式创新起始于讲一个诱人的故事，这点明显不同于技术创新。技术创新通常具有内向性，常常是从企业所擅长的技术特性与功能出发，看它能用来干什么，从一种技术可能拥有的多种用途中去挖掘它的潜在市场。商业模式创新即使涉及技术，也多是技术的经济方面因素，与技术所蕴涵的经济价值及经济可行性有关，而不是纯粹的技术特性。

3）实效性：商业模式创新具有实效性的特征。从绩效表现看，商业模式创新如果提供全新的产品或服务，那么它可能开创了一个全新的可赢利产业领域，即便提供已有的产品或服务，也应该能给企业带来更持久的赢利能力与更大的竞争优势。传统的企业单一要素的创新通常只是带来企业局部效率的提高与成本降低，而且这些创新容易被其他企业短时期模仿。而商业模式创新虽然也表现为企业效率提高与成本降低，但涉及多个要素的协同变化，难以被竞争者模仿，可以给企业带来战略性的竞争优势和实际经济效益，并且可以持续多年。

9.2　远程医疗系统商业服务模式创新及其内涵

9.2.1　远程医疗系统商业服务模式创新及其重要性

远程医疗的发展必然包括技术创新和商业服务模式创新两个同等重要的内容。所谓远程医疗系统的商业服务模式创新是指基于医疗服务的特殊属性和远程医疗运营的跨领域技术集成特征，远程医疗系统建设运营主体及其他合作者如远程医疗设备供应商、网络运营商、医院、信息系统供应商等主体共同参与的，围绕创造客户（患者及其他健康关注者）价值、建立新的医疗服务供求关系和运营网络进行的医疗市场开拓、医疗服务价值传递、资本关系创造、利润获取和进一步发展、医疗公益性实现等一系列活动。只有创新服务模式解决远程医疗系统建设发展中存在的投入不足、运营主体效率不高、系统可持续性不强等问题，才能为远程医疗服务的发展提供持久动力。

持续运营模式是关系到远程医疗系统投入、建设、发展、创新的关键。伴随着我国医疗卫生领域的深化改革和健康服务产业的快速发展，医疗服务运营模式创新与相关领域科技创新、医疗服务创新同等重要，特别是对于远程医疗服务而言。一方面，远程医疗装备与软件系统的创新和加速融合不断推动远程医疗服务体系的重构，服务模式必须适应远程医疗技术的发展。另一方面，作为技术集成的远程医疗系统，其基础技术领域的技术路线快速变化，可替代技术之间的激烈竞争、研发成本不断上升，技术领域的投入必须通过远程医疗运营模式得以回报，并进一步推动远程医疗的发展。

9.2.2　远程医疗商业服务模式的构成

投入与建设模式主要决定远程医疗系统建设的投入主体，是远程医疗服务发展的初始动力。国外远程医疗系统偏重于专科系统建设，投入主体多元，投资活跃。当前，我国远程医疗系统建设尚处于探索试点阶段，主要依赖于各级政府的财政投入和部分大型综合性医疗机构投资，社会资本涉入较少，面临系统运营维护的巨大资金缺口压力。探索政府、医疗机构及其他社会资本共同参与的投入模式是必然趋势。

商业模式则探讨远程医疗系统的具体经营，包括盈利模式、资源配置和关键业务流程等具体问题。商业模式是一个在信息化时代广受关注的概念，其决定了一种产品或服务在市场上的生命力。一般认为，商业模式包含消费者价值主张、盈利模式、关键资源和关键流程等要素，是远程医疗系统运营机构关注的焦点。结合远程医疗服务特征，消费者价值主张是远程医疗服务主体对为谁创造价值和如何创造价值的总体把握，包括对潜在患者或健康关注者的识别和对满足其需求所需任务的判断等。盈利模式是刻画远程医疗服务主体如何向患者或健康关注者提供价值，并为服务主体自身创造价值，包括收益模式、成本结构、利润模式、资源利用周转速度四个子要素，旨在描述远程医疗服务主体如何在坚持公共医疗公益属性的基础上为自身创造价值，以实现远程医疗系统持续运营和提升服务能力所需的财务回报，这是制约我国远程医疗服务发展的关键障碍。关键资源是远程医疗服务主体向潜在患者或健康关注者传递价值主张所需的资产，包括医疗和非医疗人员、医疗和非医疗技术、设备等有形资产，还包括品牌、信息、合作关系和联盟等无形资产。关键流程是远程医疗服务主体向潜在患者或健康关注者传递价值主张所采用的管理流程和操作流程，基于医疗服务的特殊性，包括各类医疗服务开发、提供、培训、预算、规范等一系列要素，以推动远程医疗服务以合乎医疗规范和伦理，同时又具有效益和效率的实现。如图 9-1 所示。

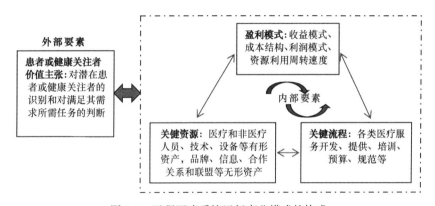

图 9-1　远程医疗系统运行商业模式的构成

9.2.3　我国远程医疗系统服务模式中存在的问题

提供远程医疗服务涉及众多不同性质的主体，这就决定了远程医疗系统运行模式远比传统医疗复杂。目前尚未出现相对成熟的运营模式，各主体之间的利益关系难以厘定。关于远程医疗的运营服务，目前主要是一些大型综合性医院在承担着运营服务的角色，电信运营商和健康服务机构也在积极布局这一市场，但总体用户的规模不大，效果未得到发挥。

（1）远程医疗系统运营及服务市场不成熟

尽管我国《互联网医疗保健信息服务管理办法》已在 2009 年实施，但我国远程医疗系统运营及服务市场受制于应用的推广，还没有真正发展起来，远程医疗专业机构几乎为零。医疗机构主要以提供传统医疗服务为主，而面向疾病救治开展面对面的诊疗活动，面向健康维护的医疗服务理念尚未建立起来，医疗信息化水平发展严重不平衡，远程医疗信息传输质量尚不能适应医疗业务需要，远程医疗活动的业务准则缺乏，导致大规模远程医疗活动的开展还需要软硬件技术和政策的突破。传统的电信服务运营商通常以信息传输为主，应用于医疗环境的感知信息服务能力不足，在开展远程医疗方面先天条件不足。而由社会资本推动的远程医疗业务则面临医疗资源短缺和国家医疗政策限制，开展远程医疗的土壤尚未完全具备。

（2）远程医疗技术、标准体系不成熟

远程医疗技术体系宏达，包括影像传输、数据交换、动态数据编码解码及其他硬件技术等，这类技术存在着零散、发展水平不一致等问题，我国远程医疗核心技术主要采用国外技术，近年来也在某些环节实现了突破，但成套技术缺乏。远程医疗的设备、平台、运营等领域的标准体系尚未建立起来，各系统建设的技术标准不统一，不同系统之间互联互通困难，导致远程医疗系统"烟囱"林立，难以实现更大范围网络化。因此，从应用实现层面看，远程医疗服务面临基础设施缺乏，价格、规范、责任划分不清晰等问题的挑战。从技术层面看，远程医疗面临安全、数据传输与隐私保护、数据同步与管理等问题所带来的挑战。远程医疗系统的规模化发展还需要技术层面的成熟。

（3）远程医疗系统运行相关主体的内部阻力

对于新兴行业而言，现有商业模式格局下的利益既得者往往是商业模式变革的主要阻力。远程医疗服务涉及众多主体，而其中传统医疗机构是其最重要的利益主体。随着远程医疗及相关领域的发展，大型综合性医院已初步认识到远程医疗对提升医院竞争力的重要性，但由于医疗信息化水平不足、投资过大、缺乏专业人才、医疗服务人员工作压力本身已过大、医院管理者不了解远程医疗、自身医疗服务能力已饱和等问题，远程医疗的发展缓慢。而大量的中小型医疗机构则担心大型医疗机构通过远程医疗抢病源、抢市场，大多对远程医疗系统建设热情不高，部分基层医院仅仅热衷于综合性医院所提供的医疗培训等扶持性活动，而对于远程会诊、双向转诊等态度消极。在远程医疗的推广应用中，往往面临着高昂的成本、低效的投资、锐减的利润和现金流、对人才资金等创新关键要素的获取和协调力不足、颠覆传统的医院经营管理价值观等问题，发展远程医疗的内部阻力很大。卫生管理部门鉴于远程医疗所存在的潜在风险和不确定性，在政策突破上亦不愿意投入过多资源。其他的远程医疗软硬件设备厂商、健康服务机构虽然有发展远程医疗的激情，但医疗资源缺乏，投资风险高，缺乏长远战略规划和社会责任，长期致力于远程医疗研发和建设投入的后劲不足。因此，建立各方都能接受和获益的商业模式是远程医疗发展的根本。

9.2.4 远程医疗系统运行模式发展的需求

（1）面向消费者（患者和健康关注者）的需求

对于远程医疗而言，由于技术基于新的科学和工程原理，其服务模式和手段不同于传统医疗模式，其潜在消费者一般也不同于现有传统医疗模式下的患者，服务对象以急需急救的远距离重症患者、慢性病患者、健康关注者等为主，远程医疗运营主体需要根据潜在消费者的诉求来构建新的商业模式。首先，远程医疗运营主体要根据潜在消费者诉求，提出新的、明确的消费者价值主张，从关注临床救治转向关注健康维持与管理。其次，远程医疗运营主体要围绕该消费者价值主张设计一个使消费者和各主体都能获取价值的盈利模式，推动大型医院、基层医疗机构、患者等共同获利。再次，远程医疗运营主体要设法获得商业模式创新所需的关键资源，特别是医疗资源和远程医疗技术资源，并形成必要的远程医疗关键业务流程。至此，远程医疗运营主体形成了初始的实验性商业模式。最后，远程医疗运营主体需要通过试错过程来完善其初始商业模式，不断结合消费者在远程医疗过程中的体验完善优化远程医疗服务模式，找到远程医疗系统运行的适宜道路。

（2）面向产业链整合发展和多方共赢的需求

由于远程医疗服务需要多主体的协同配合，因此，远程医疗系统运行模式的发展需要注重满足多方利益诉求，面向产业链整合发展需求，建立各方共赢的发展格局。一般而言，远程医疗运行主体需要整合不同医疗机构的高水平医疗资源，并在遵循医疗法规的基础上制定医生执医及其利益保障的行为规范，形成专业远程医疗业务流程；建立与远程医疗设备供应商、网络运营商、软件供应商之间的长期战略合作关系，以确保系统的稳定运行；界定基层医疗机构的权利和责任，在开展远程医疗业务过程中，注意向基层医疗机构和患者倾斜，帮助基层医疗机构不断提升医疗水平，并确保形成良性的患者流向体系，向患者提供高质量的增值健康服务；进一步确定远程医疗机构的社会属性，坚持远程医疗服务的公益性，以提升全社会医疗服务水平、造福人民群众、实现持续发展作为主旋律。远程医疗最终应逐步形成以远程医疗为核心、健康管理为支撑的综合健康服务平台，并实现平台各相关主体利益的优化。

9.3 我国远程医疗商业服务模式创新环境分析

9.3.1 国外远程医疗商业模式

在远程医疗轰轰烈烈的发展浪潮中，美国、欧洲等国家和地区都扮演了举足轻重的角色，在远程医疗方面取得了长足的发展。国外一些远程、移动医疗产品已经有盈利模式，主要是向医院、医生、药企、保险公司和消费者进行收费。其商业模式主要分为以下几种：

1）为医院（或医生）提供信息化服务：为医院提供移动的通讯解决方案并向医院收费，其核心产品是一个让医生和护士戴在脖子上或别在胸前的移动设备，可以随时随地发送、接收信息，通话并设置提醒，取代了以往在医院里使用 BP 机。

2）为客户提供远程医疗服务：例如，提供移动睡眠监测和个性化睡眠指导，提供短信服务的信息咨询公司。用户输入电话号码和身体相关情况将推荐个性化健康信息。

3）客户关系服务：根据地理位置、保险状态及医生专业为患者推荐医生，并可在平台上直接完成预约。采取对患者免费，向医生收费的商业模式。病人可以更方便地选择和预约医生，医生可能得到更多病人，尤其是保险覆盖的病人，意味着更多收入。医生使用平台每个月需要支付 250 美元。按照平台公布的医生数量，其年收入应该在千万美元以上。未来还有更多的收费模式，就是向医疗保险公司收费。保险公司都希望患者去看"性价比"高的医生，而他们的推荐可能影响患者的选择，以为保险公司降低成本。

4）信息化诊所运营商：病人可以从网上预约并索取处方药，甚至获得检查结果的电子版，并通过网络查看个人健康结论。医生则可以通过网络访问电子病历。

5）慢性病管理：通过手机＋云端的糖尿病管理平台，患者可以用手机方便地记录和存储血糖数据。云端的算法能够基于血糖数据为患者提供个性化的反馈，及时提醒医生和护士。该系统已通过 FDA 医疗器械审批，而且在临床研究中证明了其临床有效性和经济学价值，因此得到了两家医疗保险公司的报销，并将其提供给投保的糖尿病患者。甚至还和药企合作，利用药企的医药代表向医生销售该服务。

6）大数据服务：提供基于云服务的电子病历、业务管理、病患沟通及协调护理四项服务，并提供移动医疗应用软件。医疗大数据服务 2015 年以来发展迅猛，医疗信息数据呈几何倍数增长，给整个医疗行业带来了巨大压力。而大数据技术的华丽出场，让医疗信息化进入了飞跃式发展的关键时期。

9.3.2 我国远程医疗商业服务模式环境分析

借助高度商业化的医疗体系和健全的法律法规体系，美国的远程医疗发展迅速，市场急剧扩大。这也吸引了国内众多医疗信息化厂家和健康服务公司借着这股东风推出自己的产品，但由于目前缺乏支付方、法律法规不健全、医院体制受限和用户需求错位等原因，远程医疗在中国的发展并不顺利。

目前，我国远程医疗服务系统建设主要采取政府和大型医院直接财政投入的模式。原卫生部医院管理研究所所长兼中国医院协会信息管理专业委员会主任委员梁铭会表示："在远程医疗的推进过程中，普遍采取的是中央和地方两级投入的模式。一般对于国家级和省级远程会诊中心来说，至少会投入 100 万～ 200 万元，而县级医院的远程会诊点也会获得一笔资金用于建设。"但政府投入的建设模式存在很多问题。政府投入成千上万甚至上亿费用用来推动城市区域社区的远程医疗项目，在系统建设和维护期间，每年政府的持续投入确实可以改善居民的健康状况，但政府财政压力很大。国内一些地区至少在 2005 年前就已经建成了远程医疗系统，其中一些项目甚至可以覆盖全省。很多厂商也各显神通，开发了很多远程医疗系统和解决方案。但到目前为止，这些项目中能够真正发挥作用的却寥寥无几。依赖于政府投入建设远程医疗系统的发展模式的效果值得深思。

目前，各个地方的远程医疗普遍重视先进技术的应用，忽视远程医疗商业模式的创新。我们应看到，技术手段在远程医疗中固然非常重要，没有现代化的信息传输和通讯技术，远程医疗难以实现，但只有技术是远远不够的，远程医疗的核心是医疗，它是一种新型的医疗服务和业务模式。作为一种网络合作模式，无论是远程会诊还是远程手术，都需要建立一个良性的商业模式，必须在促进全社会医疗资源优化配置的前提下，让远程医疗参与方都可以从中获利，以实现持续经营。组建专业化远程医疗系统运营商，探索远程医疗运行机制、运行模式等问题是当前远程医疗发展的关键瓶颈。特别是当前，与远程医疗相关的信息化技术、医疗装备技术、物联网技术、云计算技术等迅猛发展，但作为一种新的医疗服务模式，已建成的远程医疗系统运行普遍后继乏力，大规模的远程医疗系统也并未得到真正建立，其关键就在于运营模式的缺乏。

远程医疗是现代科学技术带来的崭新事务，在社会和经济效益方面都带来无限的发展机遇。只有及时地解决好远程医疗发展过程中遇到的各种问题，才能使远程医疗为就医方、医方和社会做出巨大的贡献，并保证医疗能持续稳定地发展。远程医疗要实现商业模式创新，必须结合其所在的环境综合考量。图 9-2 从远程医疗要政策环境、需求环境、供给环境、远程医疗商业模式分析要素等几方面对远程医疗商业服务模式创新的环境进行了分析。

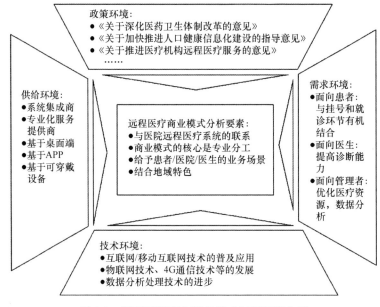

图 9-2 远程医疗商业服务模式创新环境分析

（1）远程医疗的政策环境

在一个拥有 13 亿人口的大国，经济发展水平在较短时间内有了很快增长，但医疗资源，特别是医疗人才并没有得到相应增长。优质医疗人才高度集中在几个一线城市的三级医院内，造成大量病人涌入那里，医疗服务的金字塔现象愈演愈烈，医疗质量和病人就医体验每况愈下。看病难和看病贵在很大程度上与这种医疗资源供不应求的状况有关。

在这种情况下，远程医疗便成为缓解医疗人才短缺和分布集中、医疗服务可及性差和医疗费用昂贵等问题的手段之一。互联网、物联网、信息技术、移动医疗等一系列技术手段的发展，为远程医疗提供了技术上的支持。政府在推动远程医疗发展上一直兴致勃勃，出台了一系列政策。然而，远程医疗在我国的发展始终处于不温不火的状态。

远程医疗的发展需要调动三级医院、基层医疗机构、医保、病人等各个利益相关方的积极性。在远程医疗的两端，往往是三级医院缺乏积极性，他们的服务并不能得到相应的补偿，而只能将此作为一项公益性的活动。如何发挥市场的作用建立一些提供远程医疗的第三方平台，同时推动医保参与支付？这就需要在远程医疗的商业模式上进行创新，完全依靠政府推动无法摆脱画饼充饥的现状。

我国一向重视远程医疗的发展。2009 年，《中共中央国务院关于深化医药卫生体制改革的意见》中明确提出要"积极发展面向农村和边远地区的远程医疗"。2010 年，国家开始积极推进远程医疗相关项目，先后发布《卫生部办公厅关于印发 2010 年远程会诊系统建设项目技术方案的通知》《卫生部办公厅关于加快实施 2010 年县医院能力建设和远程会诊系统建设项目的通知》等多个文件。2012 年，国务院印发《卫生事业发展"十二五"规划》，要求"发展面向农村及边远地区的远程医疗系统，提高基层尤其是边远地区的医疗卫生服务水平和公平性"。同年出台的《国务院关于印发"十二五"国家战略性新兴产业发展规划的通知》将远程医疗纳入"信息惠民工程"，开展中医远程医疗需求分析和调查研究。2013 年《国务院关于促进健康服务业发展的若干意见》中进一步细化了远程医疗的内容，提出建设"远程影像诊断、远程会诊、远程监护指导、远程手术指导、远程教育等"。2014 年，国家卫计委颁布的《远程医疗信息系统建设技术指南》对远程医疗的建设构想从概念细化到落实。

从我国远程医疗行业发展的脉络来看，政策推动的特征十分明显。一方面我国远程医疗政策建立的初衷是解决医疗资源公平性的问题，远程医疗开展地区以农村地区和边远地区为主，远程医疗活动开展的主体是三级医院和广大的基层医疗机构。2010 年以来，中央财政投入 8428 万元，支持 22 个中西部省份和新疆生产建设兵团建立了基层远程医疗系统，并安排 12 所卫生部部属（管）医院与 12 个西部省份建立高端远程会诊系统，共纳入 12 所部属（管）医院、98 所三级医院、3 所二级医院和 726 所县级医院，有力推动了远程医疗的发展。根据国家卫计委 2013 年的统计，全国开展远程医疗服务的医疗机构共计 2057 所。医院端是我国远程医疗行业的主导力量。另一方面，随着远程医疗服务的广泛应用，国家层面需要对远程医疗的管理规范、实施程序、责任认定、监督管理等做出明确规定，以促进其健康发展。从 2014 年公布的《远程医疗信息系统建设技术指南》来看，我国将依托各层级医疗机构，计划建立从国家级到省市级直至基层医疗机构的远程医疗信息系统。

综上所述，无论从政策初衷还是从目前推进的远程医疗信息系统架构来看，我国远程医疗行业的核心是各级医院端，远程医疗相关的商业模式应基于这一基本情况筹划。

（2）远程医疗的需求环境

由于我国医疗资源相对集中，很多贫困、偏远地区医疗资源严重短缺，而在大城市大量医疗资源闲置，得不到有效利用，造成大量的资源浪费，在很大程度上阻碍了医疗卫生事业的发展，造成了我国医疗卫生资源在大城市的相对过剩而县乡绝对不足的矛盾，形成了严重的基层群众"看病难"、"看病贵"、"看病乱"等问题。远程医疗这种先进成熟的集成化技术在医疗领域的应用使病人必须亲自去医院看病的单一传统模式逐渐被改变，可突破地域、时间的限制，实现医疗资源共享，将城市优质医疗资源和先进医疗技术向基层医疗机构延伸。

对患者而言，足不出户就能享受到高水平服务，免除了远地就医的往返奔波，减少了疑难、危重患者的不必要的检查及治疗，并为及时准确地抢救与治疗赢得了时间，特别是对于那些身处边远地区的患者而言，远程医疗服务系统的运行将使他们的病患得到及时、低价的治疗。

对基层医生而言，远程医疗有助于提高基层医疗卫生人员医疗技术水平。通过远程医疗系统开展远程医疗教育、进行远程手术直播培训、推动农村基层医疗机构技术培训，改变了传统的医护人员继续教育方式，使得医护人员不用离开工作岗位就能接受到基于临床案例的高质量的培训，使潜移默化的自主学习成为现实，从根本上提高了基层医护人员获得优质继续教育的机会。

对医院管理者而言，远程医疗的开展有效地降低了医院病人的上转率，将更多病人留在基层医院，提高了医院的效益。远程综合会诊的开展间接提高了医院医生的诊治水平，有效提高了医院门诊病人的数量。远程影像、远程病理的开展有效地弥补了影像、病理医生的不足，提高了基层病理影像的诊断水平。

（3）远程医疗的技术环境

远程医疗技术在最近十年中得到了长足发展，为远程医疗应用提供了强有力的技术支持。在远程医疗中，医生的诊断质量来源于传输的医学信息质量，因此一定要保证医学信息的传输不失真、稳定和安全。远程医疗系统通过广域网（WAN）实现远距离的图像、视频等数据传输。在全球范围内，互联网/移动互联网技术的普及应用，尤其是4G移动通信技术的普及、物联网技术的发展，给远程医疗带来了无限可能。

各项新技术的日益发展和融合使远程医疗技术的工作质量不断提高。比如物联网技术是物体通过射频识别等信息传感设备与互联网连接，实现智能化识别和管理。依靠物联网技术可实现：第一，对医院资产、血液、医疗废弃物、医院消毒物品等的管理；对药品生产流程、市场流动及患者用药的全方位监测。第二，实时付费及网上诊断、网上病理切片分析、设备的互通等，家庭安全监护，实时换取患者全方位信息。第三，灾难现场医疗数据采集，包括互联互通的各种医疗设备，特别是因次生灾害造成的灾难，实现现场的统一资源调度。基于物联网技术的远程医疗将使就医变得越来越简单，例如，患者贴身佩戴传感器，医生就能随时掌握患者的心跳、脉搏、体温等生命体征，一旦出现异常，与之相连的远程医疗系统就会预警，提醒患者及时就医，还会传送救治办法等信息，以争取宝贵的时间。诸如此类的技术若运用于远程医疗，远程医疗技术的工作质量将得到大幅度的提高。

此外，远程医疗技术的应用领域从最初的高科技领域到后来的军用、民用、最终将会向社区和家庭渗透，普及到每个老百姓，而远程医疗技术的应用范围则从小范围到跨医院、跨省、跨国，最终会形成基于 Internet、电子商务、移动通信技术的全球医疗、保健网络，让人们随时随地都能得到所需要的医疗服务，更好地解决如今看病难的问题。正如美国的研究者所说，远程医疗的最终目标是"在任何时间和任何地点，可使伤病员和医务人员获得世界上最先进的医疗技术"。可以看出，目前，远程医疗技术正朝着这一目标发展。

（4）远程医疗的供给环境

在"互联网＋"冲击下，远程医疗逐渐兴起。2014 年《国家卫生计生委关于推进医疗机构远程医疗服务意见》首次明确积极推动远程医疗服务发展。市场研究报告显示，2013 年中国移动医疗市场规模达到 24 亿元，比 2012 年增长 30%，移动、远程医疗市场呈现爆发式的增长。2014 年在 2013 年的基础上继续保持着高速地增长，预计到 2017 年底，中国远程、移动医疗市场规模将突破百亿元，达到 125.3 亿元。专家称，远程医疗将成为 21 世纪最有前景的产业之一。

政策利好、市场推动，未来将会涌现出一批优秀的远程医疗企业。国内众多医疗信息化厂家纷纷投身于远程医疗领域，推出自己的远程医疗产品解决方案，或基于桌面端，或基于 APP，或作为远程医疗系统集成商，给出整套远程医疗解决方案。国内比较知名的如华为智真远程医疗解决方案，依托智真与高清视频会议系统，为医疗行业量身定制推出了远程医疗解决方案，让医院通过这一信息化平台轻松实现专家会诊、多科室疑难病会诊、手术示教观摩、医疗教学、移动查房、远程探视、医疗应急、行政会议等功能，全面满足医疗机构在远程医疗方面的各种需求。

远程医疗产品解决方案现阶段主要集中在医疗机构，下一阶段将逐步普及到社区，并最终普及到家庭，从而让居民尤其居家的老人更加方便地获取更高质量的医疗服务，从当前的"病后求医"逐步过渡到以预防保健为主的医疗服务。另外，未来远程医疗平台将与医疗设备和医疗信息系统做更强的整合，实现更强大的综合功能，并与区域医疗一起作为区域医疗的神经末梢，服务更多的人群。

（5）远程医疗商业模式分析要素

目前，国内的远程医疗发展依赖于政策主导推动，以医院端为核心。这取决于中国目前医疗资源分布的特点：远程医疗上游的医疗资源主要集中在大城市的三甲医院里，并且只有大型三甲医院有能力作为区域型远程医学中心。未来远程医疗的发展围绕医院来开展，这是毋庸置疑的。商业模式的核心是专业分工，未来远程医疗商业服务模式的创新也将围绕这一核心展开。对远程医疗产业链上下游各个角色进行需求分析，给出基于患者/医院/医生的业务场景，结合地域特色，实现价值创新，才是远程医疗商业服务模式创新的必由之路。

9.4 远程医疗商业模式创新路径

商业模式的创新路径可以表述为：第一步，以提出新的价值主张和价值形成逻辑为起点；第二步，根据既定的价值主张和价值形成逻辑，以及根据特定的外部环境条件确定资源组合；第三步，在既定的价值形成逻辑和资源组合条件下，设计相应的运作流程；第四步，设计界面模式。界面模式由于直接受到外部环境因素的影响，因而价值主张与价值形成逻辑对其具有内在的决定性，但是这种决定性需要与千变万化的外部环境因素相结合，并根据内部与外部两方面的影响，共同决定界面模式的选择。据此，从以下几个方面来阐释我国远程医疗商业服务模式的创新路径。

9.4.1 跨越细分市场创造新价值

（1）对目标客户进行细分

远程医疗信息系统面向各级医疗机构服务站点、面向就诊者，对医疗机构人员提供医学教育服务，对就诊者提供优质的医疗服务。

就医疗机构而言，其需求是要提高自身在行业中的竞争力、增加就诊量、提升本身的医疗服务技术水平，从而创造更大的社会价值和商业价值。现如今，我国许多边远地区医疗设备不健全，社区医疗服务社、城乡医院等医疗服务机构所能提供的医疗水平远远满足不了当地的医疗需求，也不具备应对突发事件的能力，导致当地患者对本地医疗机构的信任度越来越低。

就基层经诊医生而言，需要加强自身业务水平，在遇到疑难疾病时要向资历较高的老师进行探讨学习，提高自身科研能力，以更好地处理所遇到的各类病情。然而基层医生在碰到不能确诊、无法救治的情况时往往不能及时地获得正确有效的帮助，加之在患者转诊的时候路途耽搁或重复检查等诸多原因，导致病情延误加重，错过了最佳的治疗时间。

就患者而言，他们的需求就是得到便捷、优质的医疗服务。在我国医疗资源配置失调、医疗资源利用率较低的大环境下，患者会花费较高的医疗费用才能满足自身医疗需求。对于边远地区的患者来说，优质的医疗服务更是不易获得。在全面医保的前提下，患者的就医路径混乱，大家更倾向于选择感觉"靠谱"的三甲医院，造成三甲医院医疗压力巨大，对患者自身来说也增加了就医费用。

（2）对业务场景进行细分

远程医疗业务场景可细分为远程综合会诊、远程影像诊断、远程心电诊断、远程医学教育、分级诊疗、双向转诊、远程重症监护、远程病理诊断、远程手术示教、远程急救、健康管理等，其具体的业务场景如下：

1）远程综合会诊：指通过计算机技术、通信技术与多媒体技术，同医疗技术相结合，旨在提高诊断与医疗水平、降低医疗开支、满足广大人民群众保健需求的一项全新的医疗服务。是由申请方向专家端申请远程会诊，受邀方接受申请，开展远程会诊并出具诊断意见及报告的过程。通过上级医院专家会同基层医院患者主管医生通过远程技术手段共同探讨患者病情，进一步完善并制定更具针对性的诊疗方案。依托远程会诊平台实现小病社区解决、疑难急重疾病通过远程会诊系统接受专家的服务，必要时再进行远程会诊，以真正达到资源共享的目的。目前，远程医疗技术已经从最初的电视监护、电话远程诊断发展到利用高速网络进行数字、图像、语音的综合传输，并且实现了实时的语音和高清晰图像的交流，为现代医学的应用提供了更广阔的发展空间。

2）远程影像诊断：影像检查作为一种重要的检查手段在越来越多的疾病确诊过程中发挥着重要的作用，而正确的诊断结果对于疾病的确诊、下一步的治疗至关重要。远程影像诊断会诊主要是通过医学影像处理系统和远程医学影像阅片及讨论系统，利用影像数字化一体机，将医疗机构内现有检查设备（X线机、超声仪）生成结果，实现数字化转换，然后集中存储在一体机内。通过网络远程访问病历数据，将患者的医学影像资料和病历资料无损地传递给影像诊断专家，从而获得专家的权威诊断。

3）远程心电诊断：申请方在诊断申请模块中新建诊断申请单，输入申请信息和患者病历信息，保存申请单后启动心电诊断系统做检查，心电诊断系统返回检查报告和诊断意见。申请方在诊断管理模块查看诊断意见和检查报告，并打印报告单。

4）远程医学教育：可分为实时交互和课件点播两种培训模式：实时交互式远程培训、课件点播式远程培训。

实时交互式远程培训系统不仅支持远程专题讲座、远程学术研讨等基于课件的交互式远程培训，还支持远程教学查房、远程病案讨论、远程手术示教、远程护理示教等基于临床实际案例的实时交互式远程培训，并结合远程会诊的实际案例，在潜移默化中实现有针对性地施教，使得医护人员不用离开工作岗位就能接收到优质的培训，及时解决临床中出现的新问题和新情况，达到释疑解惑的目的，提高基层医护人员获得优质继续教育的可及性，实现低成本、大规模、高效能地提升基层医务人员的服务能力和水平。

实时交互式培训支持授课专家音视频与课件播放同步；支持培训参与方实时交互；支持对培训过程的录像，并保存为通用文件格式存储在远程会诊中心，而且支持进行流媒体课件的制作、整理、归类。

课件点播式远程培训系统支持课件点播服务，实现文字、幻灯、视频等课件网上在线点播学习，具备新增、删除、上传、查询等课件管理功能。

5）远程预约：针对基层医院的门诊疑难病人，由门诊医生根据病情需要判断是否需要上转（前往）上一级（省级）医院看专家门诊，若病情需要，则门诊医生可以登录系统帮助病人进行预约挂号。系统将提供省级医院专门开放的专家出诊表和专家预约挂号情况供医生选择，预约完成后，平台自动进行处理，预约受理过程通过短信的方式通知医生或病人。支持基层医院完成预约挂号、预约检查、转院申请等操作，支持上级医院完成相关申请受理及信息反馈。

6）分级诊疗、双向转诊：分级诊疗按照疾病的轻、重、缓、急及治疗的难易程度进行分级，不同级别的医疗机构承担不同疾病的治疗。实现了上下级医疗机构及医疗人员之间的信息共享，有效的知识转移带动了基层医疗技能的提升和上级优势医疗资源的下沉，推动了分级诊疗体系的形成和区域医疗协同的实现。双向转诊主要是指根据病情和人群健康的需要而进行的医院之间的科室合作诊治过程。下级医院将超出本院诊治范围的患者或在本院确诊、治疗有困难的患者转至上级医院就诊；反之，上级医院将病情得到控制、情况相对稳定的患者转至下级医院继续治疗、康复。

7）远程重症监护：是通过通信网络将远端的生理信息和医学信号传送到监护中心进行分析，实时检测人体生理参数，视频监控被监护对象的身体状况，通过数据自动采集、实时分析监护对象的健康状况，若出现异常情况向医疗中心报警以获得及时救助。系统能与现有医院的医疗信息系统实现信息交互和共享，并给出诊断意见。远程监护技术缩短了医生和患者的距离，医生可以根据这些远地传来的生理信息为患者提供及时的医疗服务。

8）远程病理诊断：数字病理远程诊断平台是把传统切片进行数字化，集成显微影像处理、Web 图像浏览等技术，整合多年的病理领域经验、专家资源。利用远程病理检查工作站可把患者的病理切片传到专家端，病理专家为患者分析病理组织图，专家在远端控制显微镜（聚焦、移动、放大和捕获图像），观察显微镜下的组织病理图片，并出具病理诊断报告。为医生和患者提供便捷、省时、省力与快速的专家咨询服务；为病理医生提供无时间与空间限制的数字切片交流机会。平台可进行诊断交流、疑难病例讨论、专家数字切片解读、病理远程教学。

9）远程手术示教：远程会诊技术和视频技术的应用对临床诊断或手术现场的手术示范画面影像进行全程实时记录和远程传输，使之用于远程手术教学。系统通过医院 HIS 手术排班系统获取手术室当天手术排班信息，同时接受各视频示教终端的示教申请，审批通过后可以进行视频示教。手术医生可以在手术室电脑上了解有哪些观看者，并可以随时关掉全部或屏蔽部分授权的终端。

➤ 实时的远程手术示教：手术示教系统，顾名思义，是将手术室内医生的手术过程及各种医疗设备的视频资料，都能真实呈现到实习医生或观摩人员的眼前，以达到教学或学术交流的目的。其是为了适应手术教学及手术转播不断提高的需求，以及当前国内医院手术转播的现状。其优点在于利用医院现有网络，节省大量建设经费，手术过程和细节信息实时而且高清晰，对接各种微创镜类手术设备，提高教学效果、随时随地的观看想要观看的手术过程，完全摆脱了传统示教模式在时间、空间和人数上的限制，资料的录制和备份方式先进，查询方式简便，观看方式多样、灵活、无地域限制等。

➤ 手术录像存储及查询：对手术影像和场景视频进行全程的实时记录，并进行高质量、长时间的存储，用于日后教学。有些具有争议的手术可以利用这些视频资料作为科学判断的依据。手术后对照这些影像资料进行学术探讨和研究，可以有效提升医生的手术水平。

➤ 手术现场即时拍摄：对教学过程中的关键动作通过拍摄方法记录下来。拍摄后的图片以 JPEG 文件保存，可转存后做进一步分析，可以将这些图片下载后学习使用。

➤ 专家远程会诊：专家无需进入手术室，可以通过在观摩会议室实时观看手术的高清画面，与现场医生一同对患者进行确诊，并进行手术指导。当现场手术较为复杂时，借助网络，通过教学终端组成手术研讨会，及时解决手术疑难问题。

10）远程查房：通过远程医疗信息传递和视频技术的应用，上级专家对县级及基层医院的病人进行远程查房，一方面实现对病人病情的准确把握和针对性治疗，另一方面通过查房过程可实现对下级医护人员的实地培训。查房中需要解决两个问题：①待查房病人的医疗数据/电子病历的共享；②病人及本地医护人员与上级医生的实时音视频交流。

对于音视频交流，采用目前的视频技术可以实现；对于病人的医疗数据/电子病历的共享，通过信息系统采集数据或通过视频的辅流技术在查房过程中共享病人本地的医疗数据。

11）远程急救：经过信息化部署的急救车，在接收到病人后的转运过程中对病人进行转运途中的医疗数据采集、施救指导、提前准备等。流程简化描述如下：

➤ 急救车接收病人。

➤ 在急救车上通过卫星/4G 网络连接到急救中心的信息系统，输入病人基本资料。

➤ 资料实时上传到系统中，并对施救的全过程进行视频录制存档。

➤ 根据需要，安排急救专家进行现场指导，急救专家可通过视讯平台与急救车内进行实时的音视频互通（询问患者情况、与急救医生沟通），并可查看病人的实时体征数据，如心电、脉搏等。

➢ 根据需要，急救目标医院提前准备术前相关资源。

12）健康管理：人口老龄化与慢性病是 21 世纪全世界共同面临的重大社会问题，而医护人员不足及医护手段落后导致护理不当，降低了整体医疗质量，也导致医疗费用进一步上升。

我国于 1999 年进入老年化社会，未富先老，老年人的数量庞大。多数老年人患有慢性病，对老年慢性病人看护以家庭为主，但存在大量老年人独居现象。家庭看护缺乏必要的保健常识及医护介入指导。这与医护人员的不足，以及现有医疗体制有一定关系。

远程健康管理是医疗技术与通讯互联网技术相结合的一种技术手段，老年人、慢性病病人可以在家进行健康监测、实施远程保健，可以满足其保健需求，提高整体医疗效率。远程健康管理特别适合对慢性病病人进行管理。下面以慢性病管理为例说明远程健康管理的基本业务过程：

● 慢性病指标测量

➢ 社区病人：测量相关慢性病指标，如心电、血压、血氧饱和度、体温等。

➢ 健康网关：接入慢性病指标，采用有线（网线）或无线（Wi-Fi 或蓝牙）方式，把慢性病指标发送到远程健康管理平台。

➢ 远程健康管理平台：接收一次慢性病指标，指标发送护士。

➢ 护士：例行指标判断；可以借助自动化专业化工具，加快慢性病指标的异常判断；如果指标异常，将异常测量上报医生。

➢ 医生：判断异常测量，对病人进行远程健康指导。

在上述过程中，医生护士与社区病人之间可以采用视频进行面对面的沟通。

● 慢性病查询

➢ 社区病人（或家庭成员）：可以通过健康网关查询慢性病指标、历史趋势、医嘱等；如果有疑问，可以与对口专家进行视频交流。

● 视频走访

➢ 医生／护士：可以通过视频跟踪走访慢性病病人，了解慢性病的治疗情况。

9.4.2 利用新技术创造新价值

（1）物联网

物联网是一个最近形成并得到迅速发展的技术。其通过射频识别（RFID）、传感器、全球定位系统（GPS）、激光扫描仪、微机电系统（MEMS）等信息传感设备，利用无线通信把任意物品连接起来进行信息交换和通信，以实现智能化识别、定位、跟踪、监控和管理的一种网络。随着互联网技术中高速宽带通信的应用和 4G 时代的到来，基于现代网络的信息系统建设在我国医疗领域的应用也日益广泛。

物联网技术应用于区域应急救援可实现物资人员的识别与实时定位、伤员生理信息采集与传输、基于移动手持设备的实时信息传输与交互，以及应急救援资源整合、信息集成与指挥决策，从而辅助救援行动、提高救援效率。物联网技术的出现将提高在协调作业过程中的信息化、自动化和智能化水平，从而实现最终的智能协同，降低出错率，使医院和医院之间、医院内部的协同作业能力得到提升、医院的响应速度和效率提升，对于挽救患者的生命具有重要意义。

智能远程医疗系统主要利用物联网技术实现对医疗行业的资源整合，优化社会医疗卫生资源配置，提供具有个性服务、全面感知、智能监控等特点的智能远程医疗服务。基于物联网技术的智能远程医疗系统在未来的应用范围非常广泛，例如，按照应用场景可用于：①家庭保健康复；②医疗机构；③职业监控；④灾害救治。按照应用人群可以适用于：①新生儿、孕妇和产妇；②心脏病、糖尿病和高血压等高危慢性病患者；③患有老年痴呆等导致意识不清晰的老年人、运动员等有需要实时监控的特殊人群。

（2）基于移动通信的远程医疗

随着信息技术的发展，远程医疗不再简单的利用网络的传输，在远程医疗应用的新技术中，移动通信推动了远程医疗的个性化与智能化服务。比如基于移动通信技术的远程医疗技术引入到院前急救中，将"急诊室"部分功能前移，将以前的被动式救治变为主动式救护，进一步提高急救速度和质量；另外，基于移动技术的移动生理监护系统可以解决心血管病患者的健康监护问题。

基于移动通信的远程医疗结合了高速移动通信和多种模式无线通信技术，能够实现无线远程急救、远程监护、远程医疗教学等，不仅融合了移动通信和多媒体网络技术，还可提供足够的带宽以保证大容量多媒体数据的安全高速传输，有助于医疗资源的高度共享。随着移动远程医疗的推广，患者可以随时随地得到医护人员的帮助和救护，特别是在灾害、事故和战场救援中能够发挥独特的优势。

基于移动通信的远程医疗监护系统是一种现代化远程医疗监护系统，其利用医疗传感器作为生理信息采集接口，利用移动通信技术把采集到的生理数据传送到网关，再传送到远程监控中心，在远程监护中心对生理数据进行分析诊断，从而实现远程监控和远程医疗。

通过移动通信的远程医疗监护系统可以实现对患者全方位、全天候的智能监控，对患者的生理数据进行实时采集，一旦有异常现象将立即发出报警。同时这种智能监护给患者较大的活动自由，患者可以在有效监测范围内随意活动，并得到医院监护中心的监护，在出现紧急情况时可以被及时发现并救治。基于移动通信的远程医疗监护系统不仅是对传统医疗监护系统进行优化和改进，也是医疗领域的一个应用发展趋势。

移动无线技术也可应用于社区应急医学救援体系构建，监测社区居民的生活环境、健康状况，建立健康档案，进行应急教育和宣传；发生突发事件时利用基于个体/家庭的紧急时间报警系统及社区的医疗服务人员实行紧急处置和就地救助，提高反应速度、争取救援时间。

9.4.3　构建社区远程医疗服务模式

提供基本的医疗救护保障是社区卫生服务机构主要职责之一。在基层社区卫生服务中其工作比重超过 50%。由于医疗条件和医护人员水平的限制，目前，社区基本医疗服务还处于相对较低的水平，造成社区就诊率低、首诊率低、病人集中到大医院的局面，使有限的医疗资源没有发挥最大的医疗效用。国内外资料表明，远程医疗是提高社区医疗水平、充分发挥社区医疗作用、促进医疗资源合理分配的有效途径之一。远程医疗开辟了社区基层医疗机构利用"核心"医疗资源渠道有效地缓解医疗资源的供求矛盾。

构建社区远程医疗服务模式，通过远程医疗系统可以进行远程综合会诊、远程病理讨论与医疗培训、远程急重症救护指导会诊、远程医疗数据共享等，解决社区医疗卫生机构医护人员缺乏的问题，利用远程医疗进行教学和培训可以使社区基层医生的业务学习经常化、专业化、高水平化，使其掌握更具实用性、更适合临床的医疗技术，从根本上提高社区医师的医疗水平。通过远程急重症救护指导可以有效地提高社区医疗队急诊的抢救能力，为危重病人争取更多的救治时间。通过远程医疗数据共享可以实现数据的存储、整合、共享和利用。

9.4.4　建立社区远程家庭监护系统

社区远程家庭监护系统作为远程医疗系统中的一部分，是将采集到的被监护者的生理参数与视频、音频及影像等资料通过通讯网络实时传送到社区监护中心，用于动态跟踪病态发展，以保障及时诊治。随着通讯、网络在家庭中的普及，远程医疗和健康保健相结合的服务模式可以迅速拓展到家庭、个人。远程心电监护、远程助产护理、远程慢性病家庭管理、远程医疗随访等服务是今后社区人口健康保障的重要内容。远程监护的主要对象包括心脑血管发病高危人群、高血压等慢性非传染性疾病管理人群、围产期妇女、老年人群、残疾和精神障碍人群、需要康复指导的人群等。对这些人群进行家庭远程监护具有重要意义：①远程监护可以实现实时监护，对于明确疾病的诊断和预防突发事件有着不可替代的作用；②远程监护可以提高社区、家庭对病人、疾病的管理水平，通过系统建设可以真正实现以病人为中心的健康保障服务；③远程监护可以针对性地提供健康保健方案，降低病人医疗开支，更加合理地配置、优化医疗资源。④通过远程监护系统可以真正实现"第一手"数据的采集，根据数据的规律，给监护对象提供个性化的疾病预防和健康指导。此外，社区医疗机构也可以根据数据信息调整基本医疗和卫生服务的工作力议案和人员配置。

目前，国内对于远程监护的研究还处于起步阶段，并且相关的研究大多集中在医院中，还没有真正全面开展以个人为中心的远程健康监护的相关报道。因此，建设以社区为中心、以家庭为单位、以个人为重点的社区家庭远程监护系统是未来远程医疗实现商业模式创新的重要路径之一。

在建设社区远程家庭监护系统时，注意远程监护系统要符合地方、社区、家庭的实际情况。例如，监护客户端的医疗设备可以以出售、租借等多种形式提供给家庭、个人使用，降低监护成本。充分利用已有的远程监护产品进行适应性改造，在减少开发费用的同时，能够尽快地投入使用。系统的建设分阶段进行，优先满足健康保健和疾病预防的最基本需求。监护系统还要根据被监护家庭、个人实际情况制定远程监护方案，包括实时动态监护、定时监护、短期监护、阶段性监护等监护形式。

同时，远程监护系统的建设要与社区的健康保健和疾病预防与管理工作相结合，使远程监护成为社区卫生、医疗工作的一部分。监护系统与社区卫生服务机构日常工作的衔接是保证系统持续运营的基础和前提。

我国的远程医疗发展已经进入到第三阶段，即从局部性研究试用阶段到区域性集团化建设应用阶段，再到目前的跨域性一体化协同应用阶段。今后，面向城市社区的远程医疗和面向家庭、个人的远程健康监护将是发展的重要方向之一，也是远程医疗实现商业服务模式创新的必由路径。另外，远程医疗与社区卫生服务相结合也将在应对和处理突发公共卫生事件和灾害性事件方面发挥重要作用。

9.5 面向持续发展的远程医疗商业模式构建

我国远程医疗系统的建设运行经过一段时间的摸索，已进入规范化、规模化、专业化运行的关键临界点，必须突破远程医疗系统运行效率低下的困境，从远程医疗系统建设投入和商业运行两个层面探索远程医疗系统的持续运行模式。只有实现了远程医疗系统运行的多方共赢，化解远程医疗系统投入渠道有限和商业模式欠缺的障碍，远程医疗服务才能够进入健康有序的发展模式。

9.5.1 我国远程医疗系统的运行模式

我国远程医疗系统建设运营尚处于起步阶段，运营模式还不成熟，在远程医疗系统建设、运行两个环节主要存在以下运营模式。

（1）政府或大型医疗机构投入建设，采取不同的运营管理模式

1）完全外包模式：系统建成后由远程医疗系统的原开发商或运维外包公司负责运维，即远程医疗系统资产拥有单位通过与其他单位签署运维外包协议，将所拥有的全部远程医疗资源的运维工作外包给原开发商或运维外包公司，由外包单位为本单位提供远程医疗系统运维服务。一般情况下，由各级远程医疗系统的承建方负责运维外包管理工作。

2）自运维模式：由依托单位的远程医疗部门负责运维，即远程医疗系统资产拥有单位自行负责对所拥有的所有远程医疗资源的运维工作。一般情况下，相关的维护工作由本单位远程医疗部门负责，即本单位远程医疗部门为本单位提供远程医疗系统运维服务。

3）混合模式：远程医疗系统资产拥有单位对所拥有的一部分远程医疗资源自行运维；同时，通过与其他单位签署运维外包协议，将所拥有的另一部分远程医疗资源的运维工作外包给其他单位。一般情况下，由依托单位的远程医疗部门负责运维工作和外包管理，即依托单位的远程医疗部门和外包单位共同向本单位提供远程医疗系统运维服务。

（2）社会资本投入建设及运营

现阶段，包括远程医疗系统在内的我国区域医疗信息化主要以政府投入为主导。远程医疗系统建设是一个不断投入的项目，仅仅依靠政府公共投入难以满足其规模扩张和更新的资金需求，走市场化建设之路是必然选择。目前，已经有社会资本采取各种方式进入远程医疗服务领域，主要有以下几种方式：

其一，以社会力量办医的方式建设远程医疗服务系统，并通过自己配备或与大

型医疗机构合作的方式获得医疗资源，面向一定区域和人群提供远程医疗服务。这种形式的远程医疗系统建设运营主体明确，建设速度快，运营效率高，但由于缺乏高质量医疗资源，难以提供真正高质量的远程医疗服务，其发展速度和质量尚待突破。

其二，采取与公办大型医疗机构合作的形式投资建设远程医疗系统的基础设施并配备软硬件，依托大型医疗机构的医疗资源面向一定区域和人群提供远程医疗服务。这种形式的远程医疗系统存在投资主体和医疗机构之间的利益诉求差异，社会资本的效力难以有效发挥，受制于公办医疗机构。由于公办医疗机构及其医疗人员积极性不高，发展情势不容乐观。

因此，社会资本建设远程医疗系统在我国尚存在政策障碍、意识障碍等，其发展状况并不乐观。

9.5.2 我国远程医疗系统持续运行模式的创新

当前，我国医疗卫生事业已进入转型发展期，国家已出台多项规划促进医疗机构改革及健康服务产业化发展，鼓励各类社会主体进入医疗服务领域。远程医疗作为需要整合多领域优势资源的新型医疗服务模式，同时也是克服我国当前医疗卫生领域"看病难"问题和医疗资源配置不均衡的有效途径。发展远程医疗需要结合远程医疗的技术特征和医疗服务特征，积极整合远程医疗技术、传统医疗服务、网络运营商等各方力量，走社会化、专业化、产业化的发展模式，协调政府机构、各级医疗机构和社会组织，共同致力于远程医疗系统的建设与运营。

根据国外远程医疗系统建设运行经验和我国医疗卫生事业的公益性地位，远程医疗是基本医疗的重要补充，是解决医疗资源匮乏的边远地区医疗供给不足的重要形式，也是探索我国持续医疗服务和健康监护的重要途径，我国远程医疗系统建设和运行需要考虑其公益属性和社会效益，同时也要注重其经济效益的实现。因此，在我国远程医疗系统建设运行的不同阶段应采取不同的运行模式，形成远程医疗系统的二阶段运行模式，如图9-3所示。

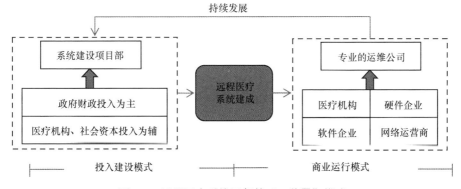

图 9-3 远程医疗系统运行的"二阶段"模式

在系统建设阶段，基于远程医疗属性的判断，应实施政府投入为主、社会力量投入为辅的投入模式，以确保远程医疗的社会公益性，并成立建设项目组，实施项目建设专项管理。特别是当前我国远程医疗系统建设尚处于起步阶段，以政府投入为主、引导社会资本参与是符合实际的投入模式。在未来的发展中，远程医疗系统的建设应由政府主导向医疗机构主导转变，并积极引入社会力量参与到远程医疗系统的建设中，以扩大远程医疗的投入来源。在远程医疗发展初期，医疗卫生主管部门牵头，整合各级医疗机构，以政府投入为主建设远程医疗系统；当远程医疗系统建设已形成示范效应之后，政府应逐步退出投入领域，鼓励医疗机构和社会资本进入。

在远程医疗系统的运行过程中，必须尊重医疗服务的本质特征，实施专业化运营。远程医疗服务是集成医疗服务、信息服务的知识密集型服务领域，仅仅依托传统医疗机构或信息化企业远程医疗服务是行不通的，必须进一步整合医疗技能和信息技能，组建专业化远程医疗运营企业，以企业化实施商业模式的设定、运营与创新，以专业的运行团队实施远程医疗服务的消费者推广、医疗服务、关系维持核心服务开发，以社会公益效益和经济效益共同考量远程医疗运行机构的运行绩效。在实践中，建议组建由专业信息技术人员、医疗技术人员和综合管理人员构成的运营团队，以整合实现传统医疗服务和信息服务的结合，在依托网络开展传统医疗服务的同时，逐步拓展新型远程医疗服务项目，扩大远程医疗的服务范围和深度，更好地造福更广大的人群。

经过一段时间的摸索，我国远程医疗系统的建设运行已进入规范化、规模化、专业化运行的关键临界点，必须突破远程医疗系统运行效率低下的困境，从远程医疗系统建设投入和商业运行两个层面探索远程医疗系统的持续运行模式。只有实现了远程医疗系统运行的多方共赢，化解远程医疗系统投入渠道有限和商业模式欠缺的障碍，远程医疗服务才能够进入健康有序的发展模式。

本章小结

本章在介绍商业模式的概念和内涵基础上，界定了远程医疗商业模式的内涵，分析了远程医疗商业模式的创新及其必要性，分析了我国远程医疗商业模式发展的需求和环境，提出了已建立基于病人价值的远程医疗体系的观点，构建了远程医疗服务系统持续运行模式，为远程医疗的商业化、规模化运营奠定了基础。

参考文献

高闯，关鑫.2006.企业商业模式创新的实现方式与演进机理 [J].中国工业经济，（11）：83-90.

桂晓钟，赵顺.2013.商业模式下的区域医疗卫生信息化建设再思考 [J].中国医疗前沿，8（4）：108-109

罗珉，曾涛，周思伟 . 2005. 企业商业模式创新：基于租金理论的解释 [J]. 中国工业经济，（7）：73-81

王伟毅，李乾文 . 2005. 创业视角下的商业模式研究 [J]. 外国经济与管理，27（11）：32-48

王晓民，周卫东，理查德·司考特 . 2003. 应用于远程医疗的远程家庭监护设备的发展 [J]. 医疗卫生装备，
3（8）：19-211

王雪冬，董大海 . 2013. 国外商业模式表达模型评介与整合表达模型构建 [J]. 外国经济与管理，35（4）：
49-60.

翁君奕 . 2004. 商务模式创新 [M]. 经济管理出版社，32-38.

原磊 . 2007. 商业模式重构 [J]. 中国工业经济，（6）：70-79.

张铠麟 . 2010. 我国电子政务项目外包现状分析及对策建议 [J]. 中国管理信息化，13（21）：55-57.

Amit R，Zott C. 2001. Value creation in e-business[J]. Strategic Management Journal. 22（6/7）：493-520.

Gordijn J，Akkermans H. Designing and evaluating e-business models [J].IEEE Intelligent

Hawkins R. 2002. The Phantom of the Market place： searching for new e-commerce business models[J].
Communications & Strategies，46（2）：297-329

Magretta J. 2002. Why business models matter[J]. Harvard Business Review，80（5）：86-92.

Mahadevan B. 2000. Business models for internet based e-commerce： an anatomy [J]. California Management
Review，42（4）：55-56.

MorriS M，Minet S. 2003.The entrepreneur's business model： toward a unified perspective [J]. Journal of
Business Research，58（1）：726-735.

Osterwalder A，Yves P，Chirstopher LT. 2005. Clarifying business models：origins，present and future of the
concept[J].Communications of the Information Systems，15（5）：1-25.

Osterwalder A. 2004. The business model ontology a proposition in a design science approach [R].Switzerland：
University de Lausanne.

Sterwart DW，Zhao Q. 2000. Internet marketing，business models，and public policy [J]. Journal of Public
Policy & Marketing，19（3）：287-296.

Teece DJ. 2010. Business models，business strategy and innovation[J].Long Range Planning，43（1）：172-
194.

Timmers P. 1998. Business models for electronic markets[J].Journal on Electronic Markets，8（2）：3-8.

Zott C，Amit R. 2019. Designing your future business model：an activity system perspective[J]. Long Range
Planning，43（2/3）：216-228.

第 **10** 章

远程医疗服务稳定性和动态性机制

10.1 远程医疗服务的价值网络与利益链条

10.1.1 价值网络的概念

价值网络是基于网络价值活动联系的价值创造体系,价值网络内部创造产品或服务所必需的是价值网络内一系列组织间的联系或关系,其价值实现过程就是网络成员对网络内企业价值活动联系的管理过程。价值网络体系中的价值活动是依靠它们之间的联系来实现价值创造的,这种联系规定了价值活动进行的方式、成本及其与另一价值活动之间的变化关系。另一方面,企业价值网络中价值的实现主要体现在价值的交换关系上,具体是通过每一企业成员所具有的核心能力与相关组织核心能力的结合而实现的。

价值网络是以经济联系为纽带,形成的信息共享、创造价值的体系,不仅强调价值的共同创造,还注重系统整体对其个体的约束机制。价值网络以构筑企业竞争优势为导向,通过并购、战略联盟等多种手段,将行业内、行业间基于能力要素的合作伙伴都纳入到价值创造体系中,通过知识、资源及能力的共享与整合达成专业化分工模式下的价值传递机制,从而具备网络经济、规模经济、风险对抗、黏滞效应和速度效应五种基本竞争优势效应。面对多样的客户需求、激烈的市场竞争,企业可以通过价值网络快速形成多样的产品组合、不同的营销策略等以灵活应对。

价值网络是一种网络组织,但它又是一种特殊的组织网络,与一般组织网络在战略导向、网络成员关系、协调机制、相互信任与学习程度、网络效率等方面有很大的区别。价值网络产生竞争优势的内生源泉是知识管理,其在核心能力的构筑与延伸、网络伙伴信任机制的提升方面有赖于在网络内部有效地识别、创造、交流、学习那些真正具有价值,对赢得优势至关重要的新知识。

基于以上分析,价值网络是以企业为核心而形成的复杂的混合关系网络和联系环境,模块化及网络化的发展趋势使其从价值链衍生而成。它代表的竞争实际卜是一种群体竞争模式。每一个企业都可以被理解为一个企业内部价值网络，与此同时又嵌入一个复杂的、企业间相互作用的外部价值网络体系之中。其价值创造活动就是通过价值网络关系实现的，反过来，价值网络创造的活动又伴有网络关系解构与再构的过程，如图 10-1 所示。

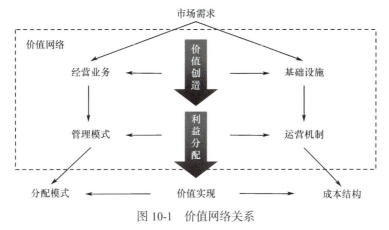

图 10-1 价值网络关系

10.1.2 远程医疗服务价值网络的构成

远程医疗服务网络面向国家及区域远程医疗监管与资源服务中心，面向各级医疗机构服务站点，面向系统服务提供商，面向就诊者。根据业务开展的需要，其价值网络主体可以分为系统行政监管主体、运行维护管理主体、服务运营主体、业务实施主体及患者，如图 10-2 所示。

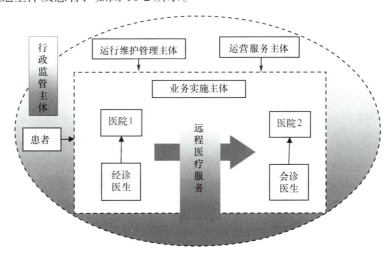

图 10-2 远程医疗服务价值网络

1）行政监管主体：指国家远程医疗监管与资源服务中心、区域远程医疗监管与资源服务中心、远程医疗监管与资源服务中心用户通过系统开展远程医疗服务的监督管理工作。

2）运行维护管理主体：指为了保障远程医疗服务正常高效运行的技术管理人员，需要对远程医疗服务器、数据中心、基础设施及IT设备进行统一的运维和管理，保障系统正常高效运行。

3）服务运营主体：指远程医疗的服务运营人员，包括由各级医疗机构指定的机构内部的运营服务管理员、服务调度员或指定的第三方服务提供商，主要通过系统负责远程医疗服务的日常管理及各合作方间的协调工作，进行服务资源和时间安排，及时反馈给远程医疗业务实施方，保障远程医疗资源和业务按时开展。

4）业务实施主体：指开展远程医疗业务的各级医疗机构、科室、医护人员，分为远程医疗邀请方和受邀方。其中，邀请方指负责提交远程医疗申请，并且准备远程医疗相关资料，参与远程医疗过程并获得远程医疗结果报告的人员；受邀方指接到远程医疗邀请后，审核远程医疗申请资料，给出应诊专家和应诊时间，提供诊断治疗意见等的远程医疗服务人员。

5）患者：指远程医疗服务的目标对象。患者希望通过远程医疗系统得到专家会诊或看护，以获得便捷的医疗服务。

10.1.3 远程医疗服务网络中的利益分析

（1）患者的利益

远程医疗服务网络覆盖范围已经延伸到广大农村及边远地区。以河南省远程医疗中心为例，其网络服务已经在全省18个地市的118家区域协同医院完成建设，成功开展了远程咨询、远程会诊、远程教育等医疗活动，使身在边远地区的患者"足不出户"就能得到三甲医院的诊断治疗。患者通过远程医疗服务可以节省差旅费、住宿费、诊断费等费用。据统计年鉴统计，2012年一级医院人均门诊医疗费为112.0元，三级医院人均门诊医疗费为242.1元，央属医院人均门诊医疗费为360.1元，省属医院人均门诊医疗费为287.7元，地级市属医院人均门诊医疗费为204.3元，县级市属医院人均门诊医疗费为161.4元，县属医院人均门诊医疗费为142.6元。由数据比较可看出层级医院之间医疗费用差距很大，远程医疗实现了医院间的互联，使患者在县级医院就能得到省市级医院的诊疗，有效节省了治疗费用，解决了"看病难、看病贵"的问题。

（2）基层医院的利益

在远程医疗服务的过程中，患者需要在会诊前进行一系列的相关诊断检查；会诊结束后，医生明确了病情和治疗方案，患者留在当地医院进行进一步治疗。会诊前的检查和会诊后的治疗过程带给基层医院一定的经济效益。河南省远程医疗中心的年会诊量突破了 10 000 例，通过远程手段把患者留在当地，给患者带来方便的同时也满足了其迫切的治疗需要，大大提高了基层医院在患者心中的信誉度和安全感，带来了品牌效应等隐形价值，同时也获得了非常可观的经济利益。

（3）经治医生的利益

为了提高医生自身的诊断治疗技术水平，各级医院通常会进行各种医疗教育以适应医疗技术的发展。在远程医疗工作中，经治医生可以通过实际案例与行业内的知名专家进行交流、学习和咨询，从而掌握较为先进的新技术，提升自己的医疗水平，同时也得到患者的信赖，并间接为医院节省了进修培训费用。

（4）会诊医院的利益

会诊医院利用自己先进的医疗技术和优质的医疗资源，为广大基层医院的患者进行疑难病症的诊断，提高了自身的知名度，通过基层患者的转诊，也为医院带来了效益。

（5）会诊专家的利益

对于一些需要转院治疗的疑难危重病人，远程医疗可给会诊专家带来直接的经济效益，同时在解决疑难问题的过程中，专家也提高了自己的声誉。通过临床会诊，也为一些专家的教学科研任务提供大量的实践样本。

（6）开发商的利益

远程医疗服务平台的搭建需要软件和硬件支持，这为软件开发商、网络服务商、医疗器械商等供应商提供了大量商机。

（7）社会利益

1）远程医疗服务是缓解"看病难、看病贵"问题的重要途径：远程医疗技术的集成应用和示范、远程医疗服务系统的构建是满足人民群众医疗卫生需要、提高健康水平、缓解医疗卫生事业发展中突出矛盾的必要措施，特别是对于解决落后地区、农村的医疗卫生服务不足的问题意义重大，对于从整体上缓解"看病难、看病贵"问题具有重要的现实意义，是实现将现代信息技术、医疗技术等集成应用到普通民众的重要举措，可使民众享受到科学技术进步带来的效益，并使其分享到科技进步的实惠。

2）远程医疗服务有助于提高基层医疗卫生人员的医疗技术水平：基层医疗卫生人员和医疗机构技术水平低是造成群众看病难的原因之一，河南省农村基层医疗机构虽然在快速发展，但基层医疗技术人员的技能水平与大城市医疗技术人才的技能水平之间的差距并没有缩小，反而呈现出日渐拉大的局面，这严重影响了医疗卫生事业的整体发展。建设面向群众需求的远程医疗服务系统对于开展远程医疗教育、进行远程手术直播培训、推动农村基层医疗机构技术培训等具有重要的作用，改变了传统的医护人员继续教育方式，使得医护人员不用离开工作岗位就能接受到基于临床案例的高质量的培训，使潜移默化的自主学习成为现实，从根本上提高了基层医护人员获得优质继续教育的机会，这不仅是提高在职医护人员素质和技术水平的有效途径之一，也是建立终身教育体制的重要途径，当前是提高河南省农村基础医疗机构和人员技术水平的有效途径。远程医疗技术的广泛应用使群众、医生、各级医院、医疗卫生事业发展得益。

3）远程医疗服务能有效提高卫生服务效率：面向基层群众需求的远程医疗服务系统使参加会诊的专家对异地病人的医学图像和各种检查资料与异地医生就初步诊断进行交互式讨论，其目的是给异地医生提供诊断与医疗指导，帮助其得出正确的诊断。对于我国医疗卫生事业而言，这种基于云技术的现代远程医疗模式实现了大中小型医疗机构之间的医疗资源共享，提高了闲置资源的利用率；对于患者而言，减少了疑难、危重患者不必要的检查及治疗，免除了患者的往返奔波，并为及时准确地抢救与治疗患者赢得了时间，特别是对于那些身处边远地区、农村地区的患者而言，远程医疗服务系统的运行将使他们得到及时、低价地治疗；同时，对于高水平医疗卫生人员而言，也使少数高水平医学专家的技术更多地为社会服务，使卫生资源被充分利用，又为患者节省了费用。

4）远程医疗的开展能提高公共卫生事件应急处理的效率：远程医疗服务系统对突发公共事件、特殊环境下的伤员救治工作可提供有效地支持。在突发公共卫生事件中，可以通过网络发布紧急公告，传递政府主要指示和精神，了解突发公共卫生事件的发展情况，向公共卫生事件突发医院提供医疗救助和技术支持，凸显"快捷、便利、节省、高效"的作用。借助远程医疗服务系统，在突发公共卫生事件环境中建立起的应急机动网络医疗服务平台完全可以做到不受地面通信条件的影响，迅速构建起与后方医疗机构及卫生管理部门的联系，将事件发生地区以外的各类医疗卫生资源集中到事发现场，对提高事发地的疾病预防、治疗和应急救治水平，控制传染病源和切断传播途径，以及加强医务人员的安全防护，最大限度地挽救人民群众、医护人员的生命具有积极意义。

10.2　基于博弈理论的远程医疗网络稳定性分析

10.2.1　远程医疗网络稳定性的含义

稳定性问题是各领域的研究均会涉及的问题，因此不同领域的专家、学者也分别从不同的角度对"稳定性"的概念给出了不同的解释。俄国数学家和力学家李雅普诺夫将稳定性分为稳定、渐近稳定和大范围稳定三种形式。生物学中生态系统的稳定性指生态系统对干扰破坏力所具有的保持或恢复自身结构和功能相对稳定的能力，即抵抗力和恢复力。在系统科学中，稳定性包括两个方面：事前处于不稳定状态的系统向其均衡位置移动；当系统处于均衡位置时，在收到某种随机干扰后，其平衡状态仍旧得到维持。综合来说，稳定性指一个系统在自身运动发展的过程中，或受到干扰力的作用时，能够保持原来状态甚至优于原状态的能力。

对于网络稳定性，目前学术界还没有统一的界定。联盟的稳定性与不稳定性其实是联盟内成员合作关系的一种表现形式，它衡量的是整个联盟系统是否已达到了一种均衡状态。远程医疗服务网络是一个开放的、动态的整体，稳定并不是完全保持不变，而是网络中各角色随着市场的竞争和变化不断调整、不断寻求网络的最优状态。不稳定也并不意味着网络的崩溃解体，可以分为消极与积极两种形式，消极的不稳定会导致网络的非计划内解体，积极的不稳定则会给网络成员带来发展机遇。因此，要从长远的、动态的角度看待网络稳定性问题，在"变"与"不变"之间寻求平衡。总之，追求网络利益最大化、核心竞争力最大化、风险最小化的共同目标和合作本质是不变的，合作模式、管理方式及合作形式却处于不断地发展变化中。

远程医疗服务网络是通过网络化的联盟提高医疗服务的质量和效率，使医疗资源合理分配，促进医疗机构的发展，达到患者、医疗机构、供应商和社会机构共赢的效果，具有客观的经济效益和广泛的社会效益。通过以上分析可知，远程医疗服务网络的稳定性包括以下几点：

➢ 动态的稳定：远程医疗服务网络是一个开放的、灵活的联盟组合，因此其稳定状态也不是一成不变的，而是在合理地波动中寻求新的稳定，从而达到更好的稳定状态。

➢ 相对的稳定：远程医疗服务网络的稳定性是在积极的不稳定中寻求发展，尽量避免消极的不稳定，达到相对稳定的平衡。

➢ 有效的稳定：如果网络仅仅是稳定而不能给自身和成员带来收益，那么这种稳定的网络也就失去了意义，我们要在稳定的同时追求利益的最大化。

10.2.2 博弈理论基本概念模型

（1）博弈理论

博弈论是对决策主体之间相互发生作用时的决策及决策时的均衡问题进行研究，因此也常被称为"对策论"。博弈论的主要著作是由冯·诺依曼及摩根斯坦协同完成的《博弈论与经济行为》，书中有大量介绍合作博弈的篇幅。随后，L.Shapely 的夏普利值公理化方法相关研究和 John Nash 的谈判博弈极大地推动了合作博弈论的发展。直到后期信息经济学的发展，才使得非合作博弈在信息不对称的市场经济机制中起到重要作用。

合作博弈与非合作博弈的区别，简单来说就是能否形成具有约束性的协议：参与人之间有类似协议，就称为合作博弈，反之，则为非合作博弈。合作博弈与非合作博弈应当看成是博弈的方式不同，非合作博弈看重的是策略，而合作博弈关心的是结果。也就是说非合作博弈强调的是个体理性，个体决策最优；而合作博弈强调的是集体理性，强调公平和效率。

由于合作博弈的最大特点是关注有约束力的承诺所带来的可行结果，因此，博弈论是对稳定性进行研究的新方法。通过博弈论对网络研究可以发现，网络组织内部中成员的选择行为就是"囚徒困境"，博弈规则、收益结构和策略空间同时决定了合作关系不能形成稳定的均衡，这种所谓平衡的稳定面临着以获取收益为目的的背叛、机会主义和道德风险。但是，对长期合作中的成员来说，均衡的状态是可能会出现的，与获取短期私利而丧失合作的机会相比，他们更愿意去实现更大的合作收益，使效用最大化。博弈论主要研究成员间的相互作用对稳定性的影响，即通过对风险及稳定性进行研究提出有利于稳定的意见。远程医疗网络中医疗机构都是通过一定的协议来完成而使集体获益的，因此关于远程医疗网络稳定性就可以通过合作博弈理论相关的方法来进行研究。

（2）古诺模型

在古诺模型中，有两个参与方，分别为成员 1 和成员 2；每个成员的战略是选择产量；支付是利润。

$q_i \in [0, \infty)$ 表示第 i 个成员的产量（$i=1$，2），$C_i(q_i)$ 表示成本函数，$P=P(Q)$ 为逆需求函数，其中 $Q=\sum q_i$。第 i 个成员的利润函数为

$$R_i(q_1, q_2) = q_i P(q_1 + q_2) - C_i(q_i) \quad (i=1, 2)$$

当每个成员的利润函数一阶导数为 0 时，可得到纳什均衡产量（q_1^*, q_2^*），计算公式如下：

$$\frac{\partial R_1}{\partial q_1} = P(q_1+q_2)+q_1 P(q_1+q_2)-C_1(q_1)=0$$

$$\frac{\partial R_2}{\partial q_2} = P(q_1+q_2)+q_2 P(q_1+q_2)-C_2(q_2)=0$$

这两个一阶条件分别定义了两个反应函数：

$$q_1=R_1（q_2）$$
$$q_2=R_2（q_1）$$

两个反应函数的交叉点就是纳什均衡产量 $q^*=（q_1^*,q_2^*）$

（3）触发策略模型

触发策略在博弈论中也称为冷酷策略，如果一方不遵守约定导致合作破裂，则另一方也采取不合作策略。即在远程医疗服务网络中，如果远程医疗服务网络中的一个合作成员背叛合作做出不利于远程医疗服务网络稳定性的行为，则其他合作成员之后也不会再遵守最初约定，并且在以后始终选择利己策略，以此作为对首先背叛成员的惩罚。

本章的博弈分析以古诺模型为基础模型，成员选择是否合作。所以将触发策略应用到本书的博弈模型中应做如下解释：如果两个合作成员缔结了产量远程医疗服务网络协议，假设在 $t-1$ 阶段两者都维持远程医疗服务网络的网络关系，即合作 a，则双方一直维持这种合作关系；但假设其中一个合作成员在 t 阶段选择了不合作 b，则远程医疗服务网络原来的平衡被破坏，因此另外一个合作成员会采取相应的策略以示惩罚，即在 $t+1$ 阶段会做出保证自己利润最大化的选择 c，进而同样忽视之前与对方缔结的合作协议，并且在接下来的每一个阶段，该合作成员都会选择 c 而选择永远放弃与对方的合作。

10.2.3 一次博弈下的稳定性分析

医院向患者提供医疗服务，在经济学中类似于寡头垄断，即一个只有两家成员（医院）向消费者（患者）提供同一类产品（医疗服务）的市场。所以采用古诺两寡头垄断竞争模型来论述分析。就买方而言，市场是竞争的且每一单位消费者对市场价格的影响程度较小；而对卖方来说，两寡头垄断竞争的本质构成只有两个局中人的博弈，两者都是理性的决策者，他们的行为既影响自身又影响对方。理性的合作成员在进行生产决策时，不仅要考虑投入与产出的关系，还要考虑其他合作成员或个人的策略选择及对自己的策略反应。

假设：Q 是市场上产品的总量（即社会可提供的医疗服务总量），P 为产品价格（即患者就医需要的费用），$a > \max(c_1,c_2)$，$b > 0$，q_i、q_j 表示两合作成员的策略，c_i 为合作成员 i 的边际成本。

市场上两家医院进行竞争，即相互独立地提出自己的策略，以使其利润达到最大。

市场的逆需求函数为

$$P（Q）=a-bQ$$

合作成员 i 的利润函数为

$$R_i（q_i，q_j）=P（q_i+q_j）q_i-c_i（q_i）$$
$$=[a-b（q_i+q_j）]q_i-c_i（q_i）$$

固定两合作成员的策略 q_1、q_2，将上述成员竞争问题归纳为完全信息静态博弈模型，则目标函数可概述为求 q_1、q_2，使 $R_i（q_i，q_j）$ 最大化，即利润最大化问题：

$$\max_{q_1}{}^{R_1}(q_1,q_2)=P(q_1+q_2)q_1-c_1q_1=[a-b(q_1+q_2)]q_1-c_1q_1$$

$$\max_{q_2}{}^{R_2}(q_1,q_2)=P(q_1+q_2)q_2-c_2q_2=[a-b(q_1+q_2)]q_2-c_2q_2$$

对利润函数求一阶偏导数等于零时的最大值，确定成员 i 对成员 j 的价格反应函数。

$$\frac{\partial R_1}{\partial q_1}=P(q_1+q_2)q_1+P(q_1+q_2)-c_1q_1=a-bq_2-c_1-2bq_1=0$$

$$\frac{\partial R_2}{\partial q_2}=P(q_1+q_2)q_2+P(q_1+q_2)-c_2q_2=a-bq_1-c_2-2bq_2=0$$

反应函数为：

$$q_1=R_1(q_2)=\frac{a-c_1-bq_2}{2b}$$

$$q_2=R_2(q_1)=\frac{a-c_2-bq_1}{2b}$$

这两个反应函数说明，每个合作成员的最优策略是另一个合作成员产量的函数，而这两个反应函数的交叉点就是纳什均衡，可由 q_1、q_2 联立解得：

$$q_1^*=\frac{a-2c_1+c_2}{3b}$$

$$q_2^*=\frac{a-2c_2+c_1}{3b}$$

由此得出古诺模型的纳什均衡解反映了成员的合作和竞争的矛盾，这种"困境"就是著名的"囚徒困境"，它揭示了博弈模型中个人理性与集体理性的矛盾。可以利用模型进行具体分析。

假设两个合作成员具有相同的边际成本 $c_1=c_2=c$，这时古诺模型中：

均衡策略为 $q^c=q_1=q_2=\dfrac{a-c}{3b}$

均衡价格为 $p^c = p_1 = p_2 = \dfrac{a+2c}{3}$

均衡利润为 $R^c = R_1 = R_2 = \dfrac{(a-c)^2}{9b}$

同时，可以发现如果市场上只有一个合作成员或两个合作成员可达成默契合谋，这时合作成员的最大化问题为

$$\max_Q R^c(Q) = (a-bQ-c)Q$$

由一阶条件 $\dfrac{\mathrm{d}R(Q)}{\mathrm{d}Q} = 0$ 可解得：

垄断总产量为 $Q^m = \dfrac{a-c}{2b}$

垄断价格为 $P^m = \dfrac{a+c}{2}$

垄断利润为 $R^m = \dfrac{(a-c)^2}{4b}$

而两个合作成员的合谋策略为 $q^m = \dfrac{Q^m}{2} = \dfrac{a-c}{4b}$

合谋利润为 $\dfrac{R^m}{2} = \dfrac{(a-c)^2}{8b}$

由此看出，合谋可使合作成员利润上升（假设 $a > c$），即个体理性决策不一定实现个体的最大利益，最后所得常常低于集体理性决策方式，这揭示了个人理性与集体理性的矛盾。在远程医疗网络建立初期，双方医院都会投入一定的资金、技术、人力资源等成本。如果成员能够为对方着想、相互合作，最后就能达到双赢的局面，获得更好的效益，远程医疗带来的利益不仅仅是经济方面的，更重要的是社会方面的，同时医院的品牌效益等隐性资源会增加。遗憾的是尽管这样的合作行为会给双方都带来好处，但若没有约束力的协议进行约束的话就很难实现，因为双方都不可能相信对方采用利己策略，因此都会采取不至于吃亏的纳什均衡产量实现次佳而不是最佳的得益。支付矩阵如表 10-1 所示。

表 10-1 支付矩阵

	合作	不合作
合作	$\dfrac{R^m}{2}, \dfrac{R^m}{2}$	R_1, R_2
不合作	R_2, R_1	R^c, R^c

表10-1的四个单元格各有两个数值，它们分别代表博弈问题中的两个博弈方，

选择该矩阵的行列代表选择某种策略时双方的得益,其中第一个数值代表一个合作成员的得益,后一个数值代表另一个合作成员的得益,这种矩阵称为博弈的"得益矩阵"。

当合作成员 i 选择合作行动,即 $q_i = q^m = \dfrac{a-c}{4b}$,而合作成员 j 采取背叛行动,

其策略为 q_j,可得出最大化问题的解:

$$\max_{q_j}{}^R(q^m, q_j) = [a - b(q^m + q_j) - c]q_j$$

可解得 $q_j = \dfrac{3(a-c)}{8b}$

对应的价格为 $P = a - b(q^m + q_j) = \dfrac{3a+5c}{8}$

故有

$$R_i(合作,不合作) = (p-c)\, q^m = \dfrac{3(a-b)^2}{32b}$$

$$R_j(不合作,合作) = (p-c)\, q_j = \dfrac{9(a-c)^2}{64b}$$

这种情况的支付矩阵如表 10-2 所示,则纳什均衡为(不合作,不合作)。

表 10-2　合作成员分别选择合作行动和背叛行动时的支付矩阵

	合作	不合作
合作	$\dfrac{(a-c)^2}{8b}, \dfrac{(a-c)^2}{8b}$	$\dfrac{3(a-c)^2}{32b}, \dfrac{9(a-c)^2}{64b}$
不合作	$\dfrac{9(a-c)^2}{64b}, \dfrac{3(a-c)^2}{32b}$	$\dfrac{(a-c)^2}{9b}, \dfrac{(a-c)^2}{9b}$

由此可以总结出,在没有强制性外部约束的情况下,一次博弈过程中双方都无法信任对方,从而采取利己策略,因此只能按照个体理性原则进行选择,实现次佳结果,双方陷入"囚徒困境"。由于存在个体理性和集体理性的矛盾,达不到怕拖累最优状态,也就是说双方均获得(a-c)/4b 的最大收益是不稳定的状态,远程医疗服务网络将很难维持。在远程医疗服务网络建立初期,各医院之间存在一定的竞争关系,在患者诊治的过程中会选择对自己有利的医院就诊。由于各成员间的实力差距,导致其从服务网络中所获得的效益与付出的比例存在一定程度的差异,所以医疗机构的信誉、财务状况、医疗水平等因素关系到网络能否继续稳定的发展。此外在这一阶段,政策法律因素和地理环境的影响也不可忽视。

10.2.4 多次博弈下的稳定性分析

一次博弈的结果只有唯一的纳什均衡（不合作，不合作）策略组合，而不会出现（合作，合作）策略组合，理性合作成员无法通过合作取得最优的经济效益。放宽假设对以下两种情况进行分析：

（1）竞争与合作重复进行，合作成员知道何时终止远程医疗服务网络

这种情形与有限次完全且完美重复博弈类似，根据博弈理论的总结，对有唯一纳什均衡的博弈来说，有限次完全且完美重复博弈的结果是一次博弈均衡结果的简单反复。在完全信息条件下，只要博弈重复的次数是有限的，远程医疗服务网络双方的合作行为就不会存在。在有限次重复博弈中，博弈的次数 N 是既定的，由于远程医疗服务网络方都知道这是最后一次博弈，理性合作成员都会做这样的推断：这是最后一次博弈，如果我违约，对方也没有任何办法采取同样的策略进行报复，所以会选择不合作。同理，远程医疗服务网络的对方也会做同样的分析，因此，在最后一次博弈中，双方都会采取投机行为选择不合作。他们有可能都还做进一步的推理，如果在第 N 次博弈中对方采取不合作策略，那么我在第 $N-1$ 次交易中选择合作策略就没有意义了，我的合作得不到回报。所以在第 $N-1$ 次交易就采取投机行为不合作，依此类推，最终每次博弈的结果都是双方选择投机而不合作，双方同时选择投机成为有限次重复博弈的唯一子博弈完美纳什均衡（即在原动态博弈及所有子博弈中都构成纳什均衡的策略组合），远程医疗服务网络面临解体的危险。因此，在有限次重复博弈中，并不能摆脱远程医疗服务网络双方投机这种低效率的均衡。

在远程医疗服务网络成立并运营一段时间之后，网络的服务水平和质量直接关系到其能否持续较快地发展，各成员对网络内部的适应性、应对外界环境变化的能力及协调矛盾的能力对网络的发展也必不可少，成员中途退出直接导致了网络的不稳定。所以必须形成网络状的协同模式，实现信息互通和医疗资源共享，实现整体效益大于个体效益总和的效果，这里的效益不仅仅指经济方面的利润，更多地包括社会的效益。

（2）竞争与合作重复进行，合作成员不知道何时终止远程医疗服务网络

前面对一次博弈下的远程医疗服务网络稳定性进行了分析，综合其结果得到表 10-3。

表 10-3　博弈下的远程医疗服务网络稳定性分析

		成员 j	
		合作	不合作
成员 i	合作	$\dfrac{(a-c)^2}{8b}$，$\dfrac{(a-c)^2}{8b}$ (r_1, r_1)	$\dfrac{3(a-c)^2}{32b}$，$\dfrac{9(a-c)^2}{64b}$ (r_2, r_3)
	不合作	$\dfrac{9(a-c)^2}{64b}$，$\dfrac{3(a-c)^2}{32b}$ (r_3, r_2)	$\dfrac{(a-c)^2}{9b}$，$\dfrac{(a-c)^2}{9b}$ (r_4, r_4)

很明显，在表 10-3 中，当只有一方合作，对方不合作时，由于不合作一方利用对方的合作谋取了额外收益导致自己利益受损，所以不合作方的收益是最高的（r_3），不但高于合作方的收益（r_2）而且也高于双方都合作时的收益（r_1），因此得出：$r_3 > r_1 > r_2$；双方都不合作时的收益为 r_4，并且 $r_3 > r_4 > r_2$，也就是说如果双方都不合作，那么他们都可以有防备地保护自己的利益，虽然收益不高，但不至于因为自己没有采取防备策略而使自己的利益受损。

如果将这个博弈扩展为无限次重复博弈，就会因为有无限次重复而用到时间因子。设两合作成员的时间因子均为 λ（$0 < \lambda < 1$）。λ 值越接近 1，表示博弈方越有耐心，对未来收益的价值评价与当前越相近；λ 值越接近 0，表示博弈方越没有耐心，对未来收益越不关心或价值评价越低。假设博弈双方先选择（合作，合作）策略组合，但如果有一方在某一阶段选择了不合作策略，就会引起"触发策略"，即从下一阶段开始，以后的所有阶段中，对方也选择不合作策略，双方都以不合作策略应对对方的不合作策略。因此，一旦有一方某次选择不合作策略，以后将永远选择不合作策略，即双方此后的均衡策略组合为（不合作，不合作）。

如果选择（合作，合作）策略组合，则一方的总收益 R_1 为

$$R_1 = r_1 + \lambda r_1 + \lambda^2 r_1 + \lambda^3 r_1 + \cdots$$
$$= r_1 + \lambda\,(r_1 + \lambda r_1 + \lambda^2 r_1 + \lambda^3 r_1 + \cdots)$$
$$= r_1 + \lambda r_1$$

整理得到，$R_1 = \dfrac{r_1}{1-\lambda}$

如果某一阶段有一方选择不合作策略，从而引发"触发策略"，另一方以后也选择不合作策略，先选择不合作策略的一方的总收益 R_2 为

$$R_2 = r_3 + \lambda r_4 + \lambda^2 r_4 + \lambda^3 r_4 + \cdots$$
$$= r_3 + \lambda r_4\,(1 + \lambda + \lambda^2 + \cdots)$$
$$= r_3 + \dfrac{\lambda r_4}{1-\lambda}$$

当 $R_1 > R_2$ 时，将选择（合作，合作）策略，即

$$\frac{\lambda_1}{1-r} > r_3 + \frac{\lambda r_4}{1-\lambda}$$

整理得：$\lambda > \dfrac{r_3 - r_1}{r_3 - r_4}$

亦即当 $\lambda > \dfrac{r_3 - r_1}{r_3 - r_4}$ 时，双方采取（合作，合作）策略组合。

上述取值特点说明，只要 λ 值足够大（即时间足够长），双方就能够采取合作行为，从而取得合作收益，走出不合作的博弈困境。这便是无名氏定理证明的"在无限次博弈中，如果参与人有足够的耐心（即时间因子 λ 足够大），那么任何满足个人理性的可行的支付向量都可以通过一个特定的子博弈精炼均衡得到，在此条件下既满足个人理性又满足集体理性的合作均衡得以实现"。

由上述分析可知，合作能够出现是因为合作成员以后有可能再次相遇，同样的或类似的情形有可能再次出现在未来的博弈中。因此，未来影响当前的博弈局势，即存在时间因子 λ，只要竞争合作成员双方看重合作能给双方未来带来相对较好的得益，就可以形成稳定的合作远程医疗服务网络。也就是说，博弈双方注重预期的收益，会为了长远利益而牺牲眼前利益，从而选择不同的均衡策略，使得在一次性博弈中往往不可能存在的合作策略成为可能，从而实现更有效的均衡。

10.2.5　结论分析

在重复博弈中，影响重复博弈均衡结果的是博弈重复的次数和信息的完备性，重复次数决定参与人在短期利益和长期利益之间的权衡。而信息的不完备性则导致参与人可能会为了长远利益而牺牲眼前利益，从而选择不同的均衡战略，即该参与人可能有积极性建立一个好的声誉以换取长远利益。只要重复次数是有限的，重复本身并不改变"囚徒困境"的均衡结果。

可以这样理解无限次重复博弈：在长期的合作博弈中，博弈者会意识到既然远程医疗服务网络之间要进行长期的竞争与合作，短暂的不合作策略有时是可行的，但从长期来看绝对是不可行的。在长期（无限）的合作博弈中，根据自身和竞争对手过去的策略，博弈者应该不断调整自身的策略，才有可能取得长期的收益，并能够使远程医疗服务网络的合作维持在一个稳定的状态。远程医疗服务网络本身具有内在的稳定性，现实中表现出较高的失败率，说明远程医疗服务网络的运作管理过程是复杂多变的，战略的、组织的、文化的、组织行为的及远程医疗服务网络的外部环境等因素都会对远程医疗服务网络的稳定性产生不同程度的

影响，因此，加强对远程医疗服务网络的管理是增强远程医疗服务网络稳定性的关键。

在远程医疗服务网络长期发展的过程中，主要受到以下几个因素的影响：核心竞争力、联盟成员关注短期利益、联盟成员的相似性和实力对等性。对网络内部的稳定性而言，成员间的信任和共享是必不可少的，合理科学的管理结构不仅能促进网络的快速发展，也会对社会资源的优化配置构成影响。其次，成员间的利益分配也是网络稳定发展的重要影响因素。成本分摊合理与否直接决定成员参与到远程医疗及双向转诊等相关活动的积极程度，各医疗机构参与的程度与其在网络的活动中所承担的责任和履行的义务不尽相同，利益的分配很难做到完全与付出成比例，因此会造成成员对此失去信任，使网络走向解体。就网络外部而言，市场的风险和政治环境的变化对网络的持续发展造成极大的影响。网络进入成熟稳定期，组织结构及成员协作关系相对已经成熟，政府出于宏观经济政策的考虑而采取的强制干预手段必然会引起远程医疗服务网络的波动。

10.3 远程医疗网络利益主体的共生模式

10.3.1 远程医疗网络共生单元

共生单元是远程医疗服务网络共生系统中的各主体，主要由大型综合成员、二、三级成员及社区卫生中心和乡镇级成员等医疗机构组成。

远程医疗服务网络共生系统中共生单元存在一组质参量和一组象参量，质参量主要包括成员管理水平、医护人员素质和数量、医疗技术水平、医疗设备、患者来源等，共同决定共生单元的内部性质和内在关系，其中医疗水平对主质参量起主导作用。而象参量主要包括医疗机构的规模、声誉等，是共生单元的表现形式。质参量的变动直接导致共生单元发生变化，而象参量的积累变化也会对质参量产生影响，从而导致共生单元的变化。

10.3.2 远程医疗网络共生模式

共生模式分为行为方式和组织方式两大类，其中行为方式分为寄生关系、偏利共生关系和互惠共生关系，互惠共生又可以分为对称型互惠共生和非对称型互惠共生，组织方式分为点共生、间歇共生、连续共生和一体化共生。

远程医疗服务网络共生模式是一种以区域内居民的需求为基础，以优化区域医疗资源配置为核心的共生关系。在形成网络以前，参与网络中的各成员单位本身是独立存在的，能够独立地以主体的身份提供服务，形成网络后不会存在其中某一个成员离开，另外一个成员就不能存活的情况，因此远程医疗服务网络包括偏利共生、非对称互惠共生及对称型互惠共生三种共生行为模式。其中偏利共生模式下的共生关系产生的新能量只向共生关系中的其中一个共生单元转移，但物质、能量和信息的交流却是双向的，即对一方有利，对另一方却无利，这种模式在网络共生关系成立的初期普遍存在，当网络发展到一定阶段后，这种模式就会向互惠型共生模式转变。因此，偏利型共生模式是不持久的，不具有稳定性。对称型互惠共生模式的利益分配机制是对称的，而非对称型共生模式的利益分配机制不对称。医疗机构尤其是成员作为非盈利性组织，无论是对称型还是非对称的互惠共生模式都可能保持网络的长期发展。

远程医疗服务网络共生组织模式按照各共生单元之间联系程度的大小，分为点共生、间歇共生、连续共生和一体化共生四种模式。点共生反应的是成员之间建立的暂时的、短暂性合作关系，如针对某一特殊病例进行的远程治疗等，具有随机性，共生过程也是短期的，因此不具有稳定性。点共生模式是其他共生模式的萌芽和基础。间歇共生则是医疗机构之间由于某种原因多次发生合作而产生，相对于点共生，具有选择性，表现出不连续的、间歇的稳定性。连续共生则是医疗机构之间建立起长期的合作协议等而发生的共生行为，比点共生和间歇共生具有更高的稳定性，是远程医疗服务网络共生体形成和发展的基础。一体化共生则是医疗机构之间已完全建立起网状联系，加入网络的成员形成了一个具有独立性质和结构的共生组织，因此也具有了长期稳定、均衡发展的条件。

10.3.3 远程医疗服务网络共生环境

远程医疗服务网络共生环境包括共生界面及共生单元发展的外生条件，其中共生界面指的是各网络成员之间的沟通方式及管理网络内部各成员单位的机制的总和，外生条件包括社会因素、经济因素等各方面，如市场环境、政策环境、法律环境等。

从共生界面的角度来看，远程医疗服务网络在成立初期各共生单元的沟通协调渠道尚不完善，可能会在一定程度上影响远程医疗服务网络的顺利发展，但此时应该建立起适用于网络发展阶段的规章制度，规范各共生单元的行为，同时，相应的信息平台等也要及时建立，保障共生单元之间的沟通与联系，为网络的发展提供便利的通道。另外，一些中介组织、相关服务性组织、软硬件设备提供成员等都是共生界面的重要组成部分。

从外生条件来看，目前在我国甚至是世界范围内，健康问题的关注程度空前提高，因此形成远程医疗服务网络既是医疗机构提升自身竞争力的需要，也是顺应时代的要求和选择。2012 年，国务院印发的《卫生事业发展"十二五"规划》

明确提出了包括优化配置医疗资源、大力发展非公立医疗机构、加强农村三级卫生服务网络建设等在内的加强公共卫生服务体系建设的要求。国家政策对建设远程医疗服务网络给予巨大的支持。不管是市场环境还是政策环境，对于建设远程医疗服务网络都是巨大的机遇。

10.3.4 远程医疗服务网络共生模型及特征

根据前面对共生理论介绍及远程医疗服务网络几个共生要素的介绍，网络共生系统即网络的各共生要素及其之间的相互作用方式如图 10-3 所示。

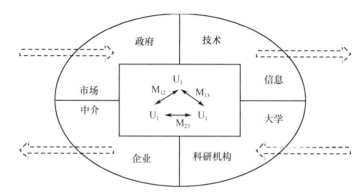

图 10-3 网络的各共生要素之间的相互作用方式

在图 10-3 中，U_1、U_2、U_3 代表参与网络的核心共生单元即区域大型综合成员和其他不同层级的成员，M_{12}、M_{13}、M_{23} 分别代表他们之间的共生模式，外围内容表示共生环境，箭头是指物质、能量及信息的流动方向。

远程医疗服务网络共生系统具有以下几个基本特征：

第一，协同性。协同是参与远程医疗服务网络的医疗机构之间共生关系的本质特征之一。随着网络的发展，医疗机构之间相互支持、相互配合，信息共享程度逐渐增强，双方从网络中获得的收益均有所提高。

第二，互补性。形成网络的动力在于取长补短，因此加入到网络这一共生系统中的各医疗机构相互依存，大成员向小成员提供先进的医疗技术，而小成员则为大成员缓解床位不足等现状。

第三，共赢性。远程医疗服务网络的共生过程不仅对网络中的共生单元起到促进作用，还通过社会效益的提高提升区域内整个医疗行业的发展，推动了医疗卫生事业发展的进程。

10.3.5　研究模型与基本假设

（1）假设条件

第一，网络成员创造的效益是时间 t 的函数。

第二，网络成员的成长受到最大生物量的约束。在特定的时间段和空间范围内，各种生物量（技术、医护人员、资本、信息及患者来源）的总量是一定的，设最大量为 k。在网络成员成长过程中，网络的协作效应带来的效益上升到一定程度后必然会受到要素禀赋的限制而开始呈现递减的状态，因此网络规模的扩大是有限的；同时，网络成员所提供的医疗服务只能满足一定患者群体的需求。

第三，网络成员的成长速率随生物量的提高而降低。一方面，网络所在区域内服务对象的数量是有限的，因此成员数量越多，其可服务对象的数量就相对越少，成长放缓。另一方面，随着网络内成员的成长，网络拥有的生物量以外的关键因素（如新技术、差异化营销等）会产生一定的抑制作用。

第四，每增加一个网络成员，就会对自身和其他医疗机构的成长产生 $1/k$ 的抑制作用。

（2）基本模型

自然界中的种群共生过程一般是由产生、发展，然后达到稳定共生的演化过程，与此类似，远程医疗服务网络共生体中的医疗机构的发展也是这样的一个过程。网络中的各医疗机构之间是相互独立的，因此，根据单个生物种群的 Logistic 模型，网络共生体中每个共生单元与所处共生环境之间的关系可以用 Logistic 方程表示：

$$\frac{\mathrm{d}x}{\mathrm{d}t} = rx\left(1 - \frac{x}{k}\right)$$

其中，x 为医疗机构从共生系统中获得的效益，是时间 t 的函数，时间 t 不仅代表自然时间，还包括技术、信息、成本等可能引起效益变化的多种因素的综合；r 表示理想条件下共生单元效益的自然增长率，也可以理解为行业平均水平；k 表示特定的时间和空间范围内，各种要素（包括技术、医疗资源、医护人员数量、资本和患者来源等）一定的情况下，各医疗机构所能获得的最大收益；$\left(1 - \frac{x}{k}\right)$ 称为 Logistic 系数，即在共生单元效益自然增长率的基础上，共生单元之间的协同作用所能带来的效益提升的空间。当 $x=k$ 时，Logistic 系数为 0，此时达到该共生系统的稳定点。

远程医疗服务网络共生系统是网络内医疗机构相互作用而形成的网络状组织，下面以两个医疗网络之间的共生模式为例，构建共生模型。假设大型综合成员为共生单元 A，另外一家网络成员为共生单元 B。根据远程医疗服务网络的相关定义及特征，A 与 B 之间是相互独立的，网络形成以后 A 与 B 之间既相互独立又互相依赖，因此远程医疗服务网络共生的一般模型为

$$\begin{cases} \dfrac{dx}{dt} = r_1 x(1 - \dfrac{x}{k_1} + k_{12}y) \\ \dfrac{dy}{dt} = r_2 y(1 - \dfrac{y}{k_2} + k_{21}x) \end{cases}$$

其中，x，y 分别为网络内 A、B 所产生的效益，k_{ij}（i，j=1，2）表示网络中共生单元效益受到另外一个共生单元影响的系数。根据上述共生模型，医疗机构 A 与 B 之间可能存在着以下四种共生关系：

1）k_{12}=0，k_{21}=0：此时网络成员 A 和 B 均能够独立存在和发展，但完全不受对方的影响，也不存在竞争关系，因此，此时的 A 和 B 不构成共生关系，也未形成网络。

2）k_{12}=0，$k_{12} \neq 0$：此时网络的共生关系为偏利共生关系，表现为网络的运转过程中，共生单元 B 获益较多，而 A 却在与 B 的协同中投入多而获益少，甚至有少量损失。

3）$k_{12} \neq 0$，k_{21}=0：此时网络也形成偏利共生关系，在网络的运转过程中，共生单元 A 获益较多，而共生单元 B 却在这种共生关系中投入多获益却很少，甚至没有获益。

4）$k_{12} \neq 0$，$k_{21} \neq 0$：此时网络成员 A 和成员 B 在相互作用的过程中双方均能够获益，因此这种网络形式为互惠共生关系。

在偏利共生模式下，双方都在与对方形成的网络关系中投入自身的资金、技术、人力等资源，但只有其中一方在共生过程中获益较多，而另一方却获益很少甚至亏损，不能达到双方互利共赢的效果，不能获益的一方会追求自身的发展退出网络，与其他机构形成新的网络，导致原有网络的失败或非计划内的解体。因此，这种共生模式下的网络是不稳定的。

互惠共生模式分为对称型和非对称型互惠共生两种模式，本章对远程医疗服务网络稳定性的研究将主要针对这两种模式建立相应的 Logistic 模型并求解，以此为依据分析远程医疗服务网络的稳定性影响因素。

10.3.6　对称型互惠共生模型

（1）模型建立

当网络中两个共生单元实力相差不大时，这两个共生单元加入网络后对双方

形成的网络的贡献与其从网络中获得的收益是相当的，此时，网络成员间的共生行为同时存在一定程度的竞争和合作，因此是既相互竞争又相互依赖的竞合型共生模式。

前面所介绍的远程医疗服务网络共生的一般模型考虑到了网络中两个医疗机构各种资源的容量限制，具体表现为资源容量 k 对自身发展的阻滞作用。但是，共生体对于环境的作用也并不是完全被动的，也会尝试去改变自己适应环境的变化，减轻这种阻滞作用对于自身发展的限制。因此，本部分在模型的方程中加入参数 α 和 β，以体现共生单元自身的能动性。

远程医疗服务网络的共生模型最终可以描述为以下方程：

$$\begin{cases} \dfrac{\mathrm{d}x}{\mathrm{d}t} = r_1 x(1 - \dfrac{x}{k_1} + k_{12}y + \alpha) \\ \dfrac{\mathrm{d}y}{\mathrm{d}t} = r_2 y(1 - \dfrac{y}{k_2} + k_{21}x + \beta) \end{cases}$$

其中，k_{ij}（i, j=1，2）$\in$（-1，1），表示网络中另外一个共生单元对自身的竞争和合作带来的综合作用。

（2）稳定点求解

当共生模型达到稳定，即模型中的共生单元效益的增长达到平衡点时，可以用以下微分方程组来求解远程医疗服务网络的对称型共生模型的稳定性：

$$\begin{cases} f(x, y) = \dfrac{\mathrm{d}x}{\mathrm{d}t} = r_1 x(1 - \dfrac{x}{k_1} + k_{12}y + \alpha) = 0 \\ g(x, y) = \dfrac{\mathrm{d}y}{\mathrm{d}t} = r_2 y(1 - \dfrac{y}{k_2} + k_{21}x + \beta) = 0 \end{cases}$$

解微分方程可得平衡点

$$P_1(0,0), P_2\left[0,(\beta+1)k_2\right], P_3\left[(\alpha+1)k_1,0\right], P_4\left[\dfrac{k_1(1+\alpha)+k_1k_2k_{12}(1+\beta)}{1-k_{12}k_{21}k_1k_2}, \dfrac{k_2(1+\beta)+k_1k_2k_{21}(1+\alpha)}{1-k_{12}k_{21}k_1k_2}\right]$$

（3）对称型互惠共生条件

本部分构建的微分方程组中，x，y 分别代表两个共生单元加入网络后所获得的收益，因此远程医疗服务网络能够共生的条件是 $x > 0$，且 $y > 0$，远程医疗服务网络共生模型的稳定点及稳定性条件如表 10-4 所示。

表 10-4　远程医疗服务网络对称型互惠共生稳定点及稳定条件

稳定点	稳定条件
$P_1(0,0)$	不稳定
$P_2[0,(\beta+1)k_2]$	$k_2 > 0$
$P_3[(\alpha+1)k_2,0]$	$k_1 > 0$
$P_4\left[\dfrac{k_1(1+\alpha)+k_1k_2k_{12}(1+\beta)}{1-k_{12}k_{21}k_1k_2},\dfrac{k_2(1+\beta)+k_1k_2k_{21}(1+\alpha)}{1-k_{12}k_{21}k_1k_2}\right]$	$k_{12} > 0,\ k_{21} > 0,\ k_{12}k_{21}k_1k_2 < 1$

$x=0$ 及 $y=0$ 分别表示医疗机构 A 及医疗机构 B 加入网络所带来的效益的增加为 0，对称型互惠共生模式下两个共生单元对网络的贡献与收益应该是呈相近比例的，因此这两种情况最终会导致其中一个共生单元被另一个收购或兼并，并不能形成长久稳定的共生系统。P_4 点是对称型互惠共生模式下的稳定点，其稳定条件有以下两点意义：

第一，$k_{12} > 0, k_{21} > 0$。表示两个共生单元受到网络内另外一个共生单元的综合影响系数大于 0，即在同时存在竞争和合作的情况下，合作带来的促进作用力比竞争带来的阻滞作用力强，网络成员才会继续与网络中其他伙伴进行合作。

第二，$k_{12} < 1, k_{21} < 1$。若 x 与 y 均大于 0，则 $k_{12}k_{21}k_1k_2 < 1$，k_1 和 k_2 分别表示两个共生单元的资源容量，因此 $k_1 > 1$ 且 $k_2 > 1$，则 $k_{12}k_{21} > 0$，同时，在对称型互惠共生模式下，网络中的成员对彼此的影响程度是相近的，因此 $k_{12} < 1$，$k_{21} < 1$。当 k_{12} 与 k_{21} 满足这个条件时，$0 < 1-k_{12}k_{21}k_1k_2 < 1$，则有 $\dfrac{k_1(1+\alpha)+k_1k_2k_{12}(1+\beta)}{1-k_{12}k_{21}k_1k_2} > k_1$ 且 $\dfrac{k_2(1+\beta)+k_1k_2k_{21}(1+\alpha)}{1-k_{12}k_{21}k_1k_2} > k_2$，即满足这个条件时，该状态下的网络内两个医疗机构均通过资源的共享实现可用的资源大于加入网络之前可用资源的数量。该条件的经济学解释为：网络中的两个医疗机构在网络内协同的过程中对彼此均产生正向影响，但受影响系数小于 1，即存在一定程度的依存，但依存度较小，保持独立自主性。

10.3.7　非对称型互惠共生模型

（1）模型建立

从远程医疗服务网络的系统架构可知，该网络是由不同层级的成员及医疗机构形成的，因此网络成员在资源及技术等方面存在不同程度的差异。下面以大型综合成员即核心医疗机构 A 和一家层级相对较低的成员 B 为例，分析非对称型互惠共生系统的稳定性。

核心医疗机构 A 实力较强，因此其独立存在和发展时，效益也会以 Logistic 模型的规律增长。当与成员 B 形成网络共生机制开始作用时，分级诊疗等形式开始实现，医疗信息的共享都会对其发展产生促进作用，与对称型互惠共生一样，该共生单元也会能动地适应环境以减少环境的阻滞作用。因此，非对称型互惠共生模式下 A 的共生模型如下：

$$\frac{\mathrm{d}x}{\mathrm{d}t} = r_1 x(1 - \frac{x}{k_1} + k_{12}y + \alpha)$$

而另一个共生单元 B 相对来说实力较弱，处于劣势地位，随着社会环境及医疗行业政策环境的变化，其获得的效益将会逐渐减少，因此在只考虑 B 的效益自然增长率和自身由于资源饱和的阻滞作用的情况下，其效益水平的增长可以用以下 Logistic 方程描述：

$$\frac{\mathrm{d}y}{\mathrm{d}t} = r_2 y(-1 - \frac{y}{k_2})$$

当与 A 形成网络后，网络的信息与资源共享的功能得到发挥，共生机制的作用会促进 B 的发展。同时，B 也对环境的阻滞作用有一定的能动性。因此，非对称型互惠共生模式下 B 的效益水平的增长用以下方程表示：

$$\frac{\mathrm{d}y}{\mathrm{d}t} = r_2 y(1 - \frac{y}{k_2} + k_{21}x + \beta)$$

综合以上分析，远程医疗服务网络的非对称型互惠共生网络可以描述为以下方程组：

$$\begin{cases} \dfrac{\mathrm{d}x}{\mathrm{d}t} = r_1 x(1 - \dfrac{x}{k_1} + k_{12}y + \alpha) \\ \dfrac{\mathrm{d}y}{\mathrm{d}t} = r_2 y(1 - \dfrac{y}{k_2} + k_{21}x + \beta) \end{cases}$$

（2）稳定点求解

与对称型互惠共生模型类似，当共生模型达到稳定，即模型中的共生单元效益的增长达到平衡点时，可以用以下的微分方程组来求解远程医疗服务网络的非对称型互惠共生模型的稳定性：

$$\begin{cases} f(x,y) = \dfrac{\mathrm{d}x}{\mathrm{d}t} = r_1 x(1 - \dfrac{x}{k_1} + k_{12}y + \alpha) = 0 \\ g(x,y) = \dfrac{\mathrm{d}y}{\mathrm{d}t} = r_2 y(-1 - \dfrac{y}{k_2} + k_{21}x + \beta) = 0 \end{cases}$$

解上述微分方程可得平衡点：

$$P_1(0,0), P_2[0,(\beta-1)k_2], P_3[(\alpha+1)k_1,0], P_4\left[\frac{k_1(1+\alpha) + k_1 k_2 k_{12}(\beta-1)}{1 - k_{12}k_{21}k_1 k_2}, \frac{k_2(\beta-1) + k_1 k_2 k_{21}(1+\alpha)}{1 - k_{12}k_{21}k_1 k_2}\right]$$

（3）非对称型互惠共生条件

P_1点表示双方从与彼此形成的网络中获益均为0，必然会导致网络成员退出网络，寻找新的合作伙伴，因此网络以解体告终。P_2点表示小型成员从网络中获益为0，该阶段处于网络的成立阶段，网络暂时未能为处于劣势的成员带来收益。P_3为网络建立的成长阶段，大型综合成员 A 利用其优势的资源及基础条件为小成员提供帮助，自身尚未从网络中获益。P_4点为网络进入成熟阶段后达到稳定状态，但满足一定条件方能保持长久的稳定性。远程医疗服务网络非对称型互惠共生模型的稳定点及稳定条件如表 10-5 所示。

表 10-5　远程医疗服务网络非对称型互惠共生稳定点及稳定条件

稳定点	稳定条件
$P_1(0,0)$	不稳定
$P_2[0,(\beta-1)k_2]$	$k_1 > 0$
$P_3[(\alpha+1)k_1,0]$	$\beta_1 > 0$
$P_4\left[\dfrac{k_1(1+\alpha)+k_1k_2k_{12}(\beta-1)}{1-k_{12}k_{21}k_1k_2},\ \dfrac{k_2(\beta-1)+k_1k_2k_{21}(1+\alpha)}{1-k_{12}k_{21}k_1k_2}\right]$	$\beta > 1,\ k_{12} > 0,\ k_{21} > 0,\ k_{12}k_{21}k_1k_2 < 1$

基于远程医疗服务网络非对称型互惠共生模型的稳定性，从表 10-5 中可以得出以下几点结论：

第一，在网络的初创期，处于劣势的小型成员从网络中得到的收益较少，而大型成员则获益较多。此时的网络是处于相对不稳定的状态，应从网络内部成员之间利益分配角度提高网络稳定性。

第二，成长阶段，小型成员得到大型成员各方面的支持开始有收益，而大成员不断向网络贡献先进的设备、技术等各类有形和无形的资源，而未从网络中得到与贡献相匹配的收益，此时的网络也处于不稳定的状态。而小型成员的收益 $k_{12}(\beta-1) > 0$，则要满足 $\beta > 1$，即小型成员在网络中自身的适应性要相对较大，才能促进自身的快速发展，从而为对方增加收益，推动网络向稳定方向发展。

第三，进入成熟阶段后，双方均能在彼此竞争和合作中获得一定程度的收益。满足 $k_{12} > 0$，$k_{21} > 0$，也就是在竞争和合作的综合作用下，综合影响系数为正，即合作带来的促进作用大于竞争带来的阻滞作用。除此之外，$k_{12}k_{21}k_1k_2 < 1$，因为 $k_{12} > 1$ 且 $k_2 > 1$，则有 $k_{12}k_{21} < 1$，又因为在非对称型互惠共生模式下双方对彼此的影响程度有较大差别，因此 k_{12} 与 k_{21} 可以近似认为是互补的，即两个共生单元对对方的依赖程度是呈反向增长的关系。

10.4 远程医疗网络的动态更新机制

10.4.1 动态更新的界定

在远程医疗服务网络中，其动态性和稳定性具有辩证关系，既对立又同一。远程医疗服务网络在运动变化中寻求平衡，其内部成员关系、组织模式、管理机制等也在不断地动态更新，导致这种动态更新的原因，我们称之为网络的不稳定因素，其影响变量如图 10-4 所示。远程医疗服务网络主体由不同的医院、网络服务商、硬件供应商等多个企业或机构组成，他们以契约或协议的方式构成合作关系。多个个体处于一个有机的整体中，其内部的协作和外部的发展必然会有一些摩擦和冲突，在不断的磨合、调整、管理、控制中，整个网络处于动态更新，最终发展为平衡的状态。

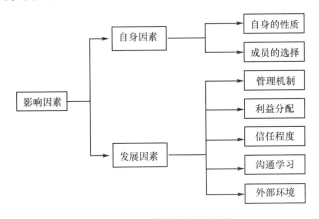

图 10-4 网络的不稳定因素

（1）自身因素

自身因素指远程医疗服务网络自身的组成和类型产生的影响因素，主要包括成员的选择和自身的性质。

1）成员的选择：网络成员是组成网络的最基本因素，直接影响网络的稳定与更新的状态。在选择成员时主要考虑两个方面：第一，成员的核心竞争力。成员之间的核心能力需要相互匹配和融合，在组成网络后才能发挥协同效应，达到"1+1 > 2"的效果。第二，企业文化的差异。企业文化代表了一个团队的"精气神"，这也决定了企业在组织架构、战略决策、运营管理等方面的行为偏好。如果"脾气"不和，企业文化差异过大，不利于网络的稳定发展。

2）自身的性质：从成员间合作与竞争的关系来看，网络自身的性质可分为四种：合作为主没有竞争、合作为主并有少量竞争、竞争为主并有少量合作、竞争为主没有合作。远程医疗服务网络成员之间以合作为主，协作医院间存在少许的竞争关系，网络的这种性质决定了未来发展中的一些关键因素。

（2）发展因素

1）管理机制：任何组织的发展都离不开科学的管理，完善的管理机制和有效的管理方法可以使网络健康、稳定地发展。如果管理出了问题，会导致网络内部的阻力增大，直接影响网络的稳定性。

2）利益分配：是价值创造之后的重要内容，涉及很多项目，如专利权等。一项新产品中要包含许多个专利和专有技术，网络成员间可以转让得到的专利权、专有技术及自己创造出来的专利权和专有技术，可根据合同或协议规定办理；如无规定，可以根据相关法律处理。

3）沟通学习：面对外在环境的机遇和挑战，网络内部成员必须做出积极的调整以解决不断发生的问题，这要求成员间需要有良好的沟通。如果沟通不畅，信息流受阻，会增加网络内部的阻力，从而影响网络的稳定。良好的沟通是组织学习的基础，学习型组织的理念可以使网络增强应对外界机遇和挑战的能力。近几年，"互联网+"的概念普遍运用在各个行业，医疗手段和网络技术的革新也为远程医疗服务网络的发展带来新的活力，不断变化的市场环境要求网络要想得到稳定发展，成员间必须具备良好的沟通能力和学习能力。

4）外部环境：网络外部环境主要包括经济环境、技术环境、政治与法律环境、社会文化环境、人口环境和自然环境。经济环境因素是指网络及其成员企业所在国家资本市场的健康程度和网络的资金来源。市场的稳定和消费者的支付能力决定了网络的生存和发展状况。技术环境因素是网络发展的决定性因素，技术的改革和创新为网络的稳定注入新鲜血液。在激烈的市场竞争中，技术因素一定程度上代表了网络整体的核心竞争力。如果技术过于老旧，会直接导致网络的滞后，从而导致失败。政治与法律环境因素是那些能够强制和影响社会上各种组织和个人的政府干预、法律法规等。政府作为公共事业的主管部门，出于宏观考虑或其他目的对远程医疗服务网络实行强制的行政干预手段，从而影响网络的稳定性。人口环境因素可看作网络所在的市场环境，远程医疗服务网络致力于解决人口压力下医疗资源分配不均的问题，人口的压力和市场的需要促使网络为了迎合需求、解决问题，做出相应的决策转变。自然环境因素主要指由于地震、台风、海啸等自然灾害所带来的不可抗力对网络稳定性产生的影响。

由于网络存在以上种种不稳定因素，因此需制定出相关的动态更新机制来维护网络的稳定发展，包括合作竞争机制、信任机制、学习机制、激励机制、约束机制、预警机制、退出机制。

10.4.2　合作竞争机制

远程医疗服务网络是开放体系中的一个系统，作为系统本身，网络有自己的稳定性，这就是成员之间的合作；但同时，网络成员在市场上又存在一定的竞争关系，因此远程医疗服务网络更强调竞争中的合作。

博弈论中多方合作对策的提出是建立在处理利益分配问题的基础上，当一个问题或一件事情需要多方合作来共同解决时，有可能导致各方相互合作，以期望达到多赢及利益最大化，即帕累托最优，远程医疗服务网络是为了实现共同利益最大化的有效选择。

要在远程医疗服务网络成员中建立良性的竞争合作机制，形成互相帮助、共同提高的氛围。建立网络的合作竞争机制可以有效防止因过度竞争而使伙伴蒙受损失，同时可以通过合作增加各自的成员优势，对抗外部风险和竞争。

建立合作竞争机制就是让网络伙伴认识到，合作与竞争在远程医疗服务网络的全过程中始终相互交织、同时进行，从而正确处理彼此利益冲突，采取有利于网络稳定的方式进行运作，避免不必要的损失。

10.4.3　信任机制

信任机制是远程医疗服务网络成功运作和发展必不可少的润滑剂，是组织学习及激励机制的基础。为了在远程医疗服务网络内部建立可靠的信任机制，一般而言，可以从以下两方面来考虑建立远程医疗服务网络成员信任机制：

第一，建立网络内部信任的评审体系。在选择合作伙伴、缔结网络，以及在网络以后的运作过程中，必须通过一套经常性的、持续的内部评估审核分析体系对每一个合作伙伴做出科学评价。因此，在建立网络前，需要全面分析潜在合作伙伴的各个方面，并确定其是真正适合自己的合作伙伴，在明确知道自己需要什么样的合作伙伴之后，与其结成的网络才有可能达到预期的成功。

第二，建立信任的产生机制。网络成员间的信任是网络各成员确信其他伙伴成员在交易中不会利用自己的弱点获利的一种自信心。要建立网络成员间的相互信任关系，首先要建立能够促进相互信任的产生机制。这种机制的建立在一定程序或制度上能够确保网络合作伙伴间良性的信任关系，促进其发展。

要制定远程医疗服务网络的行为规范及相关规章制度，明确和细化各个成员的责任、义务及权利。网络成员间的信任关系的发展遵循一条循环往复、螺旋上升的路径。因此，管理人员在设计和建设网络过程中必须鉴别和遴选各种形式的特性和功能，保证信任产生机制与网络属性和要求相互吻合、相互适应，通过建立相互信任产生机制来确保整个网络形成协同效应。

10.4.4　学习机制

学习行为必须始终贯穿远程医疗服务网络的发展道路。只有建立学习机制，才能在不断地学习过程中实现认识上的统一，从而使各个网络成员建立信任，缩小差距，增强网络稳定性。

彼得·圣吉的《第五项修炼》认为，战略管理的最终目的是动态适应环境的变化，而组织学习就是适应环境变化的有效方法，对于成员的成败兴衰具有举足轻重的影响。在信息社会和知识经济时代，组织学习变得尤为重要。该书提出了学习型组织所必须具备的五项修炼：自我超越、改善心智模式、建立共同愿望、团队学习和系统思考。其中，系统思考贯穿其他四项修炼的全过程，它将其他四项修炼整合成一体。对组织来讲，单独进行某项修炼并不难，但这并没有多少意义，必须把这五项修炼结合在一起进行，才有可能建成一个学习型的组织。

10.4.5　激励机制

在管理学特别是组织行为学中对激励有过专门的阐述，建立激励机制的直接目的是为了调动网络成员的积极性，最终同时实现网络成员个体目标与网络的整体目标、个体利益和网络整体利益的一致。网络成员激励机制的构建，能保证远程医疗服务网络的稳定性和动态性，增加网络的整体效益。但网络成员作为一个整体，并不是单个成员的简单叠加。网络管理作为一种全新的管理思想，其激励机制有其自身的特点。从一般意义上讲，激励机制的内容包括三部分：激励主体和客体、激励目标及激励方式。

激励主体是指激励者，激励客体是指被激励者，也就是激励的对象。在远程医疗服务网络激励机制中，激励对象（主体和客体）主要是指网络成员，包括每个成员内部的管理人员和员工。

激励机制的目标就是使网络成员个体从自身利益最大化出发，获得最大的效用，同时又能使得网络整体绩效最优，最终公平、合理地分配网络的总利润。网络组织目标既是指引网络成员个体努力的方向，也是考核网络成员工作绩效的标准，更是网络成员达到个体目标的选择。因此，目标设置和实施过程中，需与网络成员的工作绩效相衔接，目标设置应细化明确、尽可能量化、突出网络整体性、能充分激发网络成员的积极性。

激励方式是激励的手段，通常有物质的激励，如工资、奖品等；非物质的激励，如职位、荣誉等。

10.4.6　约束机制

网络建立后，网络成员在追求自身利益最大化时，常常会受到机会主义的诱惑而可能破坏网络的约定，从而使自己的收益增加，因此在合作中又存在冲突。在达到均衡情况下，成员经常面临进退两难的境地。类似地，这些成员也面临着两个选择：遵守网络约定与违背网络约定。

基于人性的弱点或非理性，网络伙伴要在网络合理的范围和期限内信守承诺，必须有一个约束机制在其中发挥作用，此机制不仅可以保护弱伙伴，同时也可以有效保护相对强势伙伴的利益不受损失。

成员网络本身的战略性决定了它对置身其中的成员将产生深远的影响，因此成员在网络目标的整个规划及实施的过程中要集中分析，解决瓶颈环节，进行网络整体优化，保证能够最终实现网络目标。可从以下几方面着手约束网络成员的机会主义行为。

首先，提高网络成员的辨识能力。网络成员通过识别对方并记住互相接触的历史，对合作的持续性是必要的，通过回报遵守约定者，惩罚背叛者，使得基于回报遵守约定的成员能够收益而机会主义行为不会得到更多的收益，这是对遵守约定的一个激励措施。

其次，增大网络成员对未来收益的期望值。这样会加大网络成员采取其他策略的风险代价和机会成本，进而实现集体的稳定性。

第三，增大未来的影响。如果未来相对于现在是足够重要的，网络合作将是稳定的，对于看重未来利益的网络成员也愿意选择遵守约定。因为每个网络成员都可以用隐含的报复来威胁对方，而且由于各方持续接触足够长，使得这种威胁能够奏效，在这种情况下，网络成员间更愿意遵守协定，而不是违约。

第四，改变收益值。收益结构的变化能够改变参与方之间的相互作用，从而改变"囚徒困境"的情况。如果收益值改变了，就可以从不稳定的远程医疗服务网络转变为稳定的远程医疗服务网络，网络成员都会遵守约定而非违约。

第五，掌握促进合作的准则与技能。在社会和经济关系中，促进网络稳定的一个较好的办法是关心他人的利益。此外，适时地给予遵守约定方回报是巩固网络的有效途径。坚持公平是许多基于回报策略的基本特征，这种策略不仅帮助自己，也通过使损人利己的策略难以存在来帮助别人。由于确保了对试图不遵守约定的惩罚，那些违约的策略就得不到好处。所以一个基于回报的策略能让对方从共同遵守约定得到奖励，从而实现网络的自我控制，增强网络的稳定性。

第六，使网络内决策的程序公平。在知识经济时代，远程医疗服务网络面临的核心挑战是如何获得网络成员积极、自愿地合作。当人们感到网络中的战略决策程序公平时，他们在信任和承诺态度的基础上显示出高度的自愿遵守约定。相反，当他们觉得程序不公平时，他们就用隐藏思想、拖延构思和违背约定来拒绝合作。

最后，通过理论导向，促使网络成员建立起积极合作意识，使他们互相关心，实现利益共享，从而增大收益的效用值。

10.4.7　预警机制

正是由于网络面临诸多风险，成功率不高，才使得建立预警机制成为必要。加入网络的各成员动机不同，并且彼此也很难认清对方的真实目的。网络面临的危险之一是网络伙伴的选择失误：网络一方把合作纳入他们的全球战略，并且投入大量的资源和精力，而其网络伙伴却突然要求退出，从而使其陷入进退维谷的境地。危险之二是网络整体存在风险和威胁。所以，内外部风险随时可以破坏网络的存在，必须建立预警机制，将风险降到最低。

所谓预警，即重点在于预防，可以通过对欲加入网络的成员进行测试，将目的不纯、对网络整体贡献不大、可控性差的成员排除在外，从而保证网络稳定。

可以利用利益评价模型对合作伙伴进行评价：① KMRW 模型（声誉模型）：用以探讨所谓强网络伙伴与弱网络伙伴的稳定性概率，以此来预警，以便使网络各方更好地进行合作。②采用 AHK 方法评选打分：以五分制作为评价标准，将网络伙伴得分≤ 3 的称为弱网络伙伴，得分＞ 3 的称为强网络伙伴。

预警的另一个方面就是报警。在网络成员出现某种迹象时，如突然缩小投入、变换主要人员、战略重大调整等，都预示着此伙伴的退出行为，其他伙伴就要根据情况进行联合行动，力保网络稳定，维护共同利益。

10.4.8　退出机制

有限理性使得网络各方既不可能把与合作相关的全部信息写到协议中去，也无法准确预测将来出现的不确定性因素对网络的影响；由于网络涉及的对象和时间较为复杂，不确定性的存在使得协议成本大大增加，在网络成员认为履行协议及解决将来出现的不确定事件需要的成本高于解决问题和继续履行协议所带来的收益时，协议可能会失效，网络也会随之走向解体。事先准备好解散方案，可以使网络各方事先意识到网络中止并不是一种潜在的灾难，为网络的解散做好客观准备。

当网络各方根据协议的相关条款或重新商讨网络的解体事宜时，成员网络此阶段的核心问题是利益、风险最终分配实施。利益的最终分配也是成员网络目标的实现，关系到所有成员的切身利益。这里的利益既包括货币、实物，也包括专利权、商标权、专有技术等知识产权。如果网络运营失败，各成员要进行风险的分担，主要是分担成本和费用。利益、风险的分配主要是根据网络成立时签订的合同及运营过程中签署的若干补充协议的规定进行，有时需要协商解决。

本章小结

本章首先基于价值链界定出远程医疗服务价值网络的定义，深入分析了远程医疗服务网络中的价值链条及利益构成。然后从博弈论的视角讨论在一次博弈和多次博弈下远程医疗服务网络中各个角色的利益所得，从而判定网络的稳定性。继而根据网络共生理念阐述远程医疗服务网络的共生单元、共生模式、共生环境及其模型特征。最后总结出远程医疗服务网络动态性的合作竞争机制、信任机制、学习机制、激励机制、约束机制、预警机制、退出机制。

参考文献

陈郁 . 2006. 企业制度与市场组织——交易费用经济学文选 [C]. 上海人民出版社
黄琳 . 2003. 稳定性与鲁棒性的理论基础 [M]. 北京：科学出版社
蒋琰 .2005. 基于关系的资源配置：企业价值网络 [J]. 预测，24（2）25-28.
李海舰，冯丽 . 2004. 企业价值来源及其理论研究 [J]. 中国工业经济，（3）：52-64.
李海舰，原磊 . 2005. 论无边界企业 [J]. 中国工业经济，（4）：94-102.
浦贵阳 . 2014. 价值网络对创新绩效的作用机制研究 [D]. 浙江大学博士论文，12.
孙立宏 . 2012. 电信价值网络知识转移机制研究 [D]. 吉林大学博士论文，（6）.
孙儒泳，李庆芬，牛翠娟，等 . 2000. 生态学 [M]. 北京：科学出版社
王伟 . 2005. 基于企业基因重组理论的价值网络构建研究 [J]. 中国工业经济，（2）：58-65.
徐岩，胡斌，钱任，等 . 2011. 基于随机演化博弈的战略联盟稳定性分析和仿真 [J]. 系统工程理论与实践，31（5）：920-926.
周煊 . 2005. 企业价值网络竞争优势研究 [J]. 中国工程经济，（5）：112-118.
Nash JF. 1950. Equilibrium points in N-person games[J]. Proc Natl Acad Sci USA, 36（1）：18-19.
Lloyd S Shapley，Martin Shubik. 1969. On market games[J]. Journal of Economic Theory, 1（1）：9-25.

第*11*章
远程医疗服务的支撑体系

11.1　远程医疗系统运行制度建设的必要性与作用分析

制度的含义是要求各方共同遵守的办事规程或行动准则，是实现某种功能和特定目标的社会组织乃至整个社会的一系列规范体系。任何组织的存在一定是为了某个目的，这个目的分摊到组织中的每个人身上，必定能细分成很小的目标。本来组织只有一个大目的，这些小目标的存在和实现也是为了最终推向这个大目标的实现。这些目标不尽相同，而且实现小目标的工作也不同，每个人也不同，这就会出现一个问题，人们可能会因为这些不同导致整个组织不能系统有效地运作，各自为阵，眼中只有自己部门的利益，不去考虑整个组织的协调。所以在整个组织内建立一套标准的制度，而且是对整个组织成员有效的制度，让人们有一套标准的规范作依据是至关重要的。另外，任何人都是趋利避害的，在没有外在力量制约的时候，很难做到从组织大目标的全局出发牺牲自己的利益来成全组织的成功，此时制度就可以起到威慑强制作用，使成员们遵守制度以达成整个组织的成功。

因此，制度的出现究其原因，一是组织中小目标实现与大目标之间存在现实的矛盾，良好的制度起到化解润滑的作用，让组织中的协同效应达到最大化；二是解决了个人利益在整个组织中如何合理地制约以达到整个组织成功的问题。

11.1.1　远程医疗系统制度建设的必要性

基于数据平台的远程医疗系统是伴随我国医疗资源分布不均的现状应运而生的。随着近几年的快速发展，远程医疗市场不断扩大，涉及的范围越来越广，面对的对象也越来越复杂，需要解决的问题也愈加的棘手。远程医疗是集远程通信技术、信息技术和医疗保健技术等高科技技术于一身，形成的医疗、教育、科研、信息一体化的网络体系，用作远程音视频的传输和临床信息采集、存储、查询、比较、显示及共享。相较于传统医疗而言，远程医疗不能实现面对面实时地管理和指导，加之涉及的主体不尽相同，要达到良好持续地运行就要面临重重困难和阻碍，很难进行协调。因此，需要一个各方能够共同遵守的制度来指导和规范远程医疗系统的建设和运营。这套制度要在保证系统良好、持续运行的基础上满足各个方面的实际需求。主要表现在以下几个方面。

（1）远程医疗行业发展需要远程医疗系统制度的建设

虽然我国远程医疗的发展取得了一定的成绩，但由于我国远程医疗起步较晚，远程医疗水平不高且较单一，尚处于开发应用的初期阶段，在发展过程中也面临着一些困难。目前，我国远程医疗还处于一种无统一规划、缺少协调生产局面的状态。这些客观事实迫切需要我国尽快建立和健全行之有效的管理制度，通过强制手段规范远程医疗市场行为，平衡行业中利益分配，灵活协调远程医疗行业内机构，为远程医疗的发展提供一个公平的机制。

（2）医疗科技成果转化应用需要远程医疗系统制度的建设

远程医疗系统制度为远程医疗科研营造了良好环境，有利于远程医疗研究成果转化应用，实现软件系统和硬件设备随着技术的改进而更新换代。我国医疗科技成果转化应用率较低，致使有些很有市场前景的成果不能及时推广、使其不能创造出应有的经济效益和社会效益。究其原因，一是目前国内医疗科技市场发育尚未成熟，医疗科技成果有市无场，无处进行交易；二是缺少规范、专业化的市场中介服务组织，运用市场的手段使医疗科技成果及时产业化；三是缺少鼓励应用新技术、新成果方面的政策和措施；四是医疗机构观念有待转变，要接受花钱买科技成果的事实，因为市场上没有"免费的午餐"。但是，远程医疗行业与整个医疗行业也是有区别的，它是一个独立的体系，内部包括相关行业组织、中心、分中心等层级明确的各个合作单位，科研成果比较丰富，可以利用远程医疗系统制度，通过行政手段将研究成果在整个体系里付诸实施，并且能很快得到收效。

（3）各医疗合作机构职责的界定需要远程医疗系统制度的建设

远程医疗系统本身就包含了不同的医疗合作机构，各合作机构之间在空间上是分离的，没有行政上的领导与被领导关系，它们之间的合作依靠的是上级医院良好的信誉和资质，没有明显的上下级划分。虽然医疗机构在资质上有等级划分，但其与行政部门之间的等级有根本性的不同，它的这种等级缺乏强制性，没有威慑力，一些指令难以得到落实。这种强制性缺乏的根本原因是由于医疗机构之间职责不明确，相关的法律法规也没有进行界定，很容易造成机构之间的推诿。而建立远程医疗系统制度，可以在制度内明确各医疗机构的职责，界定清楚上下级之间的关系，各医疗机构的职责边缘比较明显，各医疗机构各司其职，使远程医疗工作井然有序地开展。

（4）远程医疗业务的顺利开展需要远程医疗系统制度的建设

远程医疗包括远程会诊、远程专科诊断、远程医学继续教育、远程信息资源共享、远程重症监护、远程健康管理等业务，各项业务的开展需要软硬件配备、人员配备等各个环节工作的落实，在实际执行中这些方面都是细小而琐碎的，稍有疏忽就会给整个过程带来或大或小的阻碍甚至损失。在远程医疗系统制度中，除了对各合作医疗机构有明确的资质要求外，还规定了开展远程医疗所要具备的各种条件，以及开展各项业务的流程和应遵守的义务和责任，并且制度中还有相应的应急处理预案，在一定程度上能够保证远程医疗相关业务的顺利开展。

11.1.2　远程医疗系统制度的作用

远程医疗系统制度对于远程医疗行业最重要或最基本的作用在于，通过规则和规范限定了远程医疗领域内各组织和个体行动的范围，从而给各医疗机构的远程医疗服务活动带来了某种秩序。另一个重要的作用在于，它具有一定的绵力，为系统高效地运行提供了保障。具体的内容主要包括以下几个方面。

（1）远程医疗系统制度有助于远程医疗行业内各主体行为的规范

远程医疗系统制度对远程医疗行业的战略指导性作用是毋庸置疑的，同时它也规范着行业内部的各种现象和行为。行业不同于组织或个人，是一个抽象的空间范围，具有很强的不稳定性，很难操控，制定一套普遍认可和遵守的制度是不可或缺的。按照制度的规定，在准入阶段对医疗机构的资质要严格审核，保证门槛无漏洞；在管理阶段，定期或不定期地对医疗机构或在医疗机构内部进行审查和抽查，对出现问题的及时做相应的处理，同时也保护了行业的整体形象。

（2）远程医疗系统制度有助于促进医疗机构之间的合作，改善医疗服务水平不平衡的状况

远程医疗系统制度划分了合作机构的管理范围和职责权限，是上级医疗机构支援基层医疗机构的硬性保障，有利于医疗机构之间的合作。在合作的过程中，上级医疗机构通过远程医疗业务，如以远程会诊、远程培训、远程教育等形式把优质的医疗资源"传播"给基层医疗机构，长此以往，对于区域内医疗服务水平不平衡状况的改善起到推动作用。

（3）远程医疗系统制度具有激励和处罚作用

任何一种规则都包含赏罚机制，远程医疗系统制度也不例外。制度对相关主体的行为都有相应的奖惩规则，符合规则的行为得到奖励，而违反规则的行为将受到惩罚。这样，符合规则的行为得到强化，不符合规则的行为受到制裁。这实际上也是制度发挥其作用的一种方式。主体对规则建立的激励和惩罚做出反应，制度通过这种方法来塑造主体的行为。

总之，随着远程医疗系统的不断发展、更新和完善，远程医疗系统制度要立足于我国远程医疗行业的实际情况，从实践中汲取经验，同时借鉴国外远程医疗的先进经验，从改进我国远程医疗的现状及完善治理的角度出发，既要遵循适当的前瞻性与发展性，也要考虑现实的稳定性与可操作性，为远程医疗的发展做好制度上的铺垫。

11.2　远程医疗发展的法律伦理与政策障碍及化解

11.2.1　我国远程医疗发展的法律伦理限制

与传统医疗行为不同，远程医疗的发展与实行既要遵循我国现行的医疗法规，面临现行医疗法规进一步健全的问题，又有自身特有的法律问题。这不但是由远程医疗自身的技术特性和运行模式决定的，也是由现行政策和医疗伦理造成的。接下来从发展并实行远程医疗的各个阶段，分别从技术、政策及医疗伦理几个方面来研究我国远程医疗发展的法律限制问题，如图 11-1 所示。

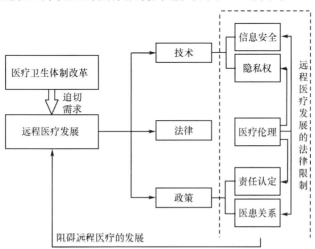

图 11-1　我国远程医疗发展的法律限制

（1）信息安全问题：远程医疗信息数据传输与服务的安全隐患

远程医疗的核心是基于信息和网络技术的远距离医学信息传输和服务，在远程医疗平台建立的过程中，医疗机构将医疗内部信息系统（远程医疗信息系统）的开发外包给专业机构，在这个过程中，缺乏对技术人员及访问范围的有效管控，从而给信息安全留下漏洞，为不法分子窃取医疗信息留下了可乘之机。在远程医疗平台运行过程中，信息终端与数据接口缺乏规范，平台使用方也不注重对平台信息网络的安全防护，网络容易被黑客攻击或受到病毒感染，这些信息安全隐患在区域性协同医疗快速发展的今天，所造成的危害和损失成几级数放大，将会严重影响医疗机构的运行和患者的就医。在远程医疗信息平台的运行及维护过程中，网络的协同化和信息的共享将会带来信息安全隐患，尤其是在我国，很多医疗机构缺乏有效的安全保护措施和审核机制，医疗机构自身存在着谋取不当利益而导致的核心信息数据外泄与核心账号滥用、业务数据被非法读取的风险。

（2）隐私权问题：远程医疗机构对患者隐私权的侵害

电子病历的推广与使用是远程医疗技术发展的重要一环，电子病历涉及患者信息数据的采集、存储、传输、处理和利用，隐私不受侵犯不仅是管理上的难题，更是法律上的重大难题。这主要表现在：

第一，在远程医疗服务中，电子病历信息在医疗机构之间的传输越来越普遍。黑客攻击或病毒侵袭造成患者隐私泄露，患者资料在网络上被恶意捕获会被多次使用或传播而造成患者隐私的公开，侵犯患者的隐私权。

第二，对操作人员权限设置不规范也会导致对患者隐私权的侵害。根据我国相关法律法规的规定（《中华人民共和国执业医师法》《病历书写基本规范》《医疗机构管理条例》等），在电子病历系统的应用中医护人员有着不同的密码控制和权限设置，主要表现在护士长有重整医嘱的权限、上级医师有修改下级医师病历的权限等。如果对远程医疗机构的操作人员权限设置不规范，会使病人的信息遭到泄露，从而侵害患者的隐私权。

第三，远程医疗的医务人员保护患者隐私权意识淡薄，亟待加强。根据《中华人民共和国执业医师法》的相关规定"医生在执业活动中应关心、爱护、尊重患者，保护患者的隐私"。无论是通过电子病历还是通过远程医疗而获取患者隐私，医务人员均不能将其擅自泄露（保护个人医疗数据库"密码"的意识不够，随意将自己的电子签名借于他人等），这是其法定义务。目前在远程医疗领域，我国医疗机构的工作人员的法律意识缺乏及权利、义务不明确都将会造成患者个人信息与隐私的泄露，侵害患者隐私权。

（3）责任问题：远程医疗的责任认定和责任承担

远程医疗活动涉及患者、远程端医生、求诊端医生三方。目前，我国对这三者的法律关系没有十分明确的界定，在远程诊治中表现尤为明显。一方面，法律责任界定笼统，不够合理。在远程诊疗实行过程中，远程端医务人员主要起咨询和指导作用，而主要的法律责任却由求诊端医生来承担，使得求诊端医生很有可能不接受或是不敢接受远程端医生的指导结果，耽误了患者的诊治，影响了远程诊疗的效果；另一方面，对于远程医疗过程中出现的医疗事故的责任认定不明确。在现阶段，我国还没有出台任何法律制约求诊端与远程端及在他们之间进行信息传输的电信运营商，一旦出现诸如信息传输中的失误、医疗信息不全或信息本身的失误、远程端医生咨询诊断的失误、电信网络通信中断等造成不应有的医疗事故时，其中的责任难以认定；再者，电子病历在作为司法机关认定责任的重要依据时仍缺乏法律效力。电子病历在法律上的有效性尚未得到广泛认可，相关立法严重滞后。

（4）医患关系问题：远程医疗医患关系出现新特征

传统医疗中的医患关系紧张状况在远程医疗中仍然存在。当前，我国制定的医疗保障的相关法律法规一定程度上保障了患者的权益，但存在着一些不合理的地方，由此使得当前紧张的医患关系变得更加严重，这在远程医疗的医患关系中表现尤甚。例如，《最高人民法院关于民事诉讼证据的若干规定》第 4 条规定将"举证责任倒置"制度适用到因医疗事故而造成的医疗纠纷中，规定由医疗机构承担举证责任以说明医疗事故与医疗行为无关，这一制度间接地导致了医疗机构采取消极保守治疗来进行自卫、对患者进行多余的检查，甚至拒绝对某些可能会产生医疗纠纷隐患的患者进行远程诊疗。诸如此类违背法律初衷的规定不在少数。

远程医疗的医患关系也具有自身的一些新特征。首先，远程医疗的医患关系具有夸契约性。对于不在一个地方的医生和患者如何在产生医疗纠纷后举证，比如患者举证证明医生为事故主要责任方，而医生做相关"举证责任倒置"等，都不同于传统医疗纠纷。同时需要相关法规建立一个固定的标准来解决诸如一次远程医疗是否可以成为建立医患关系的条件，而此条件是否包括建立远程医疗过程中的相关多媒体、网络信息。其次，远程医疗的医患关系具有跨地域性。当一个地区的医生对另一地区的患者施行较为复杂的诊疗时，需要创立明确的法律界限来确定远程医疗活动中不同地区的参与方所应承担的相关责任。尤其是在当前，全国各地存在着明显的法规差异与地方保护，这种跨地域性会对远程医疗医患关系的协调造成一定的困难。再者，远程医疗的医患关系具有跨时间性。在传统的医疗活动中，患者与医生是直接的、面对面的沟通交流，这能够保证沟通时间上的一致性，患者可以尽可能地行使自己的知情权。但在远程医疗活动中，因空间的不一致而导致的交流沟通的不一致，患者的知情权无法充分保障，而医生也不一定能够充分了解患者的情况，这便容易造成医疗纠纷。

（5）医疗伦理问题：远程医疗的伦理缺失

与传统医疗类似，医生的医德医风在远程医疗行业中起着重要的作用。这不仅是由医疗机构的医生自身道德观念和职业水准的缺失造成的，也是因为我国相关医疗保障的政策法规不健全。虽然我国医疗卫生体制的每一次改革的初衷都是健全医疗保障制度，但政府对医疗的财政拨款仅占 GDP 的 1%～2%，与发达国家的 6%～8% 相差甚远。这就造成了公立医院的市场参与者属性，医院不得不开展"以药养医、以检养医"，通过高额的医药费和诊疗费来维持医院自身的正常运营，随之便产生了各种医疗机构的腐败现象。

虚假医疗信息的充斥是远程医疗行业伦理缺失的另一表现。医疗信息的质量始终是医疗行业的重中之重，这关系到患者的生命健康。随着信息技术的发展，虚假的医疗信息对远程医疗行业的发展产生巨大的负面影响，包括带有欺诈性、完全虚假的"名医"诊疗信息；言过其实，夸大疗效的医疗广告信息；利用专家、影视明星做宣传甚至假患者现身说法来招揽患者等行为。

11.2.2　法规与伦理限制的化解之策

（1）加强对患者隐私的保护：做好远程医疗平台的信息安全管理，
　　　 明确电子病历法律效力

从做好远程医疗平台的信息安全管理来加强对患者隐私的保护。严格做好对患者的会诊意见、电子病历及远程对话的影像信息的保密工作，并采用身份认证机制、信息备份机制与数据加密机制等安全措施。会诊资料数据库由专人管理，不对当事人以外的任何个人和医疗机构开放，健全远程会诊资料的安全保密管理措施，并加强远程医学从业人员的责任感。远程医疗机构的技术人员应该开发完善的信息网络系统，保证信息的传递无误，保护信息数据安全和患者隐私。医院远程医疗网络中心应安装相应的杀毒软件与防火墙，通过对信息流的实时监控来确保远程会诊的顺利开展。同时，借鉴国外先进经验，完善远程医疗信息安全立法，在医疗信息的应用和信息安全上达到一种平衡。明确电子病历法律效力，保护患者隐私。通过立法来确保符合要求的电子病历在医疗纠纷诉讼中可以起到与纸质病历同等的举证效力。

（2）明确医疗责任和法律关系：完善远程医疗法律法规

首先，在出现远程医疗事故后，明确患者、远程端医生、求诊端医生各方责任是必要的。在远程会诊中，远程端医生只作为咨询方，承担咨询和顾问的义务，求诊端医生与患者构成医患关系，承担远程医疗事故的全部责任。在远程诊治中，远程端医生与求诊端医生二者应共同就医疗事故承担责任。当然，有些医疗事故的责任是在患者一方，比如隐瞒自己的病情或是不积极配合治疗等，这时候法律责任应该归患者来承担。在确定责任时应采取公平公正的原则。

其次，需要明确远程医疗中的法律关系。远程医疗中，明确患者与求诊端医生、求诊端医生与远程端医生、患者与远程端医生间的法律关系是必要的。患者与求诊端是一种典型的医患关系，而求诊端医生与远程端医生则分为远程会诊中的咨询关系和远程诊疗中的协作关系。在远程诊治实行的情况下，患者与远程端医生的关系是一种医患关系，否则他们之间没有法律关系。

根据前面对法律限制的介绍，从法律关系、法律责任、远程医疗信息安全等方面制定出一套完善的法律法规，完善我国的远程医疗法律建设，如图 11-2 所示。

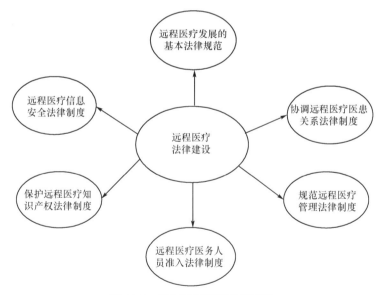

图 11-2　我国远程医疗法律建设

（3）协调医患关系：规范远程医疗服务

首先，根据《医师外出会诊管理暂行规定》来办理一般的远程医疗服务中发生的医疗纠纷，主要由求诊端医疗机构负责。但是，对于远程诊疗中远程实时操作，这显然是远程端的医疗行为，远程端医疗机构如果也存在责任，这时，医疗事故过失不应该仅让求诊端来负责。同时，远程端医疗机构和求诊端医疗机构在开展远程医疗之前（医疗行为发生之前）签订协议，明确双方的权利和义务，从而在出现医疗事故过后，达到责任自负，按照合同处理。强化远程医疗机构的责任概念，规范远程医疗服务。另一方面，建立并完善有关协调医患关系的法律法规制度，包括医疗纠纷的代替性解决制度、强制性信息披露制度、医疗事故鉴定制度等，从而协调远程医疗的医患关系，为缓解当前的医患矛盾提供法律支持，促进远程医疗服务的规范化和法制化。

（4）规范远程医疗管理：建立远程医疗专家委员会

面对医德医风的缺失，如何保证远程医疗的质量，远程端专家的入选及管理成为远程医疗服务的关键问题之一。在当前远程医疗相关法律不健全的情况下，建立远程医疗专家委员会，组成一个行业内认可、具有一定口碑的专家构成的委员会来管理远程端医务人员的认定和入选资格、判定远程医疗事故及监督远程医疗质量，从而规范远程医疗的管理，保障远程医疗的发展。同时，应制定相应的管理规范。首先，提高远程医疗的诊治质量，求诊端医生要全面提供详细的患者信息（包括清晰的图像和详细的电子病历信息），对于患者的信息做到诚实、客观、不遗漏。其次，参与远程医疗的医务人员，无论是远程端还是求诊端，都要提高自身的业务水平，对待患者认真负责，提高自身的医德医风，只有这样才能提高远程医疗的质量，增加患者和社会对远程医疗的信任，解决远程医疗中伦理缺失的问题。

11.2.3 我国远程医疗发展的政策限制

作为一种医疗服务模式，远程医疗与传统医疗模式存在显著不同，主要表现在两方面：一是打破了时间和空间的限制，没有了本地面对面的交流；二是需要计算机设备和网络的支持，增加了诸多不确定因素。仅依靠现行的传统医疗管理制度难以维持远程医疗的继续运行。问题主要在以下几个方面。

（1）科技政策支持不足

1）技术发展缓慢：开展远程医疗不仅需要通信网络、多媒体视频、虚拟现实等技术支持，而且还要用到许多特种设备。虽然我国相关技术有所发展，但缺乏创新，在实际运用中还存在局限，如在远程医疗手术实施中起关键作用的生物医学信号处理技术和微传感器技术还不成熟，对应的虚拟现实及微电机技术等还不能把远程医疗手术带出实验室。对于家庭远程医疗服务来说，缺少简单、易操作、检测精确的远程医疗诊断终端，虽然有一些易携带的血糖仪、心电图机等设备，但是项目单一、检测精度低，无法满足多项目检测需求。

2）没有实现技术扩散：目前国内还没有统一的远程医疗技术标准，缺乏技术上的规范，影响远程医疗技术与知识的共享，造成重复研发，医疗资源浪费现象严重。医疗单位之间软件系统和通讯信道不统一、临床数据资料格式不一致、数据内容不能相互匹配、不能共享患者信息。用于检测的仪器、试剂在不同级别的医院之间操作标准不一导致远程医疗双方医师对对方提出的各项检查信息不能正确理解，容易造成误诊。远程医疗没有明确的行业规范，应用软件功能和性能差距很大，工作流程不规范，医疗临床信息格式不统一，都阻碍了远程医疗的普及和发展。

3）远程医疗网络系统不稳定：远程医疗稳定、可控、对称的网络带宽是综合应用的基本保证，远程医疗网络在偏远地区的覆盖率还存在一定的不足，开展远程医疗所使用的软件功能和性能差距很大，不同网络之间都存在或多或少的差异，使用的操作系统并不统一，限制了会诊软件的安装和使用，软件的稳定性没有经过严格的测试，某些远程医疗功能不能正常使用，加上会诊专家的水平参差不齐、设备的稳定性受到影响，因此急需跨平台的远程会诊系统。

（2）远程医疗政策不完善

1）缺乏完善的远程医疗监管制度：迄今为止，我国已出台的远程医疗相关文件具体规定还不够细化，监督管理也缺乏相应的措施，容易造成行业内的混乱。资格申请与审查、执业规则及监督管理等有相应标准规范，但比较笼统，在具体要求和内涵界定上缺乏一个比较完善的评价体系。另外，在电子环境下，病历资料极易被篡改，资料的完整性、安全性不能得到保证，需有与之对应的资料管理制度。

远程医疗的收费问题还没有统一的规定，亟须明确统一的收费标准。国内目前缺乏远程医疗项目分类标准，尚无统一的远程医疗服务收费项目分类系统，远程医疗产品功能和效果差距很大，系统功能和数据交换标准无法互联互通，远程医疗设备评估认证、远程医疗从业机构和人员资格准入、远程医疗过程中隐私保护等尚无章可依，建立全国统一的电子病历库任重道远。

2）医疗风险：医疗风险是伴随远程医疗活动产生的，具有不可控性和危害性，处理不慎往往会造成严重的后果。远程医疗活动涉及患者、会诊医师、申请医师三方，加之网络基础设施、技术操作的原因，增加了误诊的可能性：①操作和传输方面，操作人员操作失误，仪器使用不过关，以及会诊资料在传输过程中出现信号衰减等引起的非医疗技术衰减。②会诊信息方面，远程医疗会诊申请方提供完备、可靠的数据资料，会诊医师才能根据资料提出比较明确的诊断意见。若申请方资料准备不足或提供数据有误，会诊医师对疾病的诊断就有可能出错。③医疗设备达不到要求，检查结果不能如实反映患者的真实病情。④会诊医师的水平不高，不能对有些疾病给出正确的诊断，有可能造成医疗纠纷。⑤实施治疗过程中，主治医师对会诊医师提出方案的理解程度也会对治疗产生影响。

3）补偿机制不健全：后来，卫生部为了开展远程会诊，将建设部属部管的医院作为大的远程会诊中心，选择2～3个省级医院作为远程会诊点，每个点至少投入100万～200万元，采取中央和地方两级投入的模式。远程医疗数字专线质量、效果好，但成本高；互联网成本低，电信运营商参与不够，难以保证综合应用质量和效果。我国的远程医疗缺少统一的技术标准和规范，缺乏系统的理论指导，各级医疗机构的信息化程度差异很大，技术设备昂贵且业务量少，导致远程医疗综合成本高，社会效益不显著。

与传统医疗相比，为患者提供远程医疗服务的成本较高。远程医疗的开展需要计算机和网络的支持，购买设备、对软硬件的日常维护及升级、使用网络等都需要大量资金的投入，对医院是不小的经济压力。其次，还有对从业人员的培训费、相关技术人员的酬劳及专家咨询费。再者，远程医疗服务相关的收费还没有被划入医保报销的范围，给患者增加经济负担。目前，我国还缺乏对远程医疗的经济补偿机制，不能激励各方参加远程医疗活动，影响我国远程医疗的发展。

（3）缺乏产业政策，远程医疗产业化困难

1）政策法律壁垒：远程医疗是医疗模式的一种，必须遵守现行医疗政策法律法规。由于医疗活动直接关系到人身安全，我国对该产业的管控一直很严。此外，政府采用的税收政策也有所不同，对公立医院实行税收减免，而以营利为目的民营医院享受不到优惠。所以，远程医疗的政策法律壁垒还是比较大的。

2）资金筹集困难：在我国，欲进入医疗产业，除建造符合规定的医院建筑物外，还要聘请医务人员、购买医疗设备，至少需要投入几千万元，一旦没有市场，就会变成大量沉没成本，造成巨大的经济损失。而且，随着医疗体制改革的深化，金融机构对医疗行业风险预期提升，导致资金投放放缓。因此，巨额资本的筹集往往成为进入医疗产业的障碍。

3）远程医疗产业发展动力不足：随着移动宽带、云计算和物联网技术等信息通信技术快速向医疗领域延伸，远程医疗作为集临床医学、信息技术、计算机图形图像处理、生物工程、精密制造等多学科相结合的产业，服务市场向个性化、以病人为导向的模式转变，这将是"颠覆式的变革"。但是数字化诊疗设备缺乏，通过认证的便携式诊疗设备有限，限制了远程医疗专业性应用，精密仪器制造、软件开发、数码产品研制等产业链形成非常困难。

4）常态化运营模式缺乏：目前中国有近6万家医疗单位，急需远程医学支持的地级市和县城医疗单位有4万家，市场需求之大可想而知。远程医疗涉及环节较多，初期投入巨大，后期维护成本较高，大多是政府资助项目。目前在收费标准不明确的情况下，医院的结算体系中还没有任何远程医疗项目，并没有给医院带来显著和直接的经济效益。远程医疗需协调各方资源和利益，调动各方积极性，引入第三方运营机制，形成各方共赢的局面，常态化良性运营发展。

11.2.4　政策限制的化解之策

（1）科技政策的完善

远程医疗是信息技术、医疗技术等技术的综合集成领域，其发展受到科技创新、知识产权、技术扩散等方面的影响，因此，推动远程医疗事业的发展需要首先在科技领域实现突破。

1）科技创新：远程医疗科技创新不足是束缚其技术水平的主要原因，需要积极揽储科技创新人才，加快远程医疗科技创新。首先，做好高校的角色定位、人才需求预测和培养，切实增加国内所需人才的供给。其次，将招揽海外高科技人才作为当前施政重点和获取外部技术的主要方式，并加以制度化。保证有一批掌握先进科学技术而又德才兼备的人才，进而提高技术研究开发能力和成果转化能力，实现科技创新上的突破。

2）推进远程医疗技术扩散：推进远程医疗技术扩散，实现我国远程医疗技术标准化。远程医疗技术扩散是为了实现远程医疗技术创新者与使用者之间、科技工作者之间、医疗机构之间的对接与交流，共享远程医疗技术与知识，提升我国远程医疗整体技术水平。特别是远程医疗科技创新的技术扩散活动，比如科技论文的发表、科学技术研讨会等，能够建立科技创新群体之间良好的沟通渠道，避免了不必要的医疗资源浪费。

3）知识产权保护：保护远程医疗知识产权。知识产权以其权威、客观性，不仅为远程医疗科技创新提供知识和智力上的支持，也为远程医疗技术扩散提供了充足的信息。同时，通过对知识产权的保护可以产生激励作用，使享有专利的个人受益的同时能明确创新投资回报的期限，激励其改进技术提高市场竞争能力。

（2）医疗政策的完善

远程医疗政策涉及对其行业的监管、风险管理，完善的远程医疗政策能够保证该行业的稳定发展。

1）健全监管制度

➢完善资格准入制度：加强远程医疗卫生监督工作，在现有的资格准入与审核制度上，细化实施细则，完善管理制度，严格把控医疗机构和从业人员的资格审核制度，对违反管理制度的行为加大查处力度。也可引入第三方资格审核制度，严格把关医疗机构人员素质、设备配置情况，审定入网，对获批的医疗机构实行定期和不定期的复审制度。

> 制定合理的收费政策：远程医疗服务项目收费标准应尽快制定，可由电信局、物价局、卫生主管部门共同协商远程医疗服务项目的收费标准。上报国家相关部门，获得许可的服务项目，严格按照标准收费，并且要求开具正规收费单。建立一套行之有效的网上付款方案，使患者不出家门，便能获得异地的医疗服务。

> 建立远程医疗管理机制，统筹规划远程医疗工作：设立一套全国性的远程医疗管理机制，统筹规划我国远程医疗相关工作，对医疗机构骨干人员定期组织技术培训、严格进行质量管控与资格审核。对于已经开展远程医疗的地区和医疗机构，由地方政府牵头，结合医疗机构的实际情况成立远程医疗主管部门，各级联动，有效规范远程医疗活动的开展。

2）推行远程医疗的临床路径：积极推进远程医疗临床路径的实施，规范临床诊断行为。传统路径下，对于同一种疾病在不同地区、不同医院，不同治疗组或者不同的医师采用的治疗方案可能不同，增加了医生随意性的可能。采用远程医疗临床路径后可以避免医师个人的随意性，提高准确性、预后等的可评估性。

3）建立合理的医疗风险规避制度：任何医疗活动都不可避免的伴随着风险，远程医疗因其特殊性产生医疗风险的几率更大，因此，需要制定科学有效的远程医疗风险规避制度，避免不必要的医疗风险。在日常工作中加强各个工作环节的管理，责任落实到位，加强业务训练，做好医疗风险防范工作。医疗风险发生后风险处理部门应积极介入，做好对患者及家属的安抚及赔偿工作，把各方的损失降低到最小。如果有非主治医院原因出现的风险，医院应追溯源头，转移不必要的风险。

4）建立完善的补偿机制：政府相关单位和部门应从长远利益出发，加大远程医疗资金投入，鼓励远程医疗的开展与推广。可以设立专项资金，确保医疗机构经费充足，配置符合开展远程医疗要求的设备，确保远程医疗活动的常态化。此外，加大对远程医疗基础设施建设的财政拨款力度，鼓励偏远地区远程医疗建设，对准备开展远程医疗服务的医疗机构给予合理的补偿。制定相应的政策，提高远程医疗服务中的劳务报酬、表彰在远程医疗服务中作出突出贡献的团体和个人、调动各地区研究远程医疗项目的积极性。另外，将远程医疗纳入医保及新农合范围，不仅可以扩大其覆盖范围，使远程医疗服务的作用得以更大程度地发挥，而且还可以提高参保人员所能接受的医疗服务水平，政府应加大力度引导，将相关的服务项目逐步纳入医保诊疗项目内，让更多的患者能够享受到远程医疗带来的优质医疗服务。

（3）产业政策的构建与完善

远程医疗产业化的形成是促进远程医疗快速发展的重要举措之一，要实现这一突破需要在解除政策壁垒和改善融资环境方面着手。

1）破除政策法律壁垒，发展多元办医格局：切实落实政府办医责任，合理制定区域卫生规划和医疗机构设置规划，明确远程医疗机构的数量、规模和布局，坚持公立远程医疗机构面向城乡居民提供基本医疗服务的主导地位。同时，落实远程医疗产业政策，鼓励企业、慈善机构、基金会、商业保险机构等以出资新建、参与改制、托管、公办民营等多种形式投资医疗服务业。大力支持社会资本举办远程医疗、提供基本医疗卫生服务，形成以非营利性远程医疗为主体、营利性远程医疗机构为补充、非营利性医疗机构为主导、营利性医疗机构共同发展的多元办医格局。

2）改善融资环境，促进远程医疗产业发展：金融机构应当按照支持医疗事业发展的各项金融政策，对远程医疗予以优先支持。鼓励金融机构按照风险可控、商业可持续原则加大对远程医疗事业的支持力度，创新适合远程医疗产业特点的金融产品和服务方式，扩大业务规模。积极支持符合条件的远程医疗机构上市融资和发行债券。鼓励各类创业投资机构和融资担保机构对远程医疗机构开展业务。政府引导、推动设立由金融和产业资本共同筹资的远程医疗产业投资基金。创新远程医疗产业利用外资方式，有效利用境外直接投资、国际组织和外国政府优惠贷款、国际商业贷款。大力引进境外专业人才、管理技术和经营模式，提高远程医疗国际合作的知识和技术水平。

11.3 远程医疗系统运行的产业协同体系建设

远程医疗系统在横向的机构协同运行和纵向的产业链联系上还比较缺乏，没有形成完整的产、学、研合作模式，通过产业联盟和联席会议制度的建设，构建远程医疗产业协同体系，完善系统运行管理机制，打造远程医疗独具特色的竞争优势，为远程医疗产业化的形成打下基础。

11.3.1 远程医疗产业联盟的建设

我国远程医疗产业目前必须快速解决产业发展中的技术及技术标准化问题、产业链问题及抢占市场问题，而这些问题的解决需要政府在资金投入、技术政策、产业政策方面给予大力扶持。同时也需要政府积极地引导和规划，促进产业内及交叉产业的企业或机构间进行整合和集成。因此，在远程医疗产业成长环境的约束下，只有通过政府统一规划和大力引导扶持，才能在短时间内快速构建产业联盟，促进我国远程医疗产业的健康发展。

（1）远程医疗产业联盟类型

远程医疗产业联盟的目标是解决具体的远程医疗产业共性问题，如研究某些共性技术、设立产业技术标准、打造产业链、建立有利于创新的社会规则等。因此，远程医疗产业联盟可以分为5种类型，即研发合作产业联盟、产业链合作产业联盟、技术标准产业联盟、市场合作产业联盟、社会规则合作产业联盟。

（2）远程医疗产业联盟组建的筹备

远程医疗产业联盟在组建之前，需要经过较长时间的酝酿。在此阶段，政府部门应该作为发起机构，推动和参与联盟的形成。尤其是对于研发联盟、技术标准联盟和产业链合作联盟的组建，政府部门应该负责联盟目标的确定、成员的选择等工作，同时，组织联盟准成员频繁接触，并签署一些初步的协议和纲领，为以后联盟的组建做准备。

（3）远程医疗产业联盟成员选择

作为战略联盟的特殊形式，产业联盟在选择成员时其选择标准与战略联盟是相同的，即共同的目标、资源和能力的互补性、对风险的承担。

1）共同的目标：是产业联盟存在的重要基础。虽然在远程医疗产业中存在的共性问题是多方面的，不同的产业联盟要解决的重点问题不同，但无论产业联盟形成的目的是什么，都要求联盟成员的价值目标趋同，即追求双赢或多赢格局。比如产业技术标准联盟，其根本目的是通过组建联盟，使技术标准得到确立和扩散，并通过这个标准来获取利益。联盟的第一步是联盟组织对成员及非成员的技术和服务标准都要了解，这样才能制定让大多数企业和机构都认可的技术标准，但目前在我国远程医疗行业，企业或医疗机构的技术研发多而分散，导致相互间的对接困难重重。

2）资源和能力互补：由于远程医疗产业联盟肩负着解决产业发展困境、引领产业发展方向的重任，因此在挑选成员时不仅要考虑各成员的价值目标，更要考虑成员的资源和能力。目前进入我国远程医疗产业的企业或机构，除了不可或缺的医疗机构外，还有专业的设备和软件生产商，如在信息通道铺设方面有中国移动；软硬件提供商有华为、麦迪克斯、心医国际等。许多企业在资源和能力上具有独特优势，力争使有优势的企业和机构组合在一起形成产业联盟，做到强强联手，这样才能对产业的发展起到强劲的带动作用。

3）对风险的承担：远程医疗产业联盟各方在地位上是平等的，在经济上应该是利益共享、风险共担。在特定资源方面有优势的机构可以依靠其拥有的知识、技术或知名专家等资源，谋求在合作中居于主导地位，而将风险转嫁给其他伙伴，这必将影响其他成员的积极性，进而影响产业的发展。因此，重承诺也是选择产业联盟成员的标准之一。

（4）远程医疗产业联盟的协调机制

协调机制是组织决定如何使利益相关者协调彼此之间的活动。远程医疗产业联盟的协调机制分为内部机制和外部机制。内部机制包括合作契约、信任关系；外部机制包括声誉机制、政府协调等。

1）合作契约：联盟的合作协议常常需要根据合作项目开展的不同阶段适时地与合作伙伴拟定不同合同契约，即采用动态合同契约"套牢"合作伙伴，以防范机会主义行为，规避知识联盟风险。目前，我国远程医疗产业处于发展的初级阶段，技术方面具有一定的不确定性，同时具有地域和文化背景的远程医疗服务市场还没有完全形成。因此，可以采用合同契约来约束成员的行为。

2）政府协调：在远程医疗产业联盟的运行过程中，政府协调起着非常重要的作用。政府的协调工作包括两个方面：一方面对远程医疗产业联盟中的积极贡献者给予奖励；另一方面对消极怠工和机会主义行为进行惩罚。

11.3.2　远程医疗工作联席会议制度的建设

远程医疗工作联席会议制度是为了加强远程医疗工作相关单位的协调配合、研究制定远程医疗相关制度、推进远程医疗相关制度的建立和完善，而为远程医疗建立的工作机制。旨在通过召开联席会议的形式，加强各单位联系与沟通，相互学习、借鉴远程医疗建设和实施过程中的经验，研究探索新经验、新方法。

（1）联席会议职责

包括远程医疗联席会议的性质和职责。性质是对联席会议的定位，界定了远程医疗联席会议的本质是议事机构，会议形成的内容作为远程医疗发展的建议。职责则是为联席会议划定工作范围，统筹指导各中心、分中心的管理工作，协助远程医疗工作的开展。

（2）联席会议成员组成

成员组成是会议组成的核心要素，是履行职责的具体要素。联席会议的成员是以单位机构为单元组成的，包括国家远程医学工作主管部门，各级相关政府部门、各级医疗机构和各级远程医疗中心、分中心等，并由这些部门和单位的负责人员具体实施和开展。国家远程医疗主管部门统筹全国远程医疗工作的开展，对我国远程医疗工作进行战略指导。各级相关政府部门从政策法规方面保证远程医疗工作的顺利开展。各级医疗机构是远程医疗工作开展的依托单位，为远程医疗提供各项医疗资源。各级远程医疗中心、分中心是远程医疗工作的具体执行单位，有着丰富的操作经验，是远程医疗资源的传播者。

（3）联席会议议事规则

议事规则包括联席会议的义务、时间、内容、信息交流等制度性的规定。联席会议的义务规定会议向上级主管部门进行工作汇报、人员汇报及时间汇报。联席会议时间是年度会议召开时间。会议的内容规定了每次会议要进行的内容和对下一次会议的安排。信息交流要做好每次会议的通报和会后的档案整理工作及其他重要事项的安排等。

11.3.3 远程医疗协同工作组及其建立

远程医疗相关工作组是为支持和服务于远程医疗业务开展建立的，主要有技术标准制定、系统开发、硬件开发、系统集成等工作。这些工作落实的情况是决定远程医疗业务能否实现的关键，而且这些工作各自的特点使其成为各个独立的部分。因此，建立相应的组织负责具体的工作是必要的。

（1）远程医疗相关工作组建立的方式

远程医疗相关工作组是为产业内各远程医疗机构服务的中间组织，开展的工作涉及知识产权和机构间系统对接等敏感问题，需要有很强实力的一方从中协调，而这一角色是产业内各医疗机构、企业等主体都无法胜任的。就我国远程医疗发展而言，通过政府引导和规划来建立远程医疗相关工作组是比较适合的方式。

在政府的引导下，远程医疗相关工作组将有些研究成果在业内分享，提高医疗机构的整体水平。业内医疗机构在科研方面能力差别很大，不能形成自己的知识产权，通过相关工作组可以享受到专业的指导，有利于自身技术水平和服务水平的提高。

（2）远程医疗相关工作组的内容

按照工作内容，远程医疗相关工作组可以分为技术标准制定组、系统开发组、硬件开发组和系统集成组。

技术标准制定工作组负责为远程医疗衍生出相关技术、信息渠道等制定标准，同时也使远程医疗机构各自的相关知识产权得到认可。技术标准包括基础技术标准、设备标准、检测试验方法标准等。相同的技术要素有共同的执行标准，使远程医疗机构之间的设备互相连通，可以解决兼容性的问题。远程医疗机构通过与标准工作组合作，可以享受到其他机构的专利技术，有利于技术的扩散。

远程医疗业务的开展需要获取多方面的信息，可以通过系统开发工作组提供的软件系统来实现。系统开发工作组针对医院信息、病历资料、影像资料等开发出相应的信息存储和提取系统，如 HIS、LIS、PACS 等，既方便内部使用，也为机构之间的信息共享奠定了基础。对于不同的业务需要不同系统予以支持，如会诊申请系统、专家会诊系统、重症监护系统、手术示教系统、多媒体示教系统、教学点播系统等。

硬件开发工作组主要是为软件系统提供实体载体和辅助设备的开发，实现系统的可操作性。硬件设备有信息存储和显示设备、远程医疗业务开展所需设备、中心控制设备等。信息存储和显示设备是获取信息后存储的地方，只具有信息显示功能，不能修改信息。远程医疗业务开展所需设备包括远程会诊的高清视频传输设备，如高清摄像头、专用高清显示屏等，远程教学所需的实时转播设备，远程图书馆所需的显示设备。中心控制设备是远程医疗所有工作的控制台，具有很高的稳定性。

系统集成工作组是通过结构化的综合布线系统和计算机网络技术，将各个分离的设备、功能和信息等集成到相互关联的、统一和协调的系统之中，以便使资源达到充分共享，实现集中、高效、便利地管理。系统的集成有远程医疗机构之间系统的集成、机构内部系统集成、各业务模块的集成和辅助系统的集成。系统的集成要考虑到系统内部横向和纵向之间的同性和互斥性，而系统集成组织能够从系统内部和外部整体把握各个部分的特点，对系统的集成有更强的操作性。

（3）远程医疗相关工作组间的合作机制

远程医疗的四个相关工作组在逻辑上既有递进关系也有归纳关系，这也促成了它们之间的合作机制。技术标准制定组制定的标准为系统的开发提供参考，清除系统的连接障碍。系统开发组按照标准开发远程医疗所需软件系统，与硬件设备结合实现系统的应用。系统集成组将各个系统、设备融合，形成具有多功能、全方位服务的集成系统。

11.4 远程医疗系统运行管理体系建设

远程医疗系统的运行通过各个节点的无缝连接实现，但各个部分的管理相对混乱，需要建立一条管理主线，从上到下理清管理关系。远程医疗系统运行管理体系的建设，从整体到细节对各部分职责划分，对资源合理分配，充分发挥组织职能，实现远程医疗体系的协调管理。

11.4.1　远程医疗中心组织管理体制

远程医疗系统运行管理体制是指远程医疗系统的管理结构和组成方式，即采用怎样的组织形式以及如何将这些组织形式结合成为一个合理的有机系统、如何通过有效的内部资源来实现管理的任务和目的。

远程医疗系统由各机构和机构的子部门组成，它们之间层级分明、相互协调、分工合理。在架构内，由主要的机构主体充当领导的角色，对各组成机构进行统一地指导和规划，明确各机构工作内容的详尽程度，在整体上划分出清晰的组织框架结构，使机构间的工作有序地开展。各机构根据工作内容，在各自的管理范围和职责权限行事，充分、合理地利用内部资源，并与其他主体在业务和技术上互补不足，协调好相互之间的关系。各机构的子部门是机构与具体操作人员之间的纽带，对机构内部各种资源进行分配，这些部门既是机构的组成要素也起到协调组织内部关系的作用。

11.4.2　远程医疗中心组织架构

远程医疗系统组织架构是根据"统一建设、统一管理"的原则建立的，是一个"一个中心，两个层级"的组织结构。

远程医疗组由两个层级组成：省级远程医疗中心和市级远程医疗分中心。省级远程医疗中心是组织结构的指挥层，统筹整个组织管理和业务工作。市级分中心负责本机构内业务的开展和职能的实现。省级中心和市级分中心内部都是按"直线－职能"型组织结构设计和组建，由组织管理层和下属的各职能部门组成。远程医疗系统组织架构如图 11-3 所示。

省级远程医疗中心通过技术指导和业务开展实现对市级远程医疗分中心管理。每一级都设有主管部门，省级机构主管部门对本级和市级主管部门负责，市级中心主管部门对本级负责。省级主管理部门下设有 1 个参谋部门和 5 个职能部门：业务发展部门、业务管理部、资源建设部、业务推广部、呼叫中心和建设维护部。参谋部门对业务提供建议，不对业务的开展直接指挥；5 个职能部门是根据业务的开展和日常工作的需要而设置的，是机构的执行层。市级机构没有呼叫中心。还有一个特殊的部门，负责远程医疗系统的建设和设备维护。

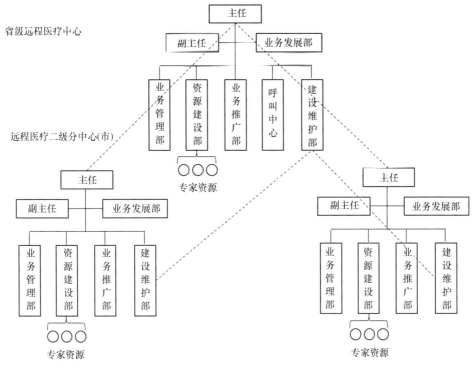

图 11-3 远程医疗系统组织架构

11.4.3 远程医疗中心人员配备及其职责划分

合适的人员配备是实现远程医疗中心目标的前提和保障。远程医疗中心各职能部门工作内容和性质不同，应按照"因岗设人"的原则筛选与岗位相匹配的工作人员。

各级中心管理部门设置主任职位。中心主任由政府主管理部门和依托单位协商招聘，要熟知医院管理知识，具备医疗卫生、远程医学、计算机技术、信息技术、人力资源管理等方面的知识，熟悉远程医学中心日常管理流程。全面负责日常经营，制定和实施远程医疗系统总体发展战略和年度工作计划；建立良好的内外沟通交流渠道；负责中心与分中心的沟通工作和全面的科研组织与管理。分中心主任由省级中心和依托单位协商招聘，负责制定和实施分中心总体发展战略和分中心年度工作计划；负责分中心与省中心的沟通工作；主持分中心日常运营工作；负责分中心的科研组织与管理。

副主任主要负责协助中心主任，如协助各级中心主任制定和实施中心总体发展规划；组织协调各个岗位工作，提出决策性意见；督促中心工作人员的日常工作；完成中心主任交代的其他工作。

业务发展部负责远程医疗业务的可持续发展,做的是与业务有关的研究工作,开展新业务研究、新模式研究、资费政策研究、业务流程研究、服务水平评估、健康教育素材建设、培训管理、咨询、顾问及技术交流等工作。要求配备远程医疗科研能力较强的人员。

业务管理部是中心的业务运营后台,对医疗相关资源调度和管理,具体的工作有病患信息管理、医疗资源调度、远程医疗活动支撑、上级资源协调、上级调度配合、员工管理。配备的人员要有良好的协调能力。

呼叫中心是省级中心独有的部门,是远程医疗业务运营前台,负责与业务有关工作对接的服务。工作人员要具有良好的沟通能力。开展的工作种类有统一服务支持、远程医疗流程服务、开展网络营销、本区域内的个人远程健康咨询服务等。

资源建设部是为满足远程医疗服务供方而设置的,负责机构管理、专家库建设、设备资源建设和外包资源建设工作。机构管理包括与上级远程医疗机构管理及流程对接、会员医院建设。专家库建设是对专家资格审核、专家库维护、特长建设、专家网络社区建设等。设备资源建设通过审核确认可以满足条件,并接入远程医疗系统的设备等。外包资源建设是调查、审核、确认具备外包能力的组织,将其纳入远程医疗系统的统一业务资源池。配备的人员要有资源识别和整合能力。

业务推广部与资源建设部的思路是一致的,不同的是业务推广部是在满足远程医疗最终需方而进行的业务推广。远程医疗业务推广面对的是最终客户和医疗机构,他们是服务的享受者,对服务的效果最有发言权,要根据他们的反馈不断地进行服务改善。业务推广工作人员要具有机会识别能力和亲和力。

建设维护部主要保障系统可用性,是系统运行的动力部门。远程医疗系统在运行和扩展中不可避免地出现各种问题,相关的工作人员要掌握整体系统构造和运行原理。这部分的工作有系统维护、系统扩容支持、新接入远程医疗站点建设、基层远程医疗站点维护、现场技术支持、开展硬件保修等增值服务及排除故障。

11.5 远程医疗服务价格的探讨

11.5.1 我国远程医疗服务的基本特征

远程医疗服务是医疗机构之间利用通讯技术、计算机技术及网络技术进行的一种医疗会诊活动,内容主要是指导检查、协助诊断、指导治疗等或控制异地仪器设备,直接为患者提供实时检查治疗、手术、预防保健、监护、康复护理、健康咨询、预防疾病和灾害、消灭和控制疾病等健康服务。远程医疗服务属于服务行业,医院借助现代科技,以医学为基本服务手段,以病人和一定社会人群为主要服务对象,向社会提供能满足人们医疗保健需要、为人们带来实际利益的非物质形态服务。远程医疗服务的产出是能满足人们对医疗服务使用价值的需要，主要包括医疗及其质量；非物质形态服务可以给病人带来附加利益和心理上的满足及信任感，主要包括服务态度、承诺、医院形象、公共声誉等，具有象征价值，能满足人们精神上的需要。远程医疗服务包括远程核心医疗服务、远程形式医疗服务、远程附加医疗服务三个层次。远程核心医疗服务是患者购买服务的核心，是远程医疗服务的最基本层次，即能尽快解除病痛，获得康复。远程形式医疗服务体现为远程项目、技术水平、设备新旧、治疗效果等内容，是消费者购买的实体或外在质量。远程附加医疗服务是各种附加利益的总和与延伸部分，如个性化保障特色环境、服务承诺、病情咨询、医学知识介绍等，可给患者带来更多的利益和更高层次的满足。

　　远程医疗服务具有其独特的一些特点：第一，无形性。远程医疗服务的很多元素看不见、摸不着、听不到，患者往往不能明确得到什么样的服务，很难感知和判断其质量与效果，难以对服务的质量做出客观的评价，不能察觉或立即感到服务的利益。患者更多地根据口碑、设施、环境、经验来进行判断，相信亲朋好友和同事的推荐。第二，相伴性。远程医疗向患者提供服务时，也正是患者接收远程医疗服务时，提供者与患者是相互作用的，在时间上不可分离，两者共同对服务结果产生影响。患者必须为医护人员主动提供必要的信息，医护人员提供服务的过程是在患者的"监视"下进行，患者的期望值过高或医患双方沟通不足都会引起远程医疗服务的评价值降低。第三，差异性。远程医疗服务的构成成分与质量水平受到时空环境、个性特征的影响，具有高度的可变性，对两位患同类病的病人诊断，一位可能会认为整体服务质量好，另一位则可能认为服务质量低劣。第四，易逝性。远程医疗服务不能存储，服务必须与消费需求相匹配，这就需加以调节、平衡，如果不能准确地平衡，就会浪费医院资源，增加患者的费用。对远程医疗服务应该是以患者需求的预测为依据。第五，公益性。远程医疗服务首先要强调其公益性，是结合信息化技术，以谋求社会效应为目的，服务于社会，体现出无私奉献的价值观念与高尚的医德情操，决定了医院要注意远程医疗投入与产出的合理比例，坚持社会效益优先。第六，风险性。远程医疗服务不仅面对着种类繁多的疾病、千变万化的病情，还受到远程技术设备传输过程中的不确定因素的影响，各类信息都与患者的生命安全、身体健康密切相关，更加突出了远程医疗规范的严格性，务必将随机性与规范性有机统一，严肃认真地执行技术操作规程与要求。第七，难衡量性。由于目前远程医疗服务的公益性，对于远程医疗服务的测评是相当复杂的，远程医疗服务的发展指标是用较少的投入而使人们的健康水平有较大地提高。第八，医患关系的特殊性。远程医疗服务提供的是技术专家式服务，在疾病认识程度上，医生与患者是不对称的，医生极易成为患者的"恩人"而使其终生难忘，远程医疗服务的竞争力来自于与患者建立的具有高度信任的专业化服务，如何正确处理医患关系是远程医疗活动的重要环节。

正是由于远程医疗服务各特征的数量及组合方式不同于传统医疗服务，使得远程医疗服务的价格产生差异。当医疗服务增加了远程网络特征时，医疗服务的价格也会随之发生改变。

11.5.2 我国远程医疗服务价格制定的影响因素

远程医疗服务价格是其价值的货币体现，是对远程医疗服务作为商品交换所采取的一种价格形式，本质上是医疗机构对患者服务的远程医疗服务项目的收费标准。由于远程医疗服务具有福利和商品的双重性，不同于一般的商品，采用不完全生产价格模式，国家给予一定的财政补贴，政府有关部门根据国民经济的发展水平和居民的承受能力等，通过理论价格来确定价格的水平。远程医疗服务价格主要包括远程门诊急诊类、远程静态医学影像诊断类、远程动态医学影像学诊断类、远程治疗类、远程手术指导类、远程会诊类、其他远程服务类等项目的收费价格，是医疗机构弥补远程医疗支出的主要方式。属于公共产品范畴的远程医疗服务价格不是通过市场供求的调节自发形成的，而是源自多种因素的共同影响。

（1）远程医疗服务成本

远程医疗服务成本是影响价格的最基本、最主要的因素，远程医疗服务是远程通信技术、全息影像技术、新电子技术和计算机多媒体技术等大量高端技术的综合集成，所需设备的投入成本与维护成本都很高。远程医疗服务的价值通常情况下应当同医疗价格的高低成正比，在很大程度上反映了远程医疗服务质量的大小，远程医疗服务涉及技术与设备的价值转移到远程医疗服务中，加上医生劳动的消耗创造了新的价值，远程医疗服务的价格即使与其价值大体相符的情况下也会很高。但为贯彻国家的卫生政策，远程医疗服务项目的价格可能偏离其价值。

（2）财政补贴

远程医疗服务具有极强的正外部性，有竞争性更有消费无排他性，表现为非营利性的大部分医疗机构收入主要来自财政补贴、医疗价格、药品费用三个部分。目前，一些医院开展的远程医疗服务只能靠"免费"的方式来吸引消费者，不能得到广大老百姓的欢迎，健康理念和就医观念的改变任重道远，如果没有财政支持，远程医疗服务终难长久。很多发达国家的远程医疗工程拥有专款，政府出资建立远程医疗网络。财政补贴必然会影响到远程医疗服务的价格。

（3）供求关系

远程医疗服务的特殊性削弱了供求关系对价格的影响。市场经济条件下的供求关系制约着价格运动的方向，价格运行调节供求关系。远程医疗服务是由医务人员借助高科技设备，利用专业性极强的医学知识，提供高度专业化服务。普通患者很难掌握这些知识或搜寻相关信息成本较高，使得医生与患者信息不对称问题表现得更为严重。远程医疗服务需求比较缺乏弹性，选择远程医疗服务大多具有强制性，患者对远程医疗服务价格变化的敏感程度不高。在需求缺乏弹性的情况下，远程医疗服务有提价的潜在动机。

（4）价格政策

不同的国家在不同的医保形式下，通常实行不同的价格调控医疗服务市场，远程医疗服务带有财政补贴的特殊性，应当体现福利政策的公益性，所以，不是全部通过市场实现远程医疗服务的价值。国家制定的医疗服务价格既考虑到卫生服务项目的成本，又考虑到消费者的支付能力；考虑到地区的差异性，应增加地方政府的自主性和价格管理的灵活性，逐步实行远程医疗服务价格的分级管理。

（5）费用支付方式

常见的远程医疗支付方式有按服务项目付费和按病种付费两种方式。目前，绝大多数医院是按服务项目支付医疗费用。远程医疗服务供给者不承担任何经济风险，其提供的所有服务项目都将得到偿付。按病种分组付费模式是一种预付费制度，通过提供适当的经济激励影响远程医疗服务供给者行为，主要是根据患者年龄、会诊情况、治疗方式、疾病严重程度、合并症、并发症及疗效等因素，将诊断相近、医疗费用相近、治疗手段相近的住院患者分为若干病组，由医保予以定额付费，控制医疗费用的过度上涨。医疗费用的支付方式对远程医疗服务供给者具有激励和导向作用。

总体而言，远程医疗能够降低整体医疗费用已得到大多数专家的认可。远程分析服务能够使训练有素的专业人员来充当储备资源库，像远程病理学和远程放射学一样降低成本和提供更高质量的护理，远程监控技术以某种形式的流动性观察可以降低医疗系统所承担的费用，移动医疗监控技术能降低慢性疾病引起的并发症所需的费用，在家分诊服务可以减少不必要的去急诊所需的费用。远程医疗作为一个新生的事物，商业模式与远程技术交替前行，但相关法律、管理细则、行业标准、行业规范和制度的建立却严重滞后，国家没有为远程医疗开立正规收费单，远程医疗设备要花钱、聘请专家会诊要付费、要分别给对方医院和医生费用，处在"以药养医"的大医院会想方设法避免利益受损，长期实施免费远程医学活动是不可能的。

11.5.3 我国远程医疗服务的价格机制

目前，远程医疗市场非常小，但远程医疗服务费用超出了中层收入家庭的支付能力。电信运营商作为通讯机构收取了大部分通讯费，医院只收取很少一部分会诊咨询费，并且还不能公平合理地体现被咨询专家的劳务技术价值，阻碍了医生参与的积极性。会诊中心专家应诊的及时性和技术力量是远程医疗会诊顺利实现的首要一环，但远程医疗会诊专家资格的认定并没有一个明确的规定。

北京常规实时动态三级会诊/二级会诊/一级会诊收费标准为2000元/1600元/1000元/30分钟/例，常规非实时动态病历资料会诊的三级会诊/二级会诊/一级会诊收费标准为700元/500元/300元/例，常规非实时动态影像资料会诊的三级会诊/二级会诊/一级会诊收费标准为500元/350元/280元/例，常规非实时动态病理资料会诊的三级会诊/二级会诊/一级会诊收费标准为500元/350元/280元/例。此外，联合会诊中每增加一位专家加收300元，点名会诊中每指定一位专家加收150元，急诊会诊加收800元。

上海市远程医疗服务咨询每例以30min为一个时间段进行收费，不指定专家读片250元/例，指定专家读片450元/例，不指定两名专家读片500元/例，指定两名专家读片900元/例，急诊400元/例，作为服务方与下级医院进行远程医疗咨询（会诊），应支付上海远程医疗服务提供方50元/次网络管理费。

福建省远程会诊服务收费标准省内/外专家影像会诊150元/例，省外专家临床交互式会诊550元/例，省外专家临床非交互式会诊350元/例。

云南省远程省内/外专家会诊最高限价700元/1600元，远程省内/外专家心理治疗最高限价110元/200元，远程省内/外离休干部远程健康指导最高限价110元/200元，远程省内/外远程体检最高限价70元/120元。

从上述四个省市的远程医疗收费价格可以看出，彼此差距很大，国家没有统一的规定，远程医疗服务的价值是价格形成的基础，高质量的远程医疗服务具有高的价值。反之，就应该是低价值的服务。通常情况下，远程医疗服务应当包括劳务费、材料消耗费、设备维修与折旧费、间接费等。远程医疗服务价格是向接受服务的患者收取的，为补偿医务人员远程医疗服务过程中物化劳动和活劳动的消耗，而与医疗劳动消耗相对应的费用。远程医疗服务的价值就是远程医疗服务所消耗的社会必要劳动，是远程医疗服务收费定价的主要依据之一，也是远程医疗服务价值的货币表现。远程医疗服务价格只能反映部分医疗成本的费用，主要是因为要受到政府的调控。

以信息技术为载体的医疗服务信息流正在渗透到公众生活的每个角落，全年全天的实时医疗保障体系正在成为现实，无线移动医疗、监护设备信息化、家用生命体征测量、公共卫生信息系统等即将在任意地方、任意时间为任何人服务，虚拟医院时代正一步一步向我们走来。随着政府财政投入的加大，远程医疗服务价格会逐渐降低。

远程医疗借助知名医院的技术水平和专家资源，其核心价值在于长期的服务，全国 27 000 多家县、市级二甲以上的医院可以得到高水平医疗资源提供的支持，为解决全国八九亿的城乡居民医疗资源不足问题，架起专家和基层医院的畅通桥梁，是远程医疗项目赢得高额利润的最佳切入点。

远程医疗涉及经销商－用户－电信网络－监控中心－医院－专家的价值链，依靠管理不断强化这条价值链，得到多方的共赢，提高了整条价值链的运行效率。在这条价值链上，服务于整个系统的著名网络是声誉，基于知名医院实现资源优化配置，搭建通信网络以实现与通信运营商的双方共赢，通过专业管理系统形成稳定的患者群体研发并推广相关药物和仪器，形成一个覆盖全国乃至更大区域的患者网络，整合医院、制药厂商、医疗器械厂商、医疗网站的价值，进行资产证券化打包，实现稳定的现金流。

远程医疗服务价格在未来发展趋势上，政府财政补贴比重将下降，技术劳务的收费项目会更加认可医生的知识价值，摆脱靠药品的批发零售差价和大型设备检查提升效益的怪圈，节约医疗资源和降低患者的经济负担，强化医护人员在确保医疗质量的前提下因病施救，遏制诱导需求，控制个体医疗费用增长。通过远程医疗服务的附加利润补偿医疗机构的成本，以一流的技术、优质的服务、高效的运转来提高医院的社会效益和经济效益。

11.5.4 我国远程医疗服务的定价对策

随着远程医疗演进，2012 年中国远程医疗市场规模达 18.6 亿元，预计到 2017 年底远程医疗市场规模将达 125.3 亿元。目前，远程医疗服务的盈利模式是在线问诊、广告费、中介费、增值服务的探索，还没有良性的模式和机制使三甲医院的医生愿意开展会诊工作、使申请会诊的医院有积极性、使患者愿意通过网络会诊进行治疗，使远程医疗服务收费纳入医保范畴也没有实现。

（1）向患者提供服务保证价格

服务保证是一种承诺，是当提供的服务无法达到既有标准时对患者给予补偿。远程医疗向患者提供服务保证，可以帮助降低患者的疑虑及患者感知风险，保证使患者的担心疑虑最小化，给患者一颗强力的定心丸，吸引患者，加强合作医院伙伴关系，提高声誉，约束远程医疗服务提供者的行为，保证远程医疗服务价格的稳定和吸引力。

（2）利用关系创造性定价

远程医疗服务提供者给患者某种激励，防止患者选择其他医院。希望与现有患者保持长期的关系，可以发展创造性定价策略，远程医疗服务提供者与远程医疗服务接受者能维持长期关系，彼此都会有显著收益，可以在计划中奖励重复消费行为，强化患者继续其行为的刺激。

（3）采用捆绑定价

远程医疗服务可以根据连接在一起的几种服务或服务特征制定有吸引力的价格，为患者提供一组定制化的服务，使患者发现一组相互依赖和互补的服务价值，服务价格大大低于各部分的单价之和，激励患者相信一起购买这些服务比分别购买便宜。

（4）利用收益管理方法定价

收益管理以成本和需求为基础，通过预测细分市场的消费者行为将服务价格最优化，即优先利用远程医疗服务提供者的能力制定有差异的价格，尽可能多地吸纳需求。

（5）根据患者对价格的敏感度定价

远程医疗服务提供者在稳定需求及使需求和供给同步发展的基础上，根据时间、地点、数量、患者等差别诱因来制定价格。时间差别定价是在不同的时间收取不同的服务费，地点差别定价是对不同地理区域的服务制定不同的价格，数量差别定价是批量购买服务时给予的减价，患者差别定价是根据患者的实际情况来定价。

远程医疗服务的定价需要坚持社会福利性和公益性基本导向，逐步转向以市场调节为主，用市场经济的手段充分调动各方面的积极性。由于心理承受能力和经济承受能力的制约，远程医疗服务价格必须贯彻价格稳定与社会安定的方针。成立远程医疗服务价格咨询委员会，由医学专家、卫生经济学专家和其他有关部门的专家共同组成，对重要技术服务的价格和服务内容等问题提出咨询意见和建议。卫生行政主管部门、远程医疗服务机构是远程医疗服务价格检查与监督的主要对象，检查和监督远程医疗服务价格的定价方法、服务价格的执行时间及收费标准、管理制度是否健全、违价收费情况、各项目的收费情况，查处违价收费，协调价格争议。

本章小结

本章首先对远程医疗系统建设的必要性与作用进行了系统分析，并阐述了我国远程医疗发展的法律伦理与政策障碍及化解之策。其次，论述了远程医疗系统运行的产业协同体系建设和运行管理体系建设。最后，结合我国远程医疗服务的基本特征，探讨了影响我国远程医疗服务价格制定的关键因素，深入分析了我国远程医疗服务的价格机制，进而提出我国远程医疗服务的定价对策。

参考文献

蔡佳慧，田园栋，张涛，宗文红．2011.我国远程医疗法律与政策保障现状分析与建议［J］．中国卫生信息管理，4（8）：28-31.

崔晓燕，周丽娜，丁孟霞．2010.浅析远程医疗会诊在医院应用中的问题［J］．中国实用医药，5（36）：274.

高晨光，李树森，向鸿梅．2011.医疗信息化管理中伦理道德问题的思考与争议［J］．现代医院管理，9（2）：63-65

江默．2013.健康传播视角下的医患关系现状分析及对策研究［D］．安徽大学．

姜妍．2012.计算机远程医疗的实践体会［J］．计算机光盘软件与应用，（5）：77-78

刘骏峰，梁伟，刘海燕，等．2011.远程医疗信息服务平台模式研究［J］.中国卫生质量管理，18（3）：28-31.

马伟，许学国，杨平．2008.电子病历中患者隐私权保护［J］.中国医学伦理学，（5）：141-142

王双彪．2012.关于我国远程医疗推广应用问题的思考［J］.中国医学教育技术，26（6）：676-679.

闫杨杨．2013.论医疗信息化进程中医学伦理长效机制的构建［J］.新疆中医药，31（4）：129-132.

张梅奎．2008.远程医疗在新型社区卫生服务体系中建设策略与模式探讨［J］.中国中医药现代远程教育，（10）：8-10

赵杰，崔震宇，蔡雁岭，等．2014.基于远程医疗的资源配置效率优化［J］.中国卫生经济，33（10）：5-7.

周玉波，黄平意．2011.基于博弈论视角的品牌伦理制度化研究［J］.湖南大学学报（社会科学版），（1）：52-56

左秀桨．2010.网络时代远程医疗法律问题论析［J］．人民论坛旬刊，（35）：54-55.

第12章
研究总结与展望

12.1 研究总结

自《十二五规划纲要》明确提出加强医疗信息化以来，互联网和计算机信息技术在医疗卫生领域的研究不断深入。《中国在线医疗市场专题研究报告2014》数据显示：2014 年中国在线医疗市场规模达 83.8 亿元，较 2013 年增长26.8%。对于医疗服务提供者而言，信息技术的迅速发展使医疗服务正进入数字化和网络化时代。据不完全统计，90% 的三级医院和二甲医院在 2005 ～ 2010 年的 5 年间已经完成计算机网络平台的建设，20% 的三甲医院正向数字化医院迈进。网络医疗服务平台能够提供的服务大致可分为网上健康咨询、网上远程会诊、网上在线问诊三个层次。总的来说，互联网医疗不仅能够帮助医疗知识或最新的研究发现在专业的医学界人士及政策制定者之间进行流转，同时也改变了医疗专家与大众之间的平衡，使得患者在医疗决策中拥有更多的权利。此外，互联网为医疗信息的获取提供了便利的条件，减少了医疗中的不公平性。医疗资源分布不均、优质医疗资源过度集中于大城市综合医院，"看病难、看病贵"问题持续存在，这就决定了我国医疗卫生体制改革必须优化医疗资源配置，促进医疗资源纵向流动。充分利用信息化技术，促进优质医疗资源纵向基层、农村流动是我国城市化建设进程中优化医疗资源配置的主要手段。通过大力发展远程医疗服务，提高在线医疗服务效果，将有利于医疗资源的合理配置，有利于我国医疗卫生事业的发展。

远程医疗作为信息通讯技术、音视频技术、现代医疗技术等的集成化技术，改变了病人必须亲自去医院看病的传统单一模式，使足不出户就能享受优质医疗服务成为可能。通过远程医疗信息系统服务，可突破地域、时间的限制，实现医疗资源共享，将城市优质医疗资源和先进医疗技术向基层医疗机构延伸，给边远地区医生提供诊疗意见，帮助异地医生得出正确的诊断，减少了疑难、危重症患者的不必要检查及治疗，免除了患者去往大医院的往返奔波，一方面为患者节省经济开支，另一方面为及时准确地抢救与治疗患者赢得时间。与此同时，也使得乡镇、农村、边远贫困地区更多的人能经济、高效地通过技术平台共享优势地区的医学教育资源、专家资源、技术设备资源和医药科技成果资源，提高了人民群众优质资源的可及性。因此，远程医疗系统的构建与集成应用是以科技促发展、惠民生的有效措施，是化解我国医疗资源分布不均衡的有效战略途径，对于解决我国现存的"看病难、看病贵"等问题具有重要价值，同时，也已发展成为实现分级诊疗的重要手段。然而，当前关于远程医疗发展与应用的基础比较薄弱，特别是缺乏成套技术和运营管理体系的支撑，使得远程医疗系统的建设呈现出条块化、孤岛化等特征，影响了远程医疗在更大范围内的应用，制约了远程医疗事业的深入健康发展。本项目针对远程医疗系统构建和运营的需要开展了针对性、系统的理论研究和应用研究。

第一，对远程医疗及其发展的理论进行了介绍。介绍了远程医疗产生的背景及其意义，考察并解析了国内外远程医疗发展概况和研究现状，以及存在的问题，并对其未来发展趋势进行了分析。对远程医疗系统的概念和内涵进行了界定，分析了远程医疗主要支撑技术，介绍了远程医疗信息化系统，并分析了远程医疗系统构建所运用的数字化平台技术。

第二，对远程医疗服务运行管理基础进行了剖析。系统介绍了管理科学的基本理论及医疗体系的管理，在此基础上延伸至远程医疗管理体系的研究，通过分析中国医疗体系的问题及现行的医疗改革现状，提出全球医疗体系的改革需求，研究了远程医疗对面向医疗价值改革的促进，从而建立了基于病人价值的远程医疗体系。

第三，对远程医疗系统进行了需求分析和价值分析，明确了远程医疗系统构建的方向。从业务角色、业务流程、功能需求、信息需求、网络需求、安全需求等多个维度，对远程医疗系统进行需求了分析。从成本效益理论、角色分析、优化资源配置三方面，对远程医疗系统进行了价值分析，并且针对患者和基层医院，分别设计了两份有关远程医疗需求与价值的调查问卷，并对调查结果进行了分析。

第四，对远程医疗服务的价值进行了系统研究，简要分析了远程医疗服务的技术价值、经济价值、社会价值。基于成本效益理论对远程医疗服务价值的成本及效益进行了研究，介绍了河南省远程医学中心的运行效果。基于角色分析理论对远程医疗系统的各个角色进行了分析，建立了基于角色分析的远程医疗价值分析框架，研究了远程医疗核心网络的成本效益。研究了远程医疗相对于传统医疗的经济性分析，介绍了医疗卫生服务的成本模型。分析了我国医疗资源配置的问题，并探讨了远程医疗对医疗资源优化配置的改善价值。

第五，构建了远程医疗服务助推分级诊疗的理论框架。概述了分级诊疗的内涵与意义、国外分级诊疗模式及我国分级诊疗的发展轨迹和政策脉络，研究了我国分级诊疗实现的具体路径，并分析了我国分级诊疗的实施现状及所面临的问题。

探讨了远程医疗服务如何助推分级诊疗，在政府政策引导下构建了覆盖省－市－县－乡－村（社区）的远程医学平台，通过医疗机构上下联动、分工协作，最终实现了基层首诊、双向转诊、急慢分治、上下联动的分级诊疗机制。系统研究了远程医疗服务助推分级诊疗的实施路径。

第六，研究了远程医疗服务促进医疗控费的机制。概述了中国基本医疗保险制度发展历程、中国现行基本医疗保险制度面临的问题、影响医疗费用过度增长的因素。研究了远程医疗服务在促进医疗控费中的作用机制、作用效果及其政策障碍。针对远程医疗服务促进医疗控费的政策障碍，结合我国远程医疗发展的实际情况，从政府和医疗机构两个层面，研究了远程医疗促进医疗控费的实施路径。

第七，对远程医疗服务的流程进行了分析。简单介绍了服务的概念和内涵，由此引入远程医疗服务的概念，并对远程医疗服务的框架及其特征进行了分析。研究了流程管理的基本理论及其在医院管理中的应用，构建了远程医疗服务的流程框架，研究了远程医疗服务的流程管理和质量控制，探讨基于价值链的医疗流程优化。基于远程医疗的会诊、急救、监控、手术及其他应用等，对远程医疗服务的流程进行了分析。研究了服务传递的基本理论，构建了远程医疗服务传递模型，并且从硬件和软件两方面系统阐述了远程医疗服务传递的关键影响因素，针对特定影响因素提出建议和意见，从而促进远程医疗服务健康有序开展。

第八，研究了远程医疗服务的商业模式，分析了其持续运行（商业）模式及其创新的理论基础，概述了远程医疗系统运行的模式及其内涵，分析了我国远程医疗运行中存在的问题，讨论了远程医疗系统运行模式发展的需求，探讨了远程医疗服务模式持续构建的动因分析。研究了我国远程医疗系统的运行模式，构建了远程医疗服务持续运行模式的基本框架，剖析了影响运行模式的关键问题。

第九，研究了医疗服务稳定性和动态性机制。研究了远程医疗服务的价值网络与利益链条。界定了价值网络的概念，探讨了在远程医疗服务价值网络中的利益构成。介绍了远程医疗网络稳定性的含义，基于博弈理论和共生模型，分别研究了一次及多次博弈下远程医疗网络的稳定性分析与共生模式下远程医疗服务的稳定性，通过研究远程医疗网络的共生单元、共生模式、共生环境、共生模型及特征，深入分析了对称型互惠共生模型。阐述了远程医疗服务网络下的动态更新机制概念，提出了远程医疗服务网络中的合作竞争机制、信任机制、学习机制、激励机制、约束机制、预警机制和退出机制。

第十，研究了远程医疗服务的支撑体系。对远程医疗系统建设的必要性与作用进行了系统分析。阐述了我国远程医疗发展的法律伦理限制与化解之策，以及我国远程医疗发展的政策限制与化解之策。研究了远程医疗系统运行的产业协同体系建设。构建了远程医疗中心组织管理体制，形成了远程医疗中心组织架构，对远程医疗中心人员配备及其职责进行了明确划分。结合我国远程医疗服务的基本特征，介绍了影响我国远程医疗服务价格制定的关键因素，深入分析了我国远程医疗服务的价格机制，提出了我国远程医疗服务的定价对策。

研究的创新点体现在于：

第一，建立了远程医疗价值分析方法体系。远程医疗系统的构建和运行将对医疗卫生事业发展、医疗与科技的结合、服务基层群众和医疗机构、提升大医院综合竞争力等产生积极的推动作用，其价值主要体现在技术价值、经济价值和社会价值三方面。基于成本效益分析理论，从远程医疗系统的硬件、软件、人力、转型期、运行等几类成本考虑，分析了其成本投入，从社会效益、经济效益、科研教学效益、管理决策效益等几类分析了其效益获得。与此同时，从病人、中心医院中心医院医生、远端医院、远端医院医生5个角度分析了其角色相关成本和角色可能效益，实现了远程医疗服务网络的成本效益分析。此外，基于远程医疗服务成本模型，进行了远程医疗的成本节约分析。在上述系列研究中建立了远程医疗价值分析方法体系。

第二，建立了远程医疗服务传递模型。基于服务科学理论，分析了远程医疗的服务特性，建立了远程医疗服务流程管理框架，并分析了不同远程医疗服务项目的流程，分析了远程医疗服务传递的影响因素。确定了模型内部的关键服务要素，分别从远程医学会诊管理、远程医学教育管理及远程电子图书管理三个医疗服务反馈入手，结合远程医疗服务的关键服务要素，构建了河南省远程医学中心远程医疗服务传递模型。

第三，建立了远程医疗服务商业模式模型。我国远程医疗系统建设和运行需要考虑其公益属性和社会效益，同时也要注重其经济效益的实现。在系统建设阶段，建立政府投入为主、社会力量投入为辅的投入模式，确保远程医疗的社会公益性。远程医疗系统的运行过程中，实施专业化第三方运营，并提出了依托大型医疗机构，构建了以区域中心医院为主体的智能网络医院服务模式，形成了公益导向、多级联动、注重效率的市场化运行模式。

第四，建立了远程医疗网络稳定性与动态性机制分析框架。远程医疗服务网络是通过网络化的联盟提高医疗服务的质量和效率，使医疗资源合理分配，促进医疗机构的发展，达到患者、医疗机构、供应商和社会机构共赢的效果，具有客观的经济效益和广泛的社会效益。远程医疗服务网络是一个开放的、灵活的联盟组合，其稳定状态也不是一成不变的，而是在合理的波动中寻求新的稳定，从而达到更好的稳定状态。本研究综合考虑合作竞争机制、信任机制、学习机制、激励机制、约束机制、预警机制和退出机制，从而形成了远程医疗服务网络的动态性机制分析框架。

第五，建立了远程医疗助推分级诊疗和促进医疗控费的框架体系。远程医学服务借助信息化技术，以其独特的优势实现优质医疗资源下沉。在政府政策引导下，完善相关政策标准，加大财政投入，构建覆盖省 - 市 - 县 - 乡 - 村的远程医疗平台，从而提高基层业务水平，促进基层首诊，畅通双向转诊，助推分级诊疗。本研究综合考虑政府、技术、医疗、管理等多方因素，构建了远程医疗助推分级诊疗的基本框架。通过远程医疗服务、远程教育、远程保健服务及远程信息服务等远程医疗内容，促进属地诊疗，优化分级诊疗，减少医疗相关费用及医疗间接费用。本研究从政府层面和开展远程医疗服务的各级医疗机构两个层面，提出了远程医疗促进医疗控费的实施路径。

12.2　研究展望

国家实施"互联网 +"的发展战略，在卫生领域就是互联网 + 医疗健康，是互联网在医疗行业的新应用，对于解决我国医疗资源分布不平衡和人们日益增长的健康医疗需求之间的矛盾具有积极作用。近几年，国家对于互联网医疗的态度呈现明显的开放态势。在政策的影响下，医疗改革进一步深入，医药分开、分级诊疗等体系已基本完善，医院的人力、药品、患者等信息也已实现了统一信息化管理。从近期发改委、卫计委发布的政策来看，国家对远程医疗、移动医疗的态度也有了明显的转变，从早前的谨慎尝试变为如今的大力推动，例如，卫计委2014 年底发布的《全国医疗卫生服务体系规划纲要（2015—2020 年）》中已经提出开展"健康中国云服务计划"，积极利用移动互联网、物联网、云计算、可穿戴设备等新技术，推动惠及全民的健康信息服务和智慧医疗服务。互联网医疗突破了传统医疗的时空上限制，打破了医院的围墙，缩短了医患之间的距离，促进了医疗卫生机构和服务提供商之间的沟通，是对传统医疗服务的有益补充，同时也会对传统医疗产生冲击，因此政府层面的监管显得尤为重要。

远程医疗的发展越来越受到各级政府、医疗机构、企业的关注，本项目对远程医疗服务管理的关键问题展开了深入研究，形成了系列研究成果。伴随着远程医疗和医疗信息化的深入发展，远程医疗的发展前景令人期待。本项目认为，未来远程医疗领域的研究将主要集中在以下几个方面：

1）通讯技术、音视频技术、医疗设备相关技术与远程医疗应用的深度融合，开发更适合远程医疗需要的支撑技术和应用设备，一体化集成应用终端的研发和应用将是一个突出的热点。

2）远程医疗应用系统的开发和应用，可形成更方便、更易兼容的远程医疗系列操作软件。特别是远程医疗系统与专科领域的结合将是一个非常重要的领域。

3）远程医疗平台化建设的深入研究，包括平台搭建的技术基础、模块、互动等都会得到越来越多的关注。通过平台的搭建形成分级诊疗体系、打破条块分割和信息孤岛现象将获得越来越多的支撑。

4）远程医疗运营模式的探索，包括开展远程医疗系统运行机制、持续运营模式、建设模式、项目管理体系等领域的研究也是远程医疗发展的重要支撑，这一领域的系统研究也将越来越受到关注。

5）远程医疗数据应用的研究，特别是基于远程医疗系统的应用将产生医疗大数据，医疗大数据的分析技术和应用技术也将是远程医疗研究的重要领域，并且重要性将越来越高。

医疗服务质量是人们关注的重点，"互联网＋"模式催化了远程医疗服务的发展，远程医疗服务管理的关键问题亟须解决。本研究系统剖析了远程医疗服务的技术基础和管理基础，进而探讨了远程医疗服务的需求分析和价值分析，深入研究了远程医疗服务推动分级诊疗及医疗控费的机制，提出了远程医疗服务的流程及其持续运营的商业模式和支持体系，通过系列研究为远程医疗的发展提供了理论基础和实践经验。信息时代的到来给传统医学模式带来了新的挑战，开启了一个崭新的时代，给医学界提供了更宽广的舞台。我们应该抓住机遇，把医学和信息学更好地结合起来，使我国的远程医学走在世界的前列。